Kaltenborn

정형도수치료

(사지편)

관절 검사와 기본 치료

개정7판

대한 OMT KE 학회 옮김

Manual Mobilization of the Joints

Joint Examination and Basic Treatment

Volume I

The Extremities

by Freddy M. Kaltenborn
in collaboration with
Olaf Evjenth,
Traudi Baldauf Kaltenborn,
Dennis Morgan and Eileen Vollowitz

7th Edition 2011

영 문 출 판 사

■ Foreword to the 7th edition

lt is personal honor to be asked to write a foreword tot what is a classic in manual physical therapy.

Freddy Kaltenborn can legitimately be described as the first clinical scientist in physical therapy. He like so many before him recognized that manipulation worked bot that did not satisfy him – he wanted to know why. His inquiry took him to visit the "greats" of the era ineluding physicians James Cyriax, James Mennell and Alan Stoddard to name just a few. He also visited with basic scientists such as MacConnail and Wyke. Kaltenborn combined his studies with practice and teaching, the three elements needed to produce a master clinician.

Today manual physical therapy is under threat by those who with limited cliiiical skills and who rarely posses mastery, teach to out students only that which is recent and is evidence based, and neglect that the fundamentale of evidence based practice also includc the teachings of the master clinician – and Kaltenborn is the master clinician.

In addition we are in danger of loosing a vast richness of practiee if our researchers continue to tackle the easy aspects of manual therapy in order to gain a publishable paper while ignoring those clinical skills and outcomes that challengc research. Their efforts at reductionism result in simplistic approaches such as clinical prediction rtiles which further re@ults in a dumbing down of generations of clinical knowledge and skills. When thi–ust techniques are laught without an adequate appreciation of ihe underlying ftindamentals and without students having attained basie non–thrust manipulative skills. our patients will be the ones who suffer by being denied the skilled care they deserve.

Kaltenborn in this text brings focus to the fundamentale. The concepts that he developed with colleagues focus on the arthmkinematics ofjoints. They are well thought out, tried and tested and will endure.

Only with a true appreciation of the scientific basis of out work can today's young clinicians be inspired to the excellence that will ensure the quality of care that inspired the development of orthopaedic and manual physical iherapy as specialty fields

Thank you Freddy Kaltenborn, my teacher, mentor and friend, tot this enduring contribution to our profession. Your work will live on forever in these pages and in the hands of every master clinician.

Stanlev V Paris P.T, Pli.D.
President, University ofst. Augustine

■ Foreword to the 3rd edition

Professor Kaltenborn has honoured me by asking me to write a Foreword to this book. I do so gladly for two reasons: our long friendschip, and the nauture and scope of his work.

For some 60 years I have watched the expansion of orthopaedic surgery after the First World War, and that of physical (or, orthopaedic) medicine after the Second. Manual Therapy is the child of both, and is rapidly becoming a part of non-specialized medicine and, of course, of physiotherapy. It is of special value to the rural practtioner, who can now often treat his or her patients in a way that would formerly have needed a journey to some distant town at considerable expense in time and money. Its value for physiotherapists needs no stressing.

The book describes each test and Mobilization in simple but precise language, language reinforced by the numerous clear photographs. What I specially like about it is its marriage of functional anatomy to clinical practice. I do not say this because of the references to part of my own work in arthrology; and ask the reader to believe me. Yet, after all, the most important part of anatomical research and teaching is that which can be used for the relief of human ills.

To comfort always, to alleviate often, to cure sometimes: These are the three aims of the healer. Professor Kaltenborn will help them to be achieved in fuller measure.

I salute his book and say to it:

Go, little book; and, in each distant part
Whereto you go, enlarge the healer's art!

M.A.MacConaill, 1980
Professor in Anatomie, Cork, Irland
Ref.: Gray's Anatomy, Arthrology(1980)

■ 이 책에 대하여 (About this book)

관절의 기본적인 검진과 모빌리제이션(mobilization)을 모든 물리치료들이 필수적으로 실행할 수 있어야만 한다는 확신으로 이 책을 서술 하였으며 이러한 내용은 모든 물리치료 학교에서 교육되어야만 한다고 생각한다.

– F. Kaltenborn

이 책은 사지 관절의 도수 검진과 인체역학적(biomechnical) 원칙에 근거한 모빌리제이션(mobilization) 테크닉들을 소개한다. 이러한 테크닉들은 Orthopedic Manipultive Therapy Nordic System(참조 OMT Nordic System 개요, 2페이지)의 핵심 구성요소이다.

이 책과 이 책의 시리즈로 출판된 책인, Manual Mobilization of the Joints, Volume II: The Spine(2009)와 Volume III: Manipulation of the Spine and Extremities(2008)는 초보 단계의 물리치료사들을 위주로 서술되었다. 우리는 학교교육에서 도수치료(Manual Therapy)의 기초교육을 받지 않은 물리치료사들과 이러한 지식을 연수과정과 실습을 통하여 배워야 하는 물리치료사들에게도 역시 이 책을 추천하는 바이다.

이 책과 이 책의 시리즈 책에 사용되는 용어의 개념은 여러 나라의 많은 치료사들의 참여에 의하여 오랜 세월 동안 발전되어 왔다. 따라서 이러한 용어는 특정 국가 또는 일부 임상현장에서 사용되는 용어와 일치하지 않을 수 있다. 예를 들어, 여기에서 사용하는 manipulative therapy와 manual mobilization에는 non–thrust mobilization과 manipulative thrusts 모두가 포함된다. 반면 일부 치료사들은 manipulation을 단지 thrust 테크닉의 개념으로만 사용한다.

6번째 개정판의 새로운 점

6번째의 개정판에 Kaltenborn은 과거에 상위과정의 교육에 검진과 치료를 위하여 적용하던 점진적(progression) 즉, 치료의 강도를 높이기 위하여 사용하는 편안위치 외의 다른 위치(nonresting positions)에서 실행하는 모빌리제이션(mobilization)과 트루스트 매니플레이션(Thrust manipulations) 테크닉들을 초보 치료사들이 안전하게 적용할 수 있도록 세심히 선택하여 서술하였다.

7번째 개정판의 새로운 점

7번째의 개정판에 Kaltenborn은 테크닉을 칼라사진으로 삽입하였으며 자신이 직접 실행하는 Video DVD를 추가하였다.

Katenborn–Evjenth Concept의 강사들은 손잡음(grip)과 환자의 자세 등에서 과거와 비교하여 세밀한 차이가 있는 것을 확인할 수 있을 것이다. 이러한 것은 필요에 따라 환자의 자세와 치료사의 손잡음 및 그 위치가 변한다는 것을 염두에 두고 과거에 서술한 테크닉의 대체 방법이 아닌 또 다른 테크닉의 추가적인 선택(option)으로 생각하여야 할 것이다.

■ 감사의 글 (Acknowledgments)

새로운 개정판을 출판할 때마다 나는 이번이 나의 마지막 개정판이라고 스스로에게 말하였으며 매번 나는 나의 임상적인 사고를 위한 기초를 드디어 완벽하게 설명하였다고 생각하였다. 그러나 각 개정판의 출판은 나의 동료들과 학생들 사이에 담론을 더 많이 자극하였다. 내가 생각하는 컨셉의 개념은 불화와 혼란으로 괴로워하는 대신 서로 합의하고 이해하는 것이라고 생각한다. 그래서 나는 다시 서술하여야만 하였고, 그때마다 상세히 설명하고자 노력하였다. 이러한 것들은 임상에서 환자를 치료할 때에는 매우 간단한 것으로 여겨졌지만 단어로 서술하기에는 너무나 어려운 과정이었다. 나는 이러한 끊임 없는 대화를 통하여 내가 더 좋은 선생과 더 나은 치료사로 발전할 수 있었던 것에 대하여 감사한다.

내 공동작업자와 동료들의 관심과 노력이 없었다면 이 책은 출판되지 못하였을 것이다. 많은 토론과 초안의 세심한 편집 작업에 긴 시간을 보냈다. 나는 많은 소중한 조언을 보내준 세계 각국의 동료들과 과거의 나의 학생들에게 감사한다.

나는 특히 나의 공동작업자에게 감사의 말씀을 전한다. Olaf Evjenth와 함께 일한 것이 이제 거의 50년이 넘었다. 컨셉의 발전과 세밀화를 위한 그의 창의력, 인내, 성실함에 감사한다. Dennis Morgan과 Eileen Vollowitz에게 그들의 우정과 지난 30년간 실기와 편집을 위한 중요한 기여에 감사한다. 나의 생각을 언어화시키는 그들의 인내와 식견 및 재능은 값을 매길 수 없는 귀중한 것이었다. 마지막으로 지난 35년간 사랑과 지원을 아끼지 않은 나의 부인 Traudi Baldauf Kaltenborn에게 감사한다. 그녀는 전문적인 조언과 테크닉적인 지원을 끊임 없이 제공하였고 내가 안정하고 집중할 수 있도록 이끌어 주었다. 그녀의 도움 없이 많은 것을 이룰 수 없었을 뿐만 아니라 나의 만족하고 장수하는 축복받은 지금의 삶도 없었을 것이다.

Freddy M. Kaltenborn, 2011

■ 저자에 대하여 (About the author)

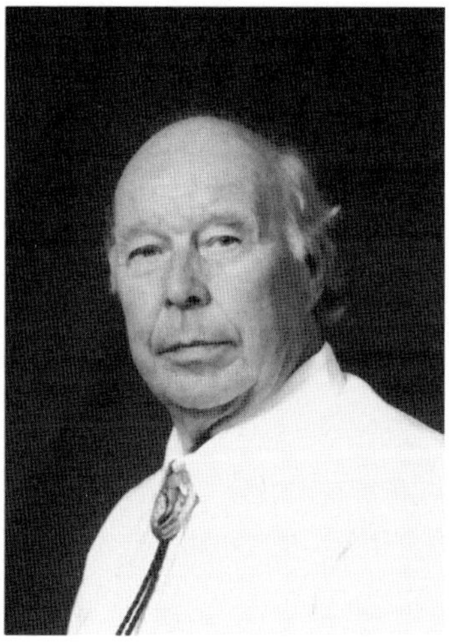

Freddy Kaltenborn 의 경력은 1945년 독일에서 체육교사와 운동선수 트레이너 그리고 1949년 노르웨이에서 물리치료사로서 시작되었다. 그는 1952-54년까지 런던에서 Dr. James Mennell 과 Dr. James Cyriax 문하에서 연구 활동과 임상생활을 하였으며 1955년 Cyriax 치료법(Cyriax approch)을 가르칠 수 있는 자격을 취득하였다.

그 후 그는 British School of Osteopathy에서 수업하였다.

그는 그의 조국인 노르웨이로 귀국 후 이러한 Concept들을 자신의 체계(system)에 통합하였다.

1958년 독일 Hamm의 Forschungs-and Arbeitsgemeinschaft für Chiropraktik (FAC)에서 Chiropractic 자격을 획득하였으며 1958-1962년까지 FAC에서 의사들에게 Chiropractic 강의를 하였다. 1962년까지 FAC는 Kaltenborn-Methode를 그들의 교육내용에 통합하였으며 Chiropractic 이라는 명칭을 Chirotherapy로 변경하고 Kaltenborn은 1982년 까지 FAC의 강사로 활동하였다.

1962년 Kaltenborn은 London College of Osteopathy에서 정골의학(Osteopathy)을 수업하였으며 1971년 Dr. Alan Stoddard로부터 Osteopathy 강사 자격을 취득하였다. Kaltenborn은 1973년 International Seminar of Orthopaedic Manipulative Therapy(ISOMT)에서 Orthopedic manipulative Therapy 자격을 취득하였으며 1977-1984년까지 Michigan State University, College of Osteopathic Medicine, USA에서 교수로 활동하였다.

Kaltenborn 은 1950년에서 1982년까지 32년간 그의 고향인 노르웨이에서 물리치료사로 근무하면서, 수많은 물리치료사, 의사, 정골치료사(Osteopaths) 그리고 카이로프랙터(Chiropractors)에게 도수 치료법들을 교육하였다.

또한 Kaltenborn은 물리치료사들을 위하여 노르웨이에 도수치료(Manual Therapy)를 도입하였으며 도수치료교육 및 인증기준을 설정하는 것에 도움을 주었다. 그는 노르웨이 의사들과 함께 보건의료시스템에 도수치료(Manual Therapy)의 장점을 인식시켰고, 1957년에는 숙련된 도수치료사가 실행하는 치료는 일반 물리치료보다 두 배의 빠른 치료효과가 있다는 것이 인정되었다.

Kaltenborn 교수는 일생을 물리치료사를 위한 도수치료의 국제적인 교육과 시험의 표준을 이루기 위하여 쉬지 않고 노력하였다. 그는 세계물리치료연맹(World Confederation of Physical Therapists, WCPT)의 산하기관인 International Federation of Orthopaedic Manipulative Therapy (IFOMT)의 창립 회원이었으며, 최초로 정형도수치료(Orthopaedic Manual Therapy)의 교육과 시험의 세계적인 표준을 완성시키는 것에 기여하였다. Kaltenborn은 IFOMT 초기 16년간 표준위원회의 의장으로서 이후 IFOMT의 교육 컨설턴트로서 활동하였다.

■ 역자 서문

OMT Kaltenborn-Evjenth Cencept은 1996년 연수교육의 시작으로 국내에 소개 되었으며, 그 동안 사지 교재는 독일어 제10판을 기준으로 2001년에 번역된 한글판을 사용하여 왔다.

이 개정판의 번역은 2011년에 출간된 영어 제 7판을 기준으로 한글화 하였다. 이 책은 1960년 노르쉐이에서 처음 출간되었으며 그 후, 독일, 프랑스, 스페인, 일본, 미국 등 여러 나라에서 번역되어 왔으며, 유럽 각국에서는 도수치료의 성경(Bible) 이라고 여길만큼 그 가치를 높이 평가받고 있다.

이 책의 내용의 간결성과 설명의 정확성으로 인해 도수치료를 처음 접하는 치료사나 경험이 풍부한 치료사 모두에게 소중한 지침서가 될 수 있을 것으로 생각하며, 본 역서를 통해 국내 도수치료 발전에 도움이 되었으면 하는 기대와, 치료가 필요한 환자의 관리에 조금이나마 보탬이 될 수 있기를 바란다.

번역에서 직역이 어려운 부분은 원저자의 뜻하는 바를 최대한 살리려고 노력하였으며, 부족하거나 수정이 필요한 부분은 이 책을 접하는 모든 분들의 충고와 의견으로 고쳐지기를 기대한다.

함께 번역해 주신 고태성 선생님과 이관우 선생님 그리고 이 책의 출판을 오랫동안 지원해 주신 영문출판사의 관계자 여러분께 감사드린다.

2016년 대한 ONT-KE 학회, 백인협

차례 (Table of Contents)

■ 소개 (서론) 1

원리 (PRINCIPLES)

테크닉 (TECHNIQUES)

부록 (APPENDIX)

소개 (서론) (Introduction)

정형의학은 관절-신경-근육(Atrhro-neuro-muscular)의 상태[1]를 검진하고 치료하는 전문분야이며, 정형도수치료(Orthopedic Manipulative Therapy)는 임상 물리치료 영역 중 전문적인 한 분야이다. OMT의 큰 부분에는 관절전반(생리학적인 관절)에 대한 검진과 치료가 포함된다. 만약 환자의 검진결과 기능이상(dysfunction), 특히 움직임성이 감소 (즉, hypomobility)되었다면, 이 책에 서술한 관절 모빌리제이션 테크닉의 적용은 많은 경우에 효과적이다.

OMT Nordic System은 북유럽(1954 - 1970년)을 시작으로 그 후에 세계적으로 물리치료사들과 의사들의 수년에 걸친 협력의 결과이다. OMT Nordic System에는 전통의학, 스포츠의학, 전통적인 물리치료학, 정형의학(Orthopedic Medicine), 카이로프랙틱(Chiropractic), 정골의학(Chiropractic, Osteopathy)의 정보(자료)와 경험 및 도수치료(manual therapy)를 임상에서 사용하는 많은 치료사들의 추가적인 새로운 테크닉이 포함되었다.

Kaltenborn은 1954년에 관절의 검진과 치료로 OMT Nordic System을 소개하였다. 초기에는 "Manual Therapy ad modum Kaltenborn"으로 알려졌으며, 이후에는 Norwegian System 또는 Nordic System으로 알려졌다. Freddy Kaltenborn 과 Olaf Evjenth는 오늘날 알려진 체계, 즉 OMT Nordic System, Kaltenborn-Evjenth Concept을 발전시키기 위한 수십 년에 걸친 협력을 1968년에 시작하였다.

이 책에서는 OMT Nordic System의 일부인 사지관절의 도수 관절검진과 치료에 대하여 주요하게 서술하였다.

1 최근에 orthopedic medicine은 도수의학(manual medicine)또는 신경근골격의학 (neuromusculoskeletal medicine)으로 알려져 있다.

■ 개요 (Overview)

OMT Nordic System, Kaltenborn–Evjenth Concept

이 책에 소개된 관절검진과 모빌리제이션을 위한 Kaltenborn 방법은 OMT Nordic System의 일부이다.

I. 신체 진단 (인체역학적 및 기능적 평가)

A. **약식 검진 (치료방향을 설정하기 위한 검진, Screening exam)**
손상된 신체부위의 확인과 상세한 검진을 위하여 짧게 실행하는 축약된 검진

B. **상세한 검진 (Detailed examination)**

1. **병력 (History)**
진단적 가능성을 좁힘; 검진을 통해 초기의 가설을 발전시킴; 관절–신경–근육의 문제인지, 그리고 OMT의 적용이 가능한지를 결정한다. 현재의 증상 (episode), 개인병력, 가족력, 내장기관의 질환에 대한 확인 등이 포함된다.

2. **시진 (Inspection)**
검진의 필요에 따라 자세 (posture), 형태 (shape), 피부, 보조도구 등이 포함된다.

3. **기능 검진 (Tests of function)**

a. **능동과 수동 움직임:** 단순 (표준)–해부학적 일축성 움직임 (standard-anatomical-uniaxial movements) 과 복합–기능적 다축성 움직임 (combined-functional-multi-xial movements) 을 통한 기능장애의 부위, 종류 (type), 그리고 정도 (severity)를 확인.

b. **트란스라토릭 조인트플레이 움직임 (translatoric joint play movement):** 견인 (traction), 압박 (comperssion), 미끄러짐 (미끄러뜨림, gliding) 을 통하여 비관절 손상 (nonarticular lesion) 과 관절손상의 감별 및 관절움직임의 제한 방향을 확인.

c. **저항 검진:** 신경근의 정상유무와 지배신경과 혈액공급 등을 포함한 관련 관절의 신경근 상태에 대한 판단.

d. **수동 연부조직 검진 :** 생리학적인 움직임과 부가적인 움직임을 통하여 관절과 연부조직의 기능이상에 대한 구별 및 연부조직 이상의 종류에 대한 판별.

e. **부가적인 검진 :** 협응 (coordination), 속도 (speed), 지구력 (endurance), 기능적 능력평가 (functional capacity assessment)

4. **촉진 (Palpation)**
조직의 특성 및 구조

5. **신경학적과 혈관학적인 검진 (Neurological and vascular examination)**

C. **의학적 진단의 연구**
영상진단, 병리검사, 전기–진단학적 검사, 천자 (puncture)

D. **진단과 실험치료**

II. 치료

A. **증상완화 (일반적으로 통증)**

1. 고정 (immobilization)

- 일반적 (예, 침상안정) ; 특수적 [예, 보조기, 부목, 캐스트, 테이핑]

2. **열 - 물 - 전기 (thermo-hydro-electro therapy)**
   - 얼음, 열, 레이저, 경피신경-자극기, 기타.
3. **관절 모빌리제이션**
   a. Non-thrust I-II SZ 단계 ; 통증감소 모빌리제이션
   현재의 편안위치에서 슬랙-영역내의 I-II 단계 모빌리제이션 ; 간헐적인 도수견인, 바이브레이션, 오실레이션
4. **특수한 방법**
   - 침술, 지압, 연부조직 모빌리제이션, 기타

B. **움직임성 증가를 위한 (to increase mobility)**

1. **연부조직 모빌리제이션**
   a. **수동적인 연부조직 모빌리제이션**
      - 고전적, 기능적, 그리고 횡-마찰 (friction) 마사지, 근육 신장
   b. **능동적 연부조직 모빌리제이션**
      - 수축-이완, 상호억제, 능동 보조 기능적 마사지 (active assisted functional massage)
2. **관절 모빌리제이션**
   a. **Non-thrust I-II 단계 ; 이완을 위한 모빌리제이션**
      - 모빌리제이션 하기 전 3차원적 (3축 면상에서의) 위치설정 (pre-positioned)
   b. **Non-thrust III 단계; 신장모빌리제이션**
      - 관절의 편안위치에서 도수 모빌리제이션
      - 관절움직임의 제한위치에서 도수 모빌리제이션
   c. **Thrust III 단계 : Manipulation**
      - 빠른 속도, 짧은 진폭 (short amplitude), 트란스라토릭 thrust 모빌리제이션
3. **신경조직 모빌리제이션**
   경막 (dura mata), 신경근 (nerve root) 과 말초신경의 움직임성 (mobility) 개선 및 유지
4. **특수한 운동 (Specialized exercise)**
   - 관절의 움직임성과 연부조직의 길이 및 움직임성의 증가 또는 유지를 위한 운동

C. **움직임의 제한을 위한**

1. **특수한 운동:** 관절을 Stabilization 또는 움직임을 제한시키기 위한 운동
2. **인접 관절들의 움직임성 증가를 위한 치료**

D. **보조도구 (supportive device)**

E. **정보, 교육, 그리고 트레이닝**

기능을 유지하거나 개선하기 위한 운동과 교육, 손상에 대한 보상, 그리고 자가치료를 포함한 재손상 예방 (예, 의학적 운동치료, 자가 모빌리제이션, 자가 안정화운동, 자가 신장운동, 자가 기능마사지), 자세운동, 인체공학, 자가-관리 테크닉.

III. 연구

다양한 단일 또는 복합적인 치료방법의 효율성을 확인하기 위한 임상적 시도. 평가와 치료의 모든 방면에서 근거에 기반한 접근 (evidence-based approach)은 OMT 연구에서 필수적으로 선행되어야 한다.

■ Kaltenborn-Evjenth Concept의 특징

OMT Nordic System Kaltenborn-Evjenth Concept에는 독특하고 유일한 적용성과 Concept의 기본을 이루는 몇 가지 중요한 특징들이 있다. 많은 경우에 Kaltenborn과 Evjenth는 이러한 특징들을 물리치료 영역에 최초로 소개하였으며, 오늘날 이 Concept은 물리치료 영역에서 폭 넓게 인정되고 많은 물리치료사들이 사용하고 있다.

진단과 치료를 위한 인체역학적 접근 (Biomechanical approach to treatment and diagnosis)

지난 50년 동안 도수치료테크닉은 변화되어 왔다. 전통적인 매니플레이션(manipulation)에서는 긴 지렛대를 이용한 회전적 움직임을 사용하여 왔다. 이러한 긴 지렛대 움직임에 의한 압박력은 때때로 관절에 손상을 주게 된다.

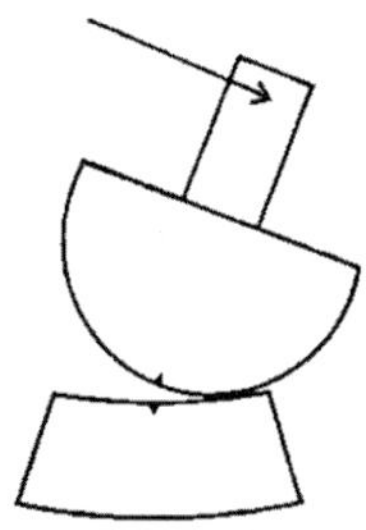

그림 I.1
1952년도까지 치료사들은 긴 지렛대를 사용한 회전적 움직임 (능동움직임을 지속하는 수동움직임)을 적용하였다.

1940년대에 James Mennell, M.D.는 손상의 가능성을 감소시킬 수 있는 짧은 지레를 이용한 회전-매니 풀레이션(Rotation Manipulation)을 소개하였다. 1952년 노르웨이 도수치료사(Manual Therapist)들은 이러한 짧은 지레를 이용한 매니플레이션 테크닉을 도입하였다.

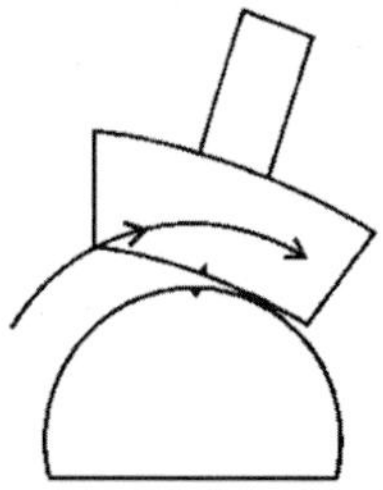

그림 I.2
1952년부터 치료사들은 짧은 지렛대를 사용하는 회전테크닉의 적용을 시작하였다.

1954년 Kaltenborn은 뼈의 트란스라토릭 선형 움직임(translatoric linear bone movment) 컨셉을 소개하였다. 이러한 치료면에 대한 수직 및 평형적인 견인(traction)과 미끄러 뜨림(gliding)은 관절에 작용하는 압박력을 감소시킨다.

그 후 30년 동안 Kaltenborn은 이러한 트란스라토릭(평형이동, translatoric) 관절움직임을 전반적인 관절검진과 치료법에 적용시키기 위하여 노력하였으며, 이는 짧은 지렛대를 이용한 회전도수교정(Rotation manipulation)의 적용을 감소시킬 수 있었다. 1979년 Evjenth와 Kaltenborn은 그들의 사지관절 치료테크닉을 회전력의 적용이 완전히 배제되도록 개선하였으며 1991년에는 동일한 내용으로 개선된 척추관절 테크닉을 완성하였다.

OMT Nordic System에서 인체역학적 원리의 적용은 관절-신경-근육의 상태에 대한 분석과 치료에 핵심적인 요소이다.

≫ Kaltenborn의 치료면에 대한 트란스라토릭 움직임은 안전하고 효과적인 관절 모빌리제이션을 가능하게 한다.

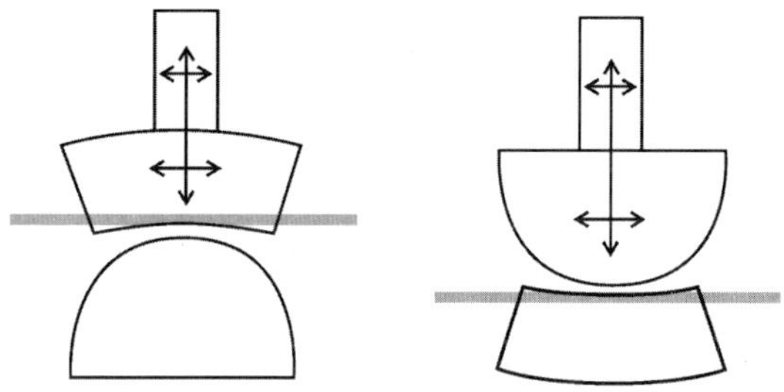

그림 I.3
1954년 Kaltenborn은 치료면에 대한 트란스라토릭 뼈-움직임 컨셉을 소개하였다.

≫ 치료사는 견인과 미끄러뜨림을 사용하여 슬랙(관절낭과 인대의 느슨함, 느슨한 정도)의 크기를 감지하고, 마지막 느낌을 판단하는 트란스라토릭 조인트플레이(Translatoric joint play) 움직임을 검사한다. 이 때에 조인트플레이를 감지하고 이에 대한 크기를 평가하기 위하여 몇 가지의 움직임단계를 적용한다.

≫ 테스트 또는 모빌리제이션을 실행하기 전에 관절의 3차원적인 정확한 위치조절은 움직임을 세밀하게 유도한다.

≫ Kaltenborn의 볼록-오목규칙(convex-concave rule)을 통하여 미끄러짐이 제한된 방향을 간접적으로 결정할 수 있으며, 이는 치료하는 동안에 정상적인 관절역학이 보장된다.

≫ 치료사는 필요한 모든 복합움직임 [커플과 논-커플 움직임(coupled and non coupled movement)]을 평가하고 치료한다.

≫ 치료사는 증상을 일으키는 구조의 감별과 과대움직임성(Hypermobility) 및 과소움직임성(Hypomobility)의 치료를 위한 특수한 테스트를 포함한 세밀한 검진과 치료를 실행한다.

테크닉의 복합 (Combination of techniques)

KE System에서는 많은 경우에 1회의 치료(Therapy unit)시 여러 가지의 치료테크닉을 적용하여 왔다. 예를 들어, 관절움직임성의 개선을 위한 테크닉을 적용하기 전에 대부분의 통증감소를 위한 테크닉과 기능마사지와 근육신장과 같은 연부조직-모빌리제이션을 위한 테크닉을 먼저 적용한다. 자가치료는 KE System의 매우 중요한 부분으로써 여기에는 자가모빌리제이션(automobilization), 자가신장(autostretching), 자가견인(autotraction), 근력강화, 안정화운동(stabilisation) 또는 협응운동(coordination training)등이 포함된다. 재발 방지와 치료효과의 유지를 위하여 환자에게 올바른 신체역학과 인체공학에 대한 교육은 기본적으로 이루어져야 한다.

실험치료 (trial treatment)

경험이 있는 치료사는 치료과정을 검진과정으로 응용할 수 있다. Kaltenborn은 1952년 이러한 개념을 치료사가 초기 검진에 의하여 얻어진 잠정적인 진단을 위험성이 크지 않은 짧은 시간의 치료를 통하여 확진할 수 있는 부가적인 검진방법인 "실험치료"로 표기하여 KE System에 도입하였다.

치료사를 위한 인체공학의 원칙 (Ergonomic principles for the therapist)

OMT Nordic System에서는 치료사의 좋은 자세에 대단히 큰 의미를 둔다. 이것에 대한 한 가지의 예로는 1950년대에 Kaltenborn이 도수치료의 임상을 위하여 고안한 최초의 공압식 높낮이 조절 치료대이다. 그 후 KE System의 치료사들은 모빌리제이션 및 고정벨트(mobilization- and fixation belt), 쐐기 그리고 각도조절이 가능한 특수치료대 등과 같은 치료의 효율성과 안전을 고려한 수많은 치료테크닉과 기기를 개발하였다.

원리 (**PRINCIPLES**)

■ Notes

1 사지 관절의 움직임 (Extremity joint movement)

■ 관절해부학 (Joint anatomy)

■ 관절면 (Articular surfaces)

일반적으로 관절면을 편평 또는 구형 등으로 간단하게 표현하는 것은 원칙적으로 정확한 것이 아니다. 인체의 관절면들은 완전히 편평하지도 않으며 실린더, 원추 또는 구의 일부분이 아니다. 실질적으로 모든 관절면에는 한 점에서 다른 또 한 점 사이에 불규칙적인 굴곡이 형성되어 지속적인 변형을 이룬다. MacConaill은 이러한 실제를 좀 더 정확하게 반영하여 관절면을 Ovoid(난형)또는 Sellar(안장형)으로 분류하여 설명하였다.

난형의 관절면들(ovoid joint surfaces) (**참조 그림 1.1a**)은 모든 방향으로 볼록이거나 오목이며 계란껍질의 바깥쪽 면과 안쪽 면으로 비교 표현할 수 있으며, 굴곡 정도가 지속적으로 변화하는 관절면이다.

안장형의 관절면들(Sellar or saddle surfaces) (**참조 그림 1.1b**)은 볼록면과 오목면이 서로 직각으로 만나 휘어져 있다.

그림 1.1
관절면의 분류
(MacConaill)

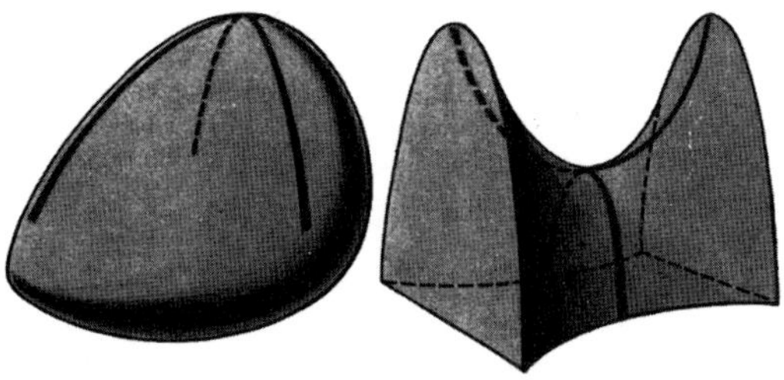

a. 난형의 관절면　　b. 안장형의 관절면

■ 뼈의 연결 (Bony connections)

관절은 대부분의 위치에서 맞물려 움직이는 관절면들의 서로 다른 굴곡의 크기 때문에 절대로 완전하게 일치하지 않는다. 볼록관절면이 오목관절면보다 항상 더 큰 굴곡(작은 반지름)을 이룬다.

관절은 전통적으로 단지 형태와 역학적인 특성에 따라 분류되어 왔다. 근래에 MacConaill은 관절의 분류를 각 관절에서 일어나는 뼈의 움직임을 기준으로 하여 좀 더 사용하기 편리하게 발전시켰다. 이 두 가지의 분류에 대하여 다음 페이지에 상세히 설명하였다.

관절의 관례적인 분류 (A conventional classification of joints)

뼈의 연결은 전통적으로 그 형태 따라 분류되어 왔다. 활액관절(진관절, Synovial Joint)은 역학적인 특성에 따라 부가적으로 분류하였다.

관절의 관례적인 분류 (A conventional classification of joints)

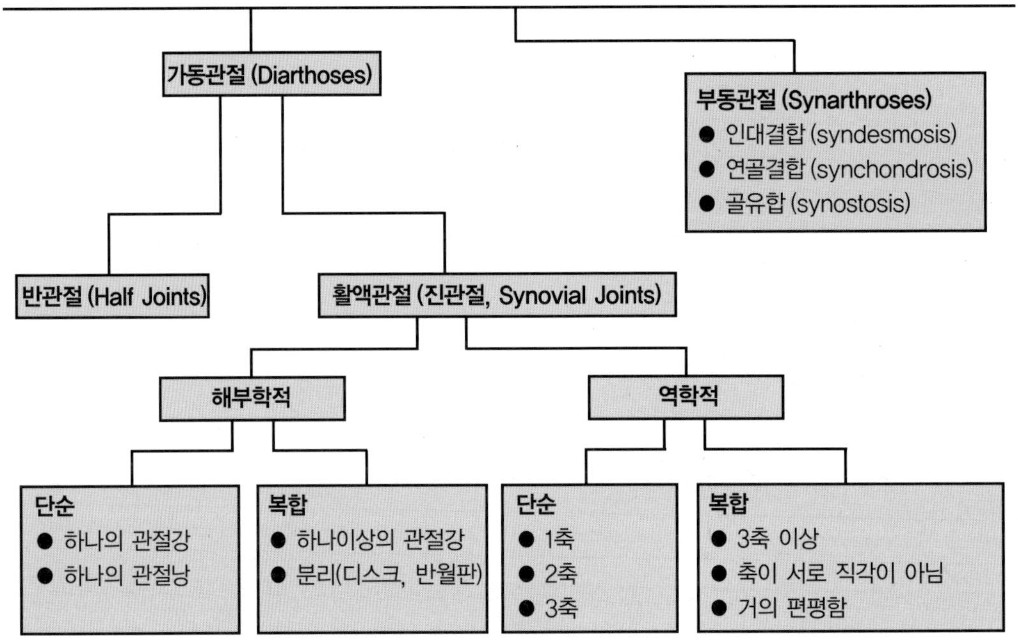

뼈의 연결들은 일차적으로 부동관절(Synarthroses) 또는 가동관절(Diarthroses)[2]로 구분된다.

부동관절, 유합성관절 (Synarthroses)은 관절을 연결하는 조직에 따라 명명하였다 :

≫ 인대결합(Syndesmosis) : 결합조직

≫ 연골결합(Synchondrosis) : 연골조직

≫ 골유합(Synostosis) : 뼈조직

가동관절(Diarthroses)은 활액관절(Synovial joint)과 반관절 (예, Symphysis, Uncovertebral Joint)로 분류된다.

≫ 움직임이 10° 이하의 활액(Synovial) 관절을 반관절(Amphiarthroses; 연골성 연결 부전동관절, 복합관절)로 표기한다.

---

2 대부분의 가동관절은 활액관절이며 인체에는 반관절이 매우 적은 관계로 많은 사람들은 활액관절을 가동관절과 동의어로 사용한다.

활액관절(Synovial joints)은 해부학적 또는 역학적으로 단순 또는 복합관절로 구분된다.

≫ **해부학적 단순**관절은 단지 하나의 관절낭을 갖는다.

≫ **해부학적 복합**관절은;

- 하나 이상의 관절낭을 갖고, 관절낭은 반월판(Meniscus) 또는 디스크(Discus)에 의하여 분리된다.

≫ **역학적 단순관절**은 하나, 둘 또는 세 개의 축을 가지며 이러한 축들은 서로 직각을 이룬다 :

- 하나의 축 : 경첩관절(ginglymus, hinge)과 회전관절(trochoid, pivot)
- 두 개의 축 : 난형관절(ellipsoid)과 안장관절
- 세 개의 축 : 구관절(spheroid)

≫ **역학적 복합**관절은

- 세 개 이상의 축을 갖는다
- 그 축들은 서로 직각을 이루지 않고
- 일반적으로 표기하는 축들이 아니며, 관절면은 거의 평면에 가깝다.

MacConaill의 관절분류 (MacConaill's classification of joints)

MacConaill은 활액관절을 관절움직임의 자유도와 뼈의 움직임 형태에 따라 4가지 구조로 분류하여 설명하였다;

≫ **변형되지 않은 구형**(unmodified ovoid) : (articulatio spheroidea), 구관절, 3축, 예) 고관절과 견관절

≫ **변형된 구형**(modified ovoid) : (articulatio ellipsoidea), 난형관절, 2축, 예) 중수-지절관절

≫ **변형되지 않은 안장형**(unmodified sellar) : (articulatio sellaris), 안장관절, 2축, 예) 엄지의 안상관절(수근-중수 관절)

≫ **변형된 안장형**(modified sellar) : (articulatio ginglymus), 경첩관절, 1축, 예) 손가락관절

■ 관절 복합체 (The joint complex)

해부학적 관절 (Anatomical joint)

해부학적 관절은 관절낭, 인대 그리고 관절 내부 구조를 포함한 두 개의 관절면 (관절 파트너)로 이루어진다. Cyriax는 감별진단을 위하여 이러한 구조를 비수축성 구조 (noncontractile structures)로 분류하였다.

그림 1.2a
해부학적 관절

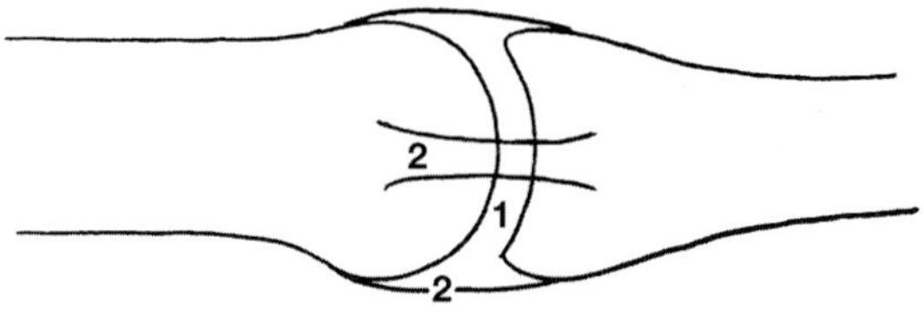

1. 관절 내 구조 (intra-articular joint structures)
2. 관절 외 구조 (extra-articular joint structures)

생리학적 관절 (Physiological joint)

관절 복합체라고 불리는 생리학적 관절은 해부학적 관절에 부가하여 근육, 결합조직, 신경 및 혈관 등 주변의 모든 연부조직을 포함한 것을 의미한다. 생리학적 관절에 속하는 근육, 건, 건부착부 그리고 신경지배를 포함하는 신경근 조직을 Cyriax는 감별진단을 위하여 수축성 구조(contractile structures)로 분류하였다.

그림 1.2b
생리학적 관절

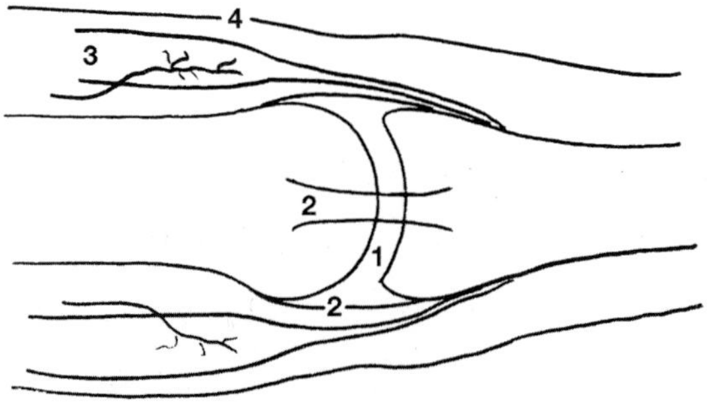

관절 : 1. 관절 내 구조, 2. 관절 외 구조 } 해부학적 관절
관절주위 : 3. 신경근 조직, 4. 피부 그리고 연부조직
(1–4) } 생리학적 관절

임상적인 관점에서 모든 관절움직임에는 관절복합체 전체가 포함되며 모든 관절-모빌리제이션 테크닉은 관절복합체(즉, 생리학적 관절)에 전반적으로 영향을 미친다.

■ 기준자세 (Reference positions)

■ 해부학적인 기준면 (Anatomical planes of reference)

직립상의 인체는 관례적으로 서로 직각을 이루며 인체의 중심을 지나는 3개의 기준면에 의하여 나누어진다. 이러한 면들은 해부학적인 측면에서 본 뼈의 움직임에 대한 서술과 이러한 움직임의 측정을 위하여 사용된다.

정중면(median plane)은 인체를 좌우 절반으로 나누는 평면이며, 이 평면과 평형이 되는 모든 면을 시상면(Sagittal Plane)이라 부른다. 사지에서 오른쪽과 왼쪽 반으로 나누는 이 평면은 복부-등쪽(Ventral-Dorsal), 손등-손바닥-(Dorsal-Palmar) 또는 발등-발바닥(Dorsal-Plantar) 면이라고 부른다.

이마면(**전두면**, frontal plane)은 인체를 앞쪽(복측)과 뒤쪽(배측, 등쪽)반으로 나뉜다. 사지에서는 이 면을 내외측면(medial-lateral), 요-척측면(radial-ulnar) 및 경골-비골측면(tibial-fibular)이라 부른다.

횡단면(transverse plane) **또는 수평면**(horizontal plane)은 인체를 위쪽(두측, cranial)과 아래쪽(미측, caudal) 반으로 나누며, 사지에서는 원위측과 근위측 반으로 나눈다.

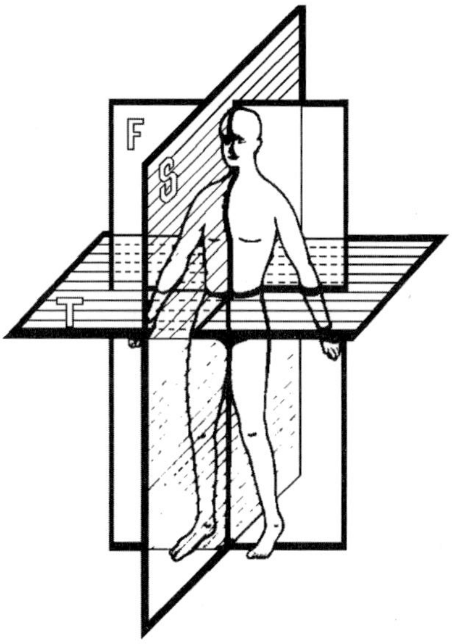

그림 1.3
해부학적인 기준면

■ 해부학적인 축 (Anatomical axes of reference)

해부학적인 축은 두 개의 해부학적 면이 교차하는 선상에 위치하고 해부학적 뼈 움직임이 이러한 축을 중심으로 발생한다.

전두축(Frontal Axis)은 전두면과 횡단면이 교차하는 선상에 위치하며 좌우로 연결된다. 사지에서 이 축은 횡(transferse), 내-외(medial-lateral), 요-척(radial-ulnar), 또는 정강-종아리(경-비, tibial-fibular)축으로 부른다 (*그림 1.4a*).

시상축(Sagittal Axis)은 시상면(Sagittal Plane)과 횡단면(Transverse Plane)이 교차하는 선상에 위치하며 전후(ventral-dorsal)방향으로 연결된다. 사지에서는 이 축을 등-복부(Dorsal-Ventral), 손등-손바닥(Dorsal-Palmar), 발등-발바닥(Dorsal-Plantar), 또는 뒤-앞(Posterior-Anterior) 축으로 부른다 (*그림 1.4b*).

종축 [Longitudinal Axis = **수직축** (Vertical Axis)]은 시상면과 전두면이 교차하는 선상에 위치하며 상하(cranial-caudal)방향으로 연결된다. 사지에서는 이 축을 종축으로 표기하며 이는 뼈의 한 부분 (상완골의 경부, neck of the humerus, 대퇴골의 경부, neck of the femur) 또는 뼈의 길이 전체(상완골대, schaft of the humerus, 쇄골, clavicule...)를 통과한다 (*그림 1.4c*).

그림 1.4
해부학적 축
(MacConaill)

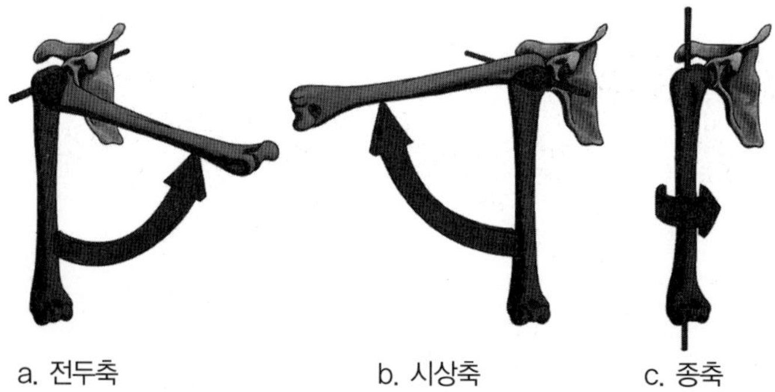

관절의 각 움직임 위치에 따라 관절면의 굴곡반경은 변화하며 능동 또는 수동적인 움직임의 실행 시, 굴곡반경의 지속적인 변화에 의하여 역학적인 움직임의 축 역시 한 위치에 머물지 않고 이동한다.

이러한 지속적인 관절면굴곡의 변화와 일치성의 부족은 모든 관절에서 구름-미끄러짐(roll-gliding)을 야기한다. 한 위치에 고정되어 있지 않고 지속적으로 이동하는 축의 변화를 순간 회전축(Instantaneuous Axis of Rotation, IAR)이라는 용어를 사용하여 강조한다. 정상적으로 이러한 순간 회전축(IAR)은 관절의 볼록면에 위치한다.

■ 관절의 3차원적 위치설정 (Three-dimensional joint positioning)

하나, 둘, 또는 세 가지 평면상의 특정한 위치에 관절을 위치시킴으로 관절의 검진과 모빌리제이션 치료의 효과를 증가시킬 수 있으며, 실용적인 목적을 위하여 우리는 관절의 위치를 5개의 범주로 나눌 수 있다.

≫ 영점위치 (Zero position)[3]
≫ 편안위치(Resting position, Least–packed position)[4]
≫ 현재의 편안위치(Momentary resting position)
≫ 편안위치를 벗어난 위치 (Nonresting positions)
≫ 잠긴위치(Closed–packed position)

■ 영점위치 (Zero position)

모든 관절의 움직임은 가능한 한 영점위치에서 측정한다. 움직임의 크기는 관절–측각기(goniometer)로 영점에서 양쪽방향을 측정한다. 예를 들어, 한 관절에 굴곡 30°와 신전 10°의 움직임이 나타날 때 이것은 다음과 같이 표기 한다; 굴곡/신전(Flexion/Extension) 30–0–10. 만약 움직임의 장애로 인하여 단지 굴곡방향으로만 움직임이 존재할 경우 측정치의 두 가지 숫자가 0의 왼쪽에 기록된다. 예) 굴곡/신전(Flexion/Extension) 30–10–0.

■ 편안위치 (Resting position)

편안위치(least–packed position)는 관절주위구조가 최대로 이완된 상태이며 이 위치에서 가장 큰 조인트플레이가 가능하다 (일반적으로 3차원적). 이런 위치는 또한 환자의 관절이 편안한 자세(증상–완화 자세)로 가장 이완되고 근육의 장력(tension)이 최소화된 상태이다.

편안위치의 사용 (Use of the Resting Position)

≫ 관절의 움직임 범위에서 조인트플레이 평가 및 마지막–느낌의 판단과 진단적 매니플레이션을 적용하기 위하여,
≫ 증상(sympton)에 대한 치료로 슬랙–범위내에서 I–II 단계 견인모빌리제이션을 적용하기 위하여,
≫ 과소움직임성(hypomobility)에 대한 치료로 I–II 단계의 이완모빌리제이션 또는 III 단계의 신장모빌리제이션과 매니플레이션을 적용하기 위하여,
≫ 깁스나 부목 등을 사용한 장기간의 고정 시 2차적으로 발생할 수 있는 관절손상을 최소화하기 위하여 사용된다.

---

3 이 교재에서 사용된 영점위치는 국제적으로 인정되는, Cave and Roberts in 1936, Chapchal(1957) 그리고 Debrunner(1966)가 서술한 것을 적용하였다.
4 MacConaill은 least–packed position을 "resting position" 이라고 표기하였다.

편안위치 찾기 (To find the resting position):

1) 정상치의 기준에 따라 관절의 위치를 대략의 편안위치에 둔다. 예를 들어, 엉덩관절 (고관절) 의 편안위치의 기준치는 약 굴곡 30°/ 외전 30°/ 약간의 외회전이다.
2) 이러한 대략의 편안위치에서 첫 번째 멈춤 (first stop) 까지 수회의 II단계 견인 조인트플레이 검사 (traction joint play test) 를 부드럽게 적용하여 움직임의 정도를 확인한다.
3) 굴곡 또는 신전의 양을 조금씩 조절하여 위치를 재설정(re-position)하고 다시 최대의 이완과 최대의 움직임이 가능한 위치를 찾을 때까지 견인검사를 반복하여 적용한다. 이렇게 하여 찾은 위치를 다음 단계를 실행할 때까지 유지한다.
4) 외전의 양을 세밀하게 조절하여 관절의 위치를 재설정(re-position)하고 최대의 이완과 최대의 움직임이 가능한 위치를 찾을 때까지 반복적인 견인검사를 적용한다. 이렇게 하여 찾은 관절의 굴곡/신전 그리고 외전/내전 위치를 다음 단계를 실행할 때까지 유지한다.
5) 내회전과 외회전의 양을 세밀하게 조절하여 관절의 위치를 재설정 (re-position) 하고 모든 3차원적인 면에서 최대의 이완과 최대의 움직임이 가능한 위치를 찾을 때까지 견인검사를 반복하여 적용한다.

   이 때에 찾은 위치가 측정하는 순간에 이 환자의 해당하는 움직임에 대한 편안위치이다.

   이 때에 적용한 마지막 견인검사의 방향은 편안위치에서 검진과 치료를 위하여 실행하는 견인방향과 동일하다.

편안위치는 개개인에 따라 많은 차이가 있다.

■ 현재의 편안위치 (Momentary resting positions)[5]

현재의 편안위치는 원래의 편안위치를 사용하는 것이 불가능하거나, 어렵거나, 비정상적인 특수한 상황에서 사용된다. 예를 들어, 관절 내 또는 외부에 병리학적 소견이 있거나 관절의 특정 위치에서 통증이 존재할 때 치료사는 최소한의 연부조직긴장을 확인할 수 있고, 환자의 불편함이 최소화 된 [예, 통증감소 자세] 관절의 위치를 찾아야 한다. 이러한 방법으로 선택한 현재의 편안위치는 초기평가와 치료에 사용된다.

치료사는 편안위치를 확인할 때와 같은 방법의 테크닉을 적용하여 현재의 편안위치를 결정한다. 현재의 편안위치는 원래의 편안위치보다 다소 덜 이완되고 움직임 범위도 작다는 것에 유의할 것.

---

5 현재의 편안위치는 일부 국가에서 실제의 편안위치(actual resting position)로 불린다.

■ 편안위치를 벗어난 위치 (nonresting position)

많은 경우에 관절의 감지하기 어려운 기능장애는 편안위치가 아닌 위치에서 관절을 검진할 때 나타난다. 이러한 경우에는 치료 역시 편안위치를 벗어난 위치에서 실행하는 것이 필요할 수 있다.

또한 편안위치를 벗어난 위치는 검진과 치료를 위해 연부조직의 긴장(tension)을 감소 또는 증가시키는데 사용될 수 있다. 연부조직의 긴장을 감소시키는 관절의 위치는 해부학적 관절에 속하는 구조(structure)를 모빌리제이션 시킬 때에 유용하다. 연부조직의 긴장을 증가시키는 관절의 위치는 관절 외부의 연부조직을 신장시키는데 실용적이다.

편안위치를 벗어난 위치에서는 조인트플레이(joint play)가 적으며 검진과 치료테크닉을 위험성 없이 실행하기 위하여서는 많은 경험이 요구된다.

이러한 편안위치를 벗어난 위치에서 초보자들이 신장모빌리제이션을 적용하면 과도한 신장(over stretch)을 유발하여 관절에 손상을 줄 수 있다.

편안위치가 아닌 위치에서 신장모빌리제이션 치료는 KE-System에서는 고급과정에서 배우게 되고 학생들에게는 편안위치에서 모빌리제이션하는 능력을 갖춘 후에 소개되어야 할 것이다.

■ 잠긴위치 (closed-packed position)

잠긴위치(closed-packed position)는 아래와 같은 기준에 의하여 표기된다:

≫ 관절낭과 인대는 팽팽한 또는 최대한 긴장된 상태이다.

≫ 오목관절면과 볼록관절면 사이에 최대의 접촉이 이루어진다. 예를 들어, 어깨관절(견관절)은 최대한의 외전과 외회전 자세에서 잠긴다(그림 1.5a).

≫ 관절면의 미끄러짐은 최대한 감소되고 견인에 의하여 단지 관절의 작은 분리(Separation)만이 가능하다.

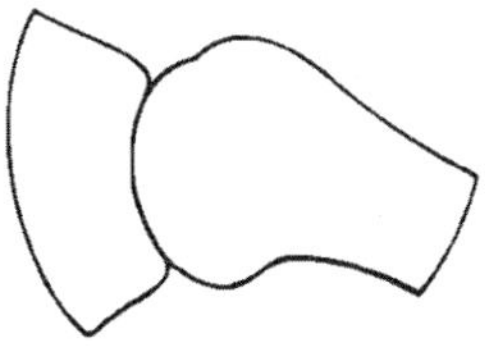

그림 1.5a 잠긴위치

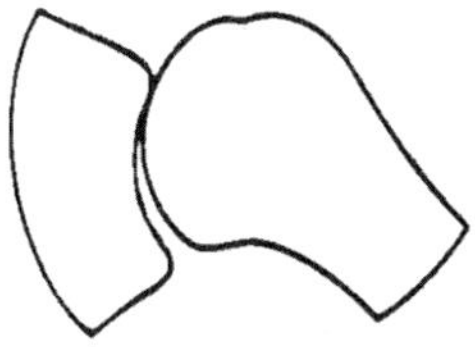

그림 1.5b 편안위치 (Resting position)

잠긴위치에 근접하게 되면 조인트플레이(joint play) 검진의 실행은 어렵게 된다.

■ 뼈와 관절의 움직임 (Bone and joint movement)

관절의 움직임은 뼈의 움직임에 의하여 나타난다. 뼈의 움직임(골 운동학, Osteokinematics)과 이로 인한 관절면 사이에서의 움직임 (관절운동학, Arthrokinematics)에 대한 이해는 대부분의 정형도수치료 [orthopedic manual therapy(OMT)]검진과 치료테크닉을 위한 기초이다.

OMT Nordic System에서는 두 가지 종류의 뼈-움직임을 중요하게 다룬다:

- **회전**(rotation) = 하나의 축 주위를 회전하는, 만곡을 이루며, 각이 변하는 움직임
- **변위**(translation) = 축과 평형을 이루는 직선움직임, 치료면(TP)과 평형 또는 직각을 이루는 움직임

뼈의 회전(rotation) 움직임은 관절 내에 구름-미끄러짐(roll-gliding)을 일으킨다.

뼈의 변위(translation)는 Kaltenborn의 치료면을 기준으로 한 견인(traction), 압박(com pression) 미끄러뜨림(gliding) 등으로 표기하는 직선적 조인트플레이(linear joint play)에 의하여 나타난다. 역학적인 관점에서 변위(translation)는 곡선 또는 직선일 수 있으나 OMT Nordic-System에서는 단지 직선적인 변위만을 적용한다.

관례적으로 움직임을 적용하는 치료에서는 관절 내에서 구름-미끄러짐 움직임이 생성되는 뼈의 회전을 사용한다. 구름-미끄러짐 움직임은 "곡선화된 미끄러짐"(curved gliding)과 "구름" 운동의 연합이다. 본 교재에서 사용하는 변위(translation)이라는 용어는 Kaltenborn의 치료면에 대한 뼈의 직선적인 변위(linear translation)이다.

뼈의 움직임	***상응하는 관절움직임***
회전적 (Rotation, angular movement) - 표준 (해부학적, 1 축) - 복합 (기능적, 다축)	**구름-미끄러짐** (roll-gliding)
변위 (Translations, linear movement)	**트란스라토릭 조인트플레이** (translatoric Joint play)
- 치료면 (TP) 에서부터 종축으로 멀어짐. 뼈의 분리 (separation)	- 견인 (traction)
- 치료면 (TP) 에서부터 종축으로 가까워짐 뼈의 접근 (approximation)	- 압박 (compres sion)
- 치료면과 횡으로 움직이는 뼈의 평형이동	- 미끄러짐 (미끄러뜨림, gliding)

■ 뼈의 회전 (Bone rotation)

역학적인 관점에서 보면 축을 중심으로 일어나는 능동 움직임은 뼈의 회전이다. 뼈의 회전은 또한 수동적인 움직임에 의해서도 발생한다. 이러한 것은 두 가지의 형태의 뼈-회전으로 설명할 수 있다:

– 표준, 1축 [MacConaill's "순수 기본 움직임(pure cardinal swing)"]
– 복합, 다축 [MacConaill's "비순수 현재 움직임(impure arcuate swing)"]

뼈의 표준적인 움직임 (Standard bone movements)

뼈의 표준적인(해부학적, 단순한, 1축) 움직임은 하나의 축을 중심으로 하나의 해부학적 면 위에서 일어나는 뼈의 회전이다. 표준적 움직임에서 그 움직임의 축과 면이 해부학적 [또는 기본(cardinal)] 면상에 존재할 때 이를 "해부학적" 움직임이라고 명명한다.

영점위치(zero position)에서 시작하는 해부학적 뼈-움직임은 검진을 위한 움직임의 측정과 설명할 때에 유용하다. 이러한 것들은 다른 건강관리 전문가들에 의하여 재검사되어 확인될 수 있으며 검사 내용에 관한 상호의사 소통 시에 표준화된 방법을 제공한다. 세 가지 기본적인 면(cardinal plane)상에서 일어나는 해부학적 뼈-움직임을 아래에 서술하였다.

전두축 (frontal axis) 을 중심으로 시상면 (sagittal plane) 에서의 움직임

≫ **영점에서부터의 굴곡**: 이 움직임은 영점위치에서부터 시작되며 굴곡근들의 도움에 의하여 실행된다.

≫ **영점방향으로의 신전**: 이 움직임은 굴곡시킨 상태에서 영점위치로 되돌아가며 신전근들의 도움에 의하여 실행된다.

≫ **영점에서부터의 신전**: 이 움직임은 영점위치에서 시작되며 신전근들의 도움에 의하여 실행된다.

≫ **영점방향으로의 굴곡**: 이 움직임은 신전시킨 상태에서 시작하여 영점위치로 되돌아가며 굴곡근들의 도움에 의하여 실행된다.

≫ 손에서 **손바닥방향으로의 굴곡과 손등방향으로의 굴곡**(palmar-and dorsiflexion) 그리고 발에서 **발바닥방향으로의 굴곡과 발등방향으로의 굴곡**(plantar-and dorsiflexion)은 횡축(transverse axis)을 중심으로 한 움직임에 대한 표기이다.

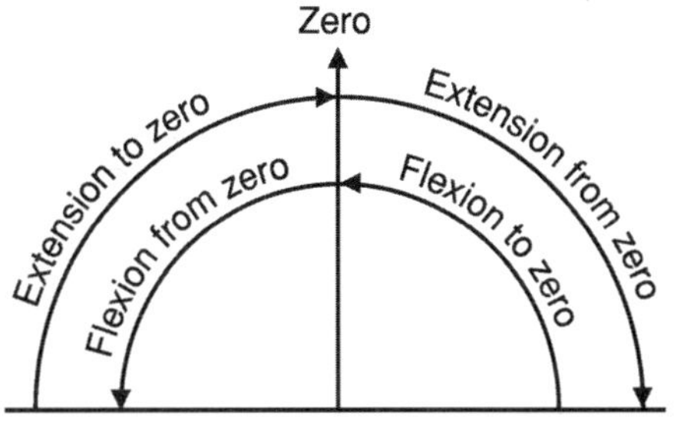

그림 1.6
시상면(sagittal plane)상의 움직임

시상축 (sagittal axis) 을 중심으로 전두면 (frontal plane) 에서의 움직임

≫ **왼쪽과 오른쪽으로의 굴곡**: 체간 또는 척추의 움직임이 전두면에서 발생한다.
≫ **외전**(Abduction) : 정중면(Median Plane) 또는 시상면(Sagittal Plane) 에서 멀어지는 움직임이다.
≫ **내전**(Adduction) : 정중면(Median Plane) 또는 시상면(Sagittal Plane) 으로 가까워지는 움직임이다.

사지에서 외전과 내전 움직임이란 국소적인 해부학을 기준으로 적용한 일반적인 표기이다. 예를 들어, 손목에서의 요측과 척측-굴곡.

종축 (longitudinal axis) 을 중심으로 횡단면 (transverse pane) 에서의 움직임

회전(Rotation) 이라는 단어는 장축(Longitudinal axis) 또는 수직축(Vertical axis) 및 이러한 축들과 평형을 이루는 축을 중심으로 일어나는 뼈의 움직임을 표현하기 위하여 사용된다. 유사한 움직임으로 장축(Longitudinal axis)과 평형을 이루지 않는 축을 중심으로 일어나는 뼈의 움직임을 비틀림(Torsion) 이라는 단어로 묘사하며, 예로는 전완의 엎침(회내, Pronation)와 뒤침(회외, Supination) 움직임을 들 수 있다.

≫ 오른쪽-, 왼쪽 회전: 횡단면(Transverse plane)상에서 체간 또는 척추 움직임.
≫ 내-, 외회전: 뼈의 장축(Longitudinal axis)을 중심으로 한 사지의 움직임.

뼈의 복합적인 움직임 (combined bone Movement)

뼈의 복합적인(기능적, 연합적, 다축) 움직임은 뼈의 회전적 움직임이며 동시에 둘 이상의 축을 중심으로 둘 이상의 평면상에서 일어난다. 예를 들어, 회전과 함께 일어나는 무릎의 신전은 복합적인 움직임이다.
즉, 이러한 움직임은 순수한 기본면과 고정된 축을 중심으로 일어나는 것이 아니라 비스듬히 또는 대각선으로 발생한다. 복합적인 움직임은 일상생활을 수행하는 동안 일어나는 대부분의 기능적인 움직임이다. 도수치료사는 환자의 주 증상(chief complaint)과 손상의 기전을 분석하기 위하여 자주 복합적인 움직임을 검사한다.

복합적인 움직임은 굴곡 또는 신전움직임을 회전과 동시에 실행할 때, 적용하는 회전의 방향에 따라 변하는 움직임의 특성(자연스러움, 크기, 편리함 등)에 의하여 커플(coupled) 움직임과 논-커플(non coupled) 움직임으로 나눌 수 있다.

- **커플(coupled) 움직임은** 실행하기가 가장 쉽다 (관절의 가동범위가 가장 크고 부드러운 마지막 느낌), 예를 들어, 무릎의 신전과 외회전을 함께 실행.

- **논-커플(non coupled) 움직임은** 실행하기가 덜 쉽다 (관절 가동범위가 작고 더 뻣뻣한 마지막 느낌), 예를 들어, 무릎의 신전과 내회전을 함께 실행[1]. 이러한 움직임에 대한 구별은 척추의 움직임에서 주요하게 적용하고 이에 대한 상세한 내용은 Volume II(척추편)에 서술하였다.

■ 뼈의 회전적인 움직임과 관련된 관절 내의 구름-미끄러짐

관절의 구름-미끄러짐 (Joint roll-gliding)

기능적인 움직임(예, 뼈의 회전적움직임)은 건강한 관절에서 관절 내에 구름-미끄러짐을 일으킨다. 구름-미끄러짐은 두 관절면에서 발생하는 구름과 미끄러짐 움직임의 연합이다. 관절면이 비교적 많이 일치하면(평면 또는 만곡성의 일치) 미끄러짐이 더 발생하고, 관절면의 일치가 적을 경우에는 구름이 더 발생한다.[2]

구름은 한 관절면의 같은 거리에 있는 새로운 점이 파트너 관절면의 같은 거리에 있는 새로운 점과 접촉할 때 발생한다. 구름은 두 개의 일치하지 않은 곡선의 관절면 사이에서 가능하다(예, 곡선의 반경이 같지 않은 관절면). 아래의 그림과 같이, 볼록면이 오목면 위를 구르게 되거나(그림 1.7a) 그 반대가 된다(그림 1.7b).

관절의 구름- 미끄러짐에서 구름의 방향은 항상 뼈의 움직임과 같은 방향으로 일어난다.

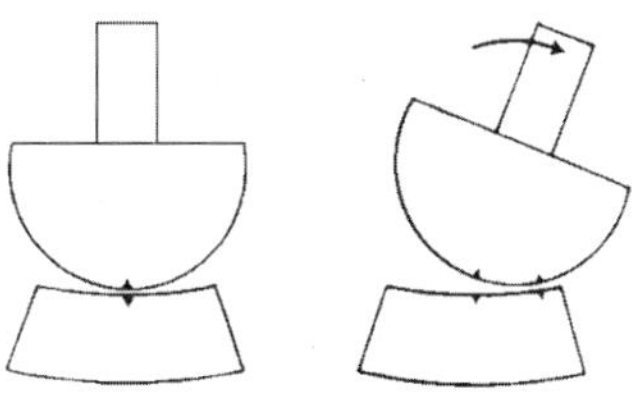

그림 1.7a
볼록면의 구름그림

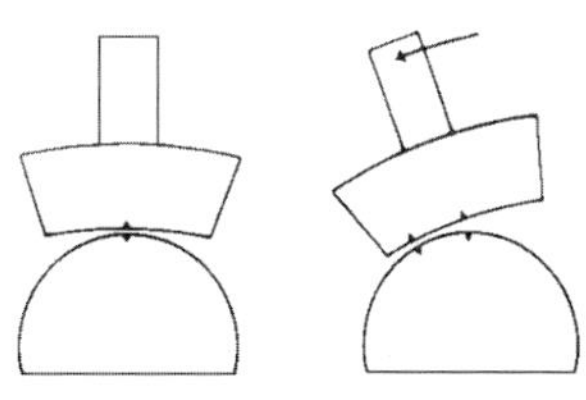

1.7b
오목면의 구름

---

1 1922년 전에 커플(coupled)움직임은 "생리학적" 움직임 그리고 논-커플(non coupled) 움직임은 "비생리학적" 움직임이라고 하였다. 이 두 가지 움직임 모두가 가동범위와 마지막 느낌의 특성이 서로 다른 형태의 정상적인 복합 움직임임에도 불구하고 종종 논-커플 움직임을 비정상적인 움직임이라고 해석될 수 있어 용어를 변경하였다.

2 관절 "미끄러짐(gliding)을 일부 저자들은 미끌림(sliding)으로 서술한다.

미끄러짐(gliding)**은** 한쪽 관절면의 같은 한 점이 다른 쪽 관절면의 새로운 점들과 접촉하게 될 때 일어난다. 순수한 미끄러짐은 서로 일치된 관절면 사이에서 일어날 수 있는 유일한 움직임이다. 인체에서 완벽하게 일치하는 곡면 또는 평면관절은 존재하지 않으므로 순수한 미끄러짐 즉, 구름이 없는 미끄러짐은 일어나지 않는다.

뼈의 회전움직임 시 일어나는 관절의 구름- 미끄러짐에서, 미끄러짐의 방향은 움직이는 관절면이 오목면인지 또는 볼록면인지에 의하여 결정된다.

오목관절면의 미끄러짐 방향 (Gliding direction of a concave joint surface)

오목관절파트너가 움직이면, 관절면의 미끄러짐과 뼈의 움직임은 같은 방향이다. 움직이는 뼈와 오목관절면이 움직임의 축을 중심으로 같은 방향에 위치한다.

그림 1.8
오목관절면의
미끄러짐 방향

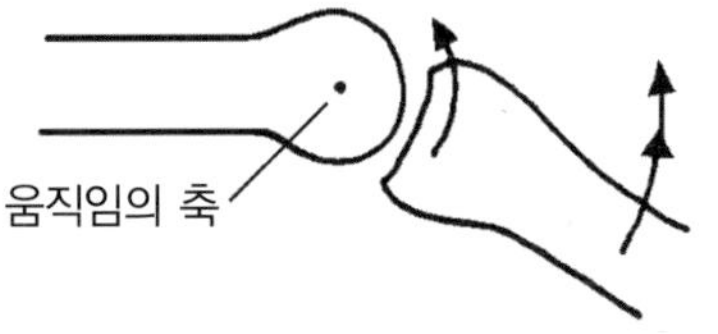

오목면의 미끄러짐(단일 화살표)은 뼈의 움직임방향
(이중 화살표)과 같다

볼록관절면의 미끄러짐 방향 (Gliding direction of a convex joint surface)

볼록관절파트너가 움직이면, 관절면의 미끄러짐과 원위부 뼈의 움직임은 반대 방향이다. 이러한 경우, 움직이는 뼈의 원위부와 볼록관절면은 움직이는 축을 중심으로 서로 반대편에 위치한다.

그림 1.9
볼록관절면의
미끄러짐 방향

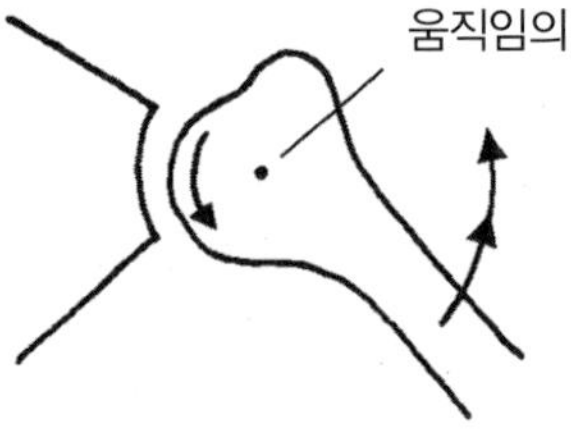

볼록면의 미끄러짐(단일 화살표)은 뼈의 움직임방향
(이중 화살표)과 반대이다

비정상적인 구름–미끄러짐 (Abnormal roll-gliding)

움직임의 제한 [예, 과소움직임성(hypomobility)]이 증상으로 나타나는 관절에서는 많은 경우에 관절의 정상적인 구름-미끄러짐이 손상되며 미끄러짐이 제한된다. 만약 관절에 구름이 미끄러짐의 동반 없이 일어나면, 움직임의 축은 일시적으로 비정상적인 위치로 이동되고(instantaneous axis), 이러한 변화는 관절에 구름을 유발하고 관절 내에 힘이 과도하게 집중되어 관절손상 또는 관절주위의 연부조직에 손상(strain)을 발생시킨다.

정상적으로 움직임의 축은 관절의 볼록-파트너에 위치한다. 병리적인 과소움직임성에서 움직임의 축은 그 움직임을 제한하는 조직으로 이동한다. 비정상적인 움직임의 축을 중심으로 일어나는 뼈의 회전은 뼈의 움직임과 같은 방향의 관절 내 구조에 압박과 찝힘(pinch)을 발생시켜 손상을 유발할 수 있으며 동시에 뼈의 움직임과 반대 방향의 관절주위 조직에 과도한 신장을 유발할 수 있다.

미끄러짐을 동반하지 않은 구름은 관절에 손상을 줄 수 있다.

과소움직임성의 관절에 과도한 힘의 작용으로 관절에 손상을 줄 수 있는 뼈의 회전테크닉의 사용은 피해야 한다. 이러한 위험성이 높은 치료에는 긴 지렛대 회전 테크닉(*그림 1.10a*)과 관절면과 평형으로 적용하는 짧은 지렛대 테크닉(*그림 1.10b*) 모두가 포함된다.

그림 1.10
회전테크닉에 의한 압박손상

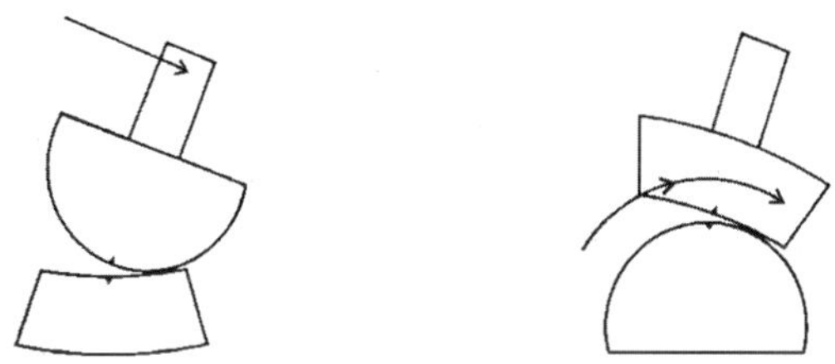

그림 1.10a
볼록관절 파트너를 긴 지렛대의 강한 수동 회전움직임 시의 관절압박

그림 1.10b
오목관절 파트너를 짧은 지렛대의, 볼록관절면과 평형으로 적용하는, 강한 수동 회전움직임 시의 관절압박

만약 뼈의 회전테크닉을 다른 목적(예, 연부조직 신장)으로 적용한다면, 치료사는 먼저 관절-미끄러짐의 상태가 적용하고자 하는 테크닉의 움직임 단계와 방향에 적절한지 그리고 움직임의 축이 정상적인 위치에 있는지 등을 검사하여야 한다. 만약 미끄러짐에 제한이 있거나 움직의 축이 비정상적일 경우에는 즉시 움직임을 중단하고 관절의 미끄러짐을 회복시키는 것에 합당한 치료가 선행되어야 한다.

관절면의 평면 또는 굴곡의 일치성이 높은 관절은 미끄러짐의 제한에 상대적으로 더 큰 영향을 받는다. Nordic System에서 추구하는 OMT의 공통적인 목표는 구름-미끄러짐에서 미끄러짐의 상태를 정상적인 움직임 기전으로 회복시키는 것이다.

■ 뼈의 변위 (Bone translation)

OMT에서 뼈의 변위는 정의된 축을 따라 상응하는 면에서 일어나는 뼈의 직선적인 움직임이다. 뼈의 순수한 변위가 일어나는 동안, 뼈의 모든 부분은 직선적으로 같은 거리를, 같은 방향과 같은 속도로 움직인다. 뼈의 변위는 아주 작은 크기의 움직임으로 실행이 가능하다.

움직임의 방향을 기준으로 볼 때, 뼈의 변위는 특정한 축을 따라서 발생하는 평행한 움직임이라고 설명할 수 있다.

뼈의 변위

수직축 뼈의 변위 (longitudinal axis bone translation)

≫ 분리(separation): 파트너 관절면과의 분리, 당겨서 서로를 멀어지게 한다.

≫ 접근(approximation): 파트너 관절면과의 접근, 밀어서 서로를 가까워지게 한다.

시상축 뼈의 변위 (sagittal axis bone translation)

≫ 앞-뒤쪽으로 미끄러짐(ventral-dorsal gliding) : 한 관절을 이루는 두 뼈 사이에서 앞-뒤 방향으로 일어나는 평행한 움직임

전두축 뼈의 변위 (frontal axis bone translation)

≫ 외측으로 미끄러짐(lateral gliding) : 한 관절을 이루는 두 뼈 사이에서 오른쪽과 왼쪽 방향으로 일어나는 평행한 움직임

뼈의 회전움직임과는 달리 뼈의 변위는 수의적인 컨트롤이 불가능하며 신체에 가해지는 외력(예, 수동적인 움직임)에 의하여 일어난다.

■ 뼈의 변위 (Translation)와 관련된 조인트플레이 (Joint play)

뼈의 변위는 *치료면을 기준으로 한* 견인, 압박 또는 미끄러짐 조인트플레이 움직임을 발생시킨다. 이러한 트란스라토릭 조인트플레이 움직임은 능동적인 움직임을 쉽고 통증 없이 수행하기 위하여 필수적이다 *(2장 참조: 트란스라토릭 조인트플레이)*.

그림 1.11
트란스라토릭
조인트플레이

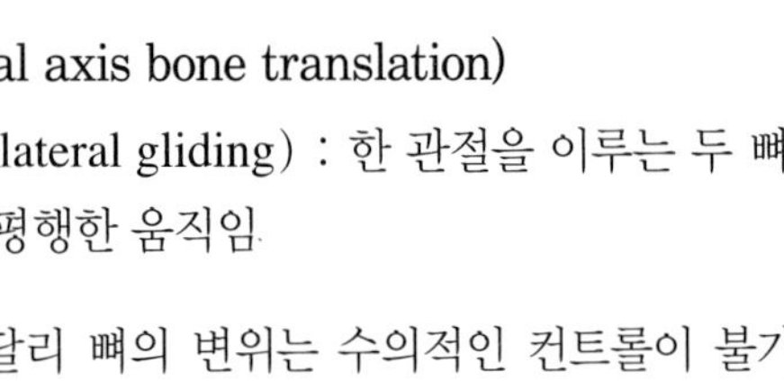

2 트란스라토릭 조인트플레이 (Translatoric joint play)

모든 관절에는 신체 내부 또는 외부에서 작용하는 일련의 힘에 의하여 관절 내에 작고 섬세한 부속움직임(accessory joint movement)이 가능한, 관절낭과 인대가 느슨한, 또는 이완된 위치가 있다. 이러한 관절의 부속움직임은 직접 수의적인 조절은 되지 않으나 모든 능동적인 움직임을 쉽고 통증이 없이 수행하기 위해서 필수적이다.

관절의 선형 트란스라토릭 부속움직임(linear translatoric accessory joint movement)을 조인트플레이(joint play)[6]라고 정의한다. 트란스라토릭 조인트플레이는 검진과 치료 모두에 사용된다. 트란스라토릭 견인, 압박 그리고 미끄러뜨림 조인트플레이는 관절의 기능검진에 사용되며, 트란스라토릭 미끄러뜨림과 견인모빌리제이션은 조인트플레이를 회복시키기 위하여 사용된다.

그림 2.1 트란스라토릭 조인트플레이의 방향

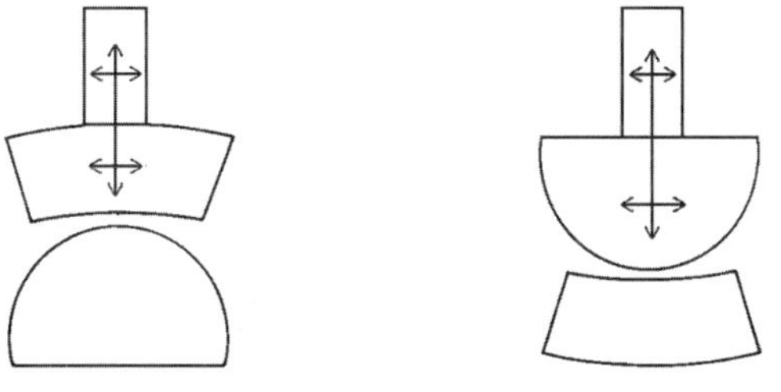

그림 2.1a 고정된 볼록면에 대한 오목한 관절면의 움직임

그림 2.1.b 고정된 오목면에 대한 볼록한 관절면의 움직임

관절모빌리제이션의 목적은 관절의 정상적인, 통증이 없는 기능회복이다. 움직임에 제한이 있는 관절에서 관절모빌리제이션에는 능동적인 움직임에 필수적인 구름-미끄러짐의 정상화를 위한 조인트플레이 회복이 포함된다.

6 Nordic OMT System에서 조인트플레이(joint play)는 단지 관절의 트란스라토릭 부속움직임(translatoric accessory joint movement)을 의미한다. 관절의 곡선적인(curved) 부속움직임을 위한 표기로 조인트플레이라는 용어를 사용하지 않는다. 그리고 관절의 곡선적인 부속움직임을 진단과 치료에 사용하는 것을 경고한다. 곡선 관절움직임은 환자에게 손상을 줄 수 있는 위험요소가 크다. 직선적인 움직임은 안전하고 많은 경우에 더욱 효과적이다.

■ Kaltenborn의 치료면 (The Kaltenborn treatment plane)

조인트플레이 테스트와 관절 모빌리제이션 테크닉의 실행 시, 뼈는 Kaltenborn 치료면[7] (treatment plane)과 평행, 또는 직각으로 움직인다.

치료면은 관절을 통과하고 볼록면에 위치한 뼈의 회전축에서 오목관절면의 가장 깊은 곳을 연결하는 선과 직각을 이룬다. 치료면이 오목관절면에 놓여있다는 것을 상상을 하면 치료면의 위치를 쉽고 빠르게 예측할 수 있다.

그림 2.2
Kaltenborn의 치료면은 오목 관절면에 놓여있다.

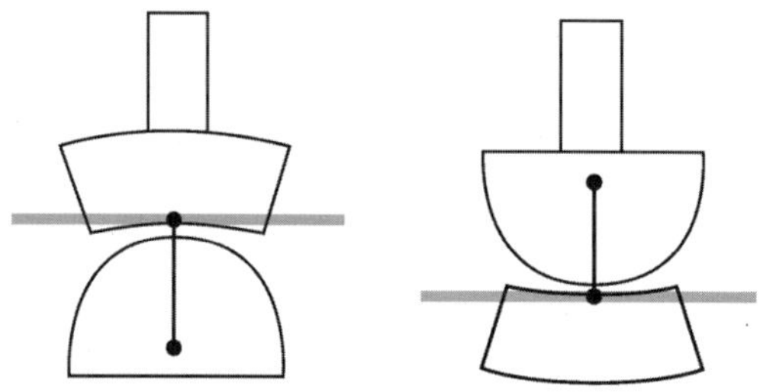

치료면은 움직이는 관절파트너가 볼록 또는 오목일 때와 상관없이 항상 오목관절면에 위치한다.

그림 2.3
치료면

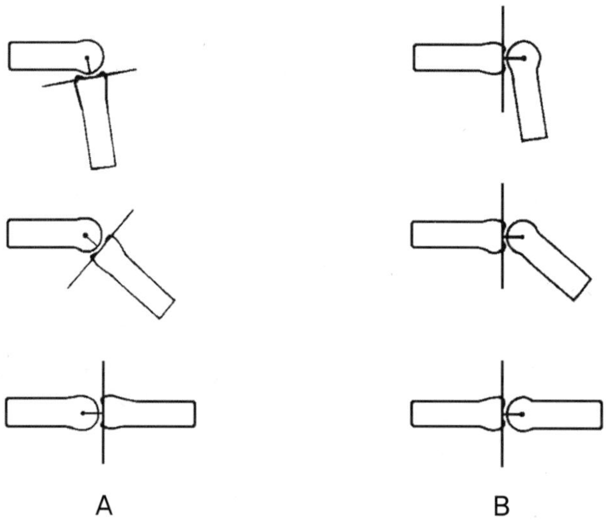

A
치료면은 오목관절파트너와 함께 움직인다.

B
볼록관절파트너가 움직일 때 치료면은 기본적으로 고정되어 있다.

7 Kaltenborn은 그의 Concept에서 치료면의 개념을 1954년에 관절면(joint plane)으로 그 후에 접지면(tangential plane)으로 표기하였다. "치료면(treatment plane)" 이라는 용어는 Kaltenborn이 서술한 영문 사지편을 마무리한 Dennnis Morgan D.C., P.T 에 의하여 1970년대에 명시되었다.

■ 트란스라토릭 조인트플레이 움직임 (Translatoric joint play movements)

OMT Kaltenborn–Evjenth System에서 사용하는 트란스라토릭 조인트플레이(Translatoric joint play) 움직임에는 견인, 압박, 그리고 미끄러뜨림이 있으며, 이러한 견인, 압박, 미끄러뜨림 조인트플레이 움직임은 치료면(TP)을 기준으로 한 움직임으로 정의한다.

견인 (traction)

견인(분리, separation)은 치료면으로 부터 수직으로 멀어지는 선형의 직선적인 조인트플레이 움직임이다.

그림 2.4
견인

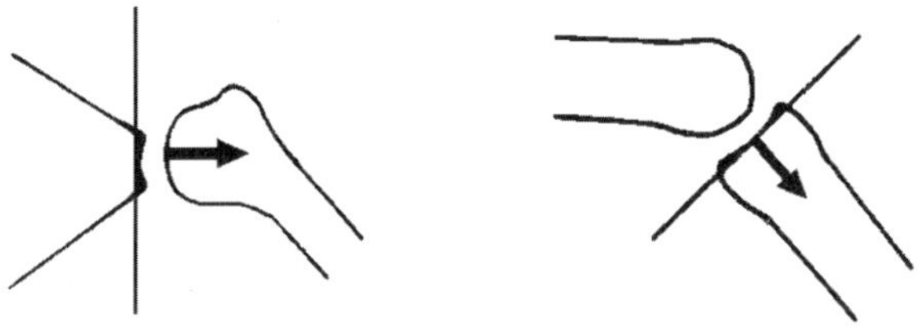

치료면으로부터 수직방향으로 멀어지는
뼈의 움직임 (견인) 은 관절면의 분리(Separation)로 작용한다.

압박 (compression)

압박(compression)은 치료면과 수직으로 가까워지는 직선적인 조인트플레이 움직임이다. 압박은 관절면을 함께 누르게 된다. 관절 압박은 주로 관절 자체와 관절 외부 손상(extra-articular lesion)의 감별을 위한 검진테크닉으로 사용된다.

그림 2.5
압박

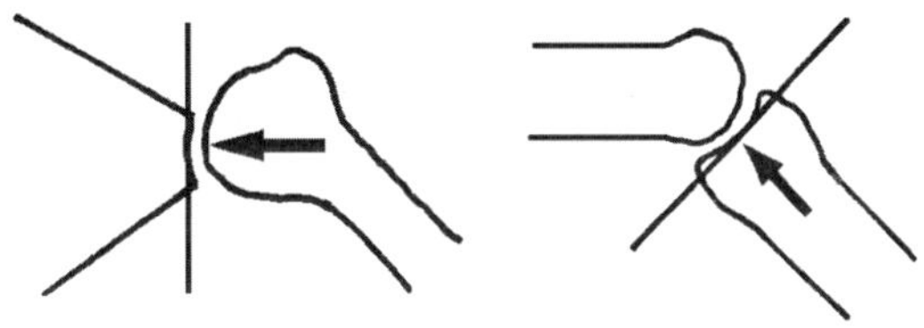

치료면과 수직으로 가까워지는 뼈 움직임의 결과로
관절면에서 압박이 발생한다.

미끄러짐, 미끄러뜨림 (gliding)

트란스라토릭 미끄러뜨림(translatoric gliding)은 치료면과 평형으로 이루어지는 조인트플레이 움직임이다. 모든 관절면이 굴곡을 이루고 있으며 두 관절면의 굴곡이 완전하게 일치하지 않기 때문에 트란스라토릭 미끄러뜨림은 단지 짧은 거리의 움직임만이 가능하다.

트란스라토릭 미끄러뜨림 움직임의 실행 시 항상 1단계 견인을 함께 적용하여야 한다.

그림 2.6
치료면에 평행한 트란스라토릭 미끄러뜨림의 결과로 관절 내에서 직선적인 미끄러짐이 일어난다.

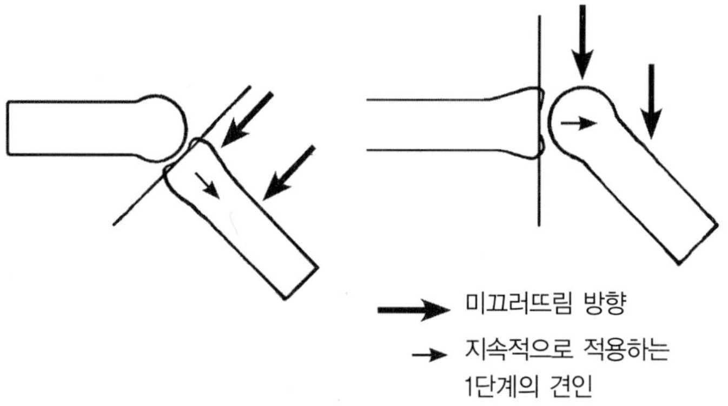

"트란스라토릭 미끄러뜨림" 이라는 표현을 사용하는 대신 때때로 "트란스라토릭" 이라는 단어를 생략하거나 미끄러뜨림의 방향을 지시하는 용어를 사용한다. 예를 들어, 뒤쪽방향으로의 미끄러뜨림(dorsal glide)이라는 단어를 뒤쪽방향으로의 트란스라토릭 미끄러뜨림(translatoric dorsal gliding) 대신 사용한다. 이는 수동적으로 뼈를 직선으로 밀어서 생기는 결과로 관절에 뒤쪽(dorsal) 방향으로 트란스라토릭 미끄러짐(translatoric gliding)이 일어나는 것을 서술하는 표현이다.

■ 미끄러짐이 제한된 방향의 결정 (Determining the direction of restricted gliding)

미끄러짐이 제한된 방향을 결정하는 것으로는 두 가지 방법이 있다: 미끄러짐 검진(Glide test)과 Kaltenborn의 볼록-오목 규칙.

■ 미끄러짐 검진 (직접적인 방법) (Glide test) (direct method)

움직임이 가능한 모든 방향으로 수동적인 트란스라토릭 미끄러뜨림 움직임을 적용하여 어떤 방향으로 관절의 움직임에 제한이 있는지 검진한다. 미끄러뜨림 검진을 통하여 마지막 느낌(end-feel)을 포함한 미끄러짐 제한의 특성과 제한의 정도에 관한 가장 정확한 정보를 얻을 수 있기 때문에 선호하는 검진 방법이다.

■ Kaltenborn의 볼록-오목 규칙 (간접적인 방법)

먼저 뼈의 어떤 회전적 움직임이 감소되었는지 검사한 후, 볼록-오목 규칙에 따라 관절의 움직이는 파트너가 볼록(convex) 또는 오목(concave)면인지를 확인하여 관절의 감소된 미끄러짐 방향을 예상한다.

볼록 = 반대 방향　　　오목 = 같은 방향

Kaltenborn의 Convex-Concave 규칙은 일반적인 뼈의 회전적 움직임과 해당하는 관절의 움직임(구름-미끄러짐) 중 미끄러짐과의 상관관계에 기초를 둔다.

가장 효과적인 모빌리제이션 치료는 미끄러짐이 가장 심하게 제한된 방향으로 짧아진 구조를 신장시키는 것이다. 치료사는 뼈 원위부의 움직임이 제한된 방향과 반대방향으로 뼈와 함께 볼록 관절면을 움직이고, 오목관절 면은 뼈의 제한된 움직임과 같은 방향으로 움직인다.

위의 두 가지의 예는 아래와 같다. 모빌리제이션은 미끄러짐이 감소된 방향으로 실행한다. 왼쪽 관절 파트너는 고정(FIX), 그리고 오른쪽 관절 파트너를 움직인다(MOBIL). III 단계의 미끄러뜨림 모빌리제이션의 신장 방향은 구름-미끄러짐 중 미끄러짐이 제한된 방향과 일치한다.

그림 2.7a
볼록 규칙

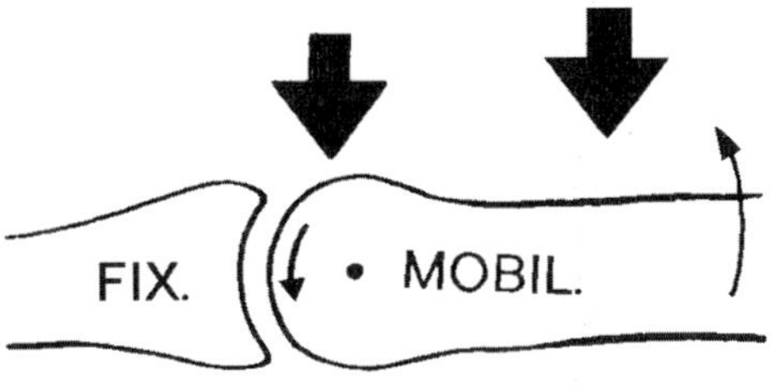

볼록 = 반대 방향
오른쪽 (움직이는) 관절 파트너의 관절면이 볼록일 때, 뼈 움직임이 위쪽 방향(곡선 화살표)으로 제한되면, 치료방향은 아래쪽 (두 개의 두꺼운 화살표) 방향이다.

그림 2.7b
오목 규칙

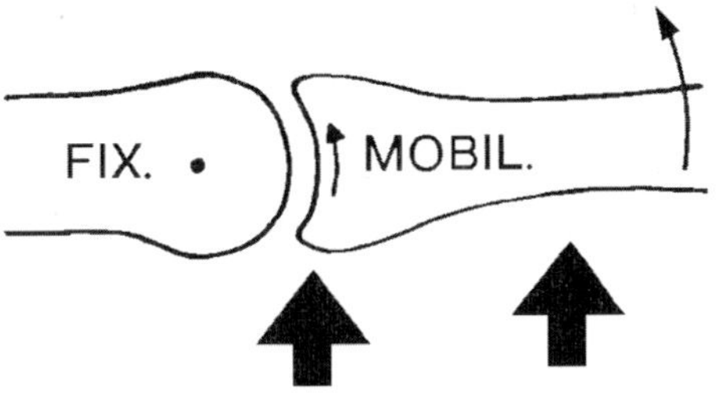

오목 = 같은 방향
오른쪽 (움직이는) 관절 파트너의 관절면이 오목일 때, 뼈 움직임이 위쪽 방향 (곡선 화살표) 으로 제한되면, 치료방향 역시 위쪽 (두 개의 두꺼운 화살표) 방향이다.

위와 같은 접근법은 아주 작은 움직임을 갖고 있는 관절 [예, 반관절(Amphiarthroses)과 심한 과소움직임성(Hypomobility)], 심한 통증으로 인하여 움직임이 제한될 때 그리고 초보 치료사로서 직접적인 검진을 통하여 미끄러짐 움직임을 감지하는 것에 대한 충분한 경험이 없을 때에 매우 유용하다.

■ 트란스라토릭 움직임의 단계 (Glades of translatoric movement)

트란스라토릭 견인과 미끄러짐은 3 단계로 나눈다. 이러한 단계는 관절에서 수동적인 조인트플레이를 실행할 때 느껴지는 관절 슬랙(느슨함과 저항)의 양에 따라 결정된다.

■ 슬랙 (늘어짐, The "slack")

슬랙이라는 단어는 선박에 사용하는 용어로, 배와 선착장(dock) 또는 배와 기둥(post) 사이에서 밧줄이 늘어진 상태를 의미한다. 배가 움직여 기둥에서 멀어지면, "슬랙의 없어짐(taking up the slack)"이라고 표현하고 밧줄이 팽팽하게 된 것을 의미한다.

그림 2.8
"슬랙"

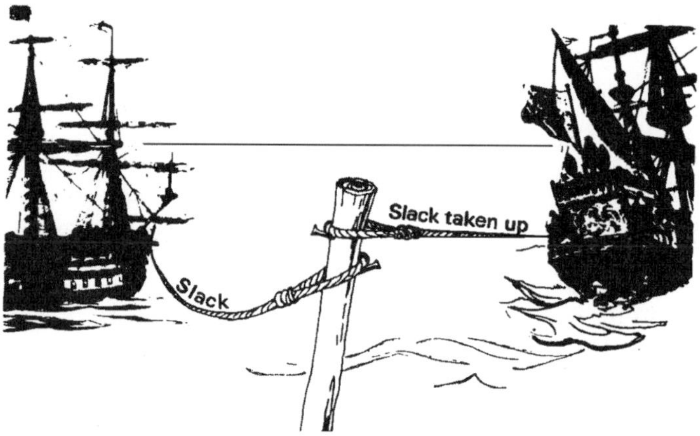

모든 관절에는 관절주위 조직이 팽팽해지기까지의 움직임인, 관절 고유의 조인트-프레이 양(amount)이 존재한다. 움직임의 양은 아주 작은 크기일 수 있으나 일반적으로 이러한 움직임은 항상 존재하며 실행이 가능하다. 이러한 관절낭과 인대의 느슨함 또는 슬랙은 정상적인 관절기능에 필수적이다. 슬랙은 검진과 치료를 위한 미끄러뜨림과 견인의 실행 시 팽팽해진다. 미끄러뜨림이 가해지면 관절의 미끄러짐 방향에서 슬랙이 팽팽해지고; 견인이 가해지면 슬랙이 견인방향으로 팽팽해진다.

움직임의 단계를 정확하게 수행하는 것은 관절 주위조직이 팽팽해지기까지의 관절에 존재하는 슬랙의 정도를 감지하는 치료사의 능력에 달려있다. 슬랙의 팽팽하여짐을 느끼는 것에는, 움직이는 관절의 해부학적 특성, 관절의 크기, 관절주위 연부조직의 양, 움직임의 속도와 부드러움 그리고 움직임을 실행하는 능력 등 다양한 요소들이 영향을 미친다.

■ 트란스라토릭 움직임의 정상적인 단계
(Normal grades of translatoric movement)

트란스라토릭 움직임을 정확하게 수행하는 치료사의 능력은 관절의 슬랙과 관절주위 조직이 팽팽해지는 것을 감지하는 테크닉에 달려있다. 조인트플레이 움직임은 관절의 관절낭과 인대가 가장 이완되는 편안위치(resting position)에서 그 양이 가장 크고 실행과 감지(느끼는 것)가 가장 쉽다.

I **단계 "풀림**(loosening)"의 움직임은 감지할 수 없을 정도로 관절을 분리시키는, 극도로 작은 견인력에 의하여 나타난다. I 단계의 견인은 관절에 작용하는 정상적인 압박력을 제거하는 것이다.

II **단계 "팽팽해 짐**(tightening)"의 움직임은 우선 관절과 관절주위 조직의 슬랙이 없어지고 주위조직이 팽팽하게 되기까지의 움직임이다. II 단계 중 슬랙영역(slack zone)은 수동움직임에서 아주 작은 저항이 시작되기까지의 범위이며. 더 나아가 II 단계 중 교차영역(transition zone)에서는 조직이 팽팽해지고 수동움직임을 실행하는 치료사는 저항이 증가하는 것을 느낀다. II 단계의 끝 범위로 접근하면 치료사는 확연한 저항을 느끼고, 이것을 첫 번째 멈춤(first stop)이라고 명명한다.

III **단계 "신장**(stretching)"의 움직임은 슬랙이 없어지고 교차영역(Transition Zone)을 지나서 모든 조직이 팽팽해진 후에 시작된다. 이 지점에서 III 단계의 신장력을 충분한 시간동안 적용하여 관절주위 조직을 안전하게 신장시킬 수 있다. III 단계 범위에서 움직임에 대한 저항은 빠르게 증가한다.

움직임 단계 I–III

그림 2.9a
정상적인 움직임 단계와
감지되는 저항

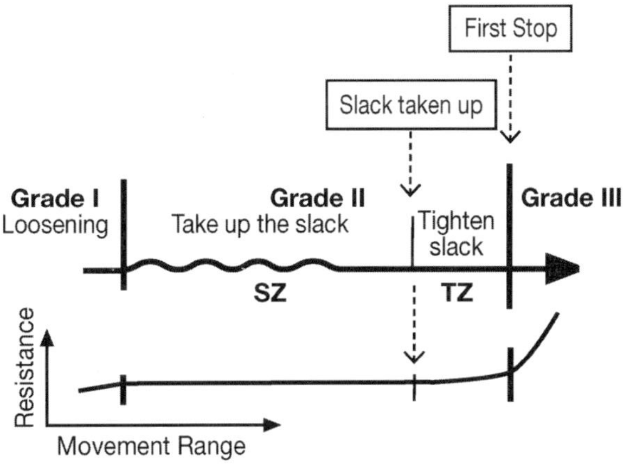

SZ = Slack Zone
TZ = Transition Zone

정상적인 움직임에 대한 저항감지 (Palpating resistance to normal movement)

I 단계와 II 단계의 슬랙영역(SZ)에서 치료사는 작은 저항을 느끼거나 또는 저항을 느끼지 못한다. II 단계의 교차영역(TZ)에서 치료사는 서서히 저항이 증가하는 것을 느낄 수 있다. 첫 번째 멈춤에서, 슬랙이 없어지고 조직이 팽팽해지면서 치료사는 뚜렷한 저항을 느낀다. 이 지점을 지나면서 신장이 발생한다. 그림에서 II 단계의 슬랙영역이 매우 크게 보여지나, 실제로 이것의 길이는 단지 몇 밀리미터(mm)에 불과하다. 일부 치료사들은 이와 비슷한 형태의 움직임을 회전적 움직임에 적용한다(예, 팔꿈치 굴곡). 이러한 경우에 II 단계의 움직임범위는 매우 커질 수 있다.

그림 2.9b
움직임단계와
저항그래프

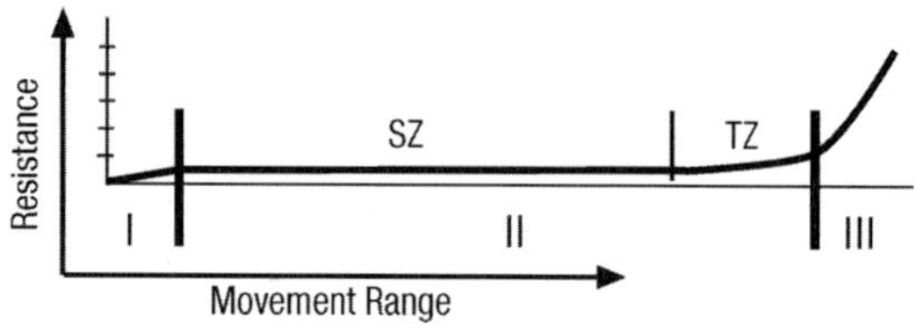

첫 번째 멈춤의 위치는 느끼기가 어려울 수 있다. 멈춤은 저항이 없이 갑자기 나타나는 것이 아니라, 저항의 정도가 천천히 또는 빠르게 증가하는 교차영역이 존재한다. 치료사는 첫 번째 멈춤의 확연한 저항 전에 증가하는 저항을 즉시 감지할 수 있다.

통증 감소를 위한 모빌리제이션은 슬랙영역(SZ)과 교차영역(TZ)의 시작범위 내에서, 첫 번째 멈춤에 의한 확연한 저항이 나타나기 훨씬 전의 범위에서 실행한다.

II 단계의 교차영역(TZ)과 III 단계의 저항의 정도는 개인과 관절에 따라 다양한 차이가 있다(그림 2.9c).

그림 2.9c
저항의 정상적인
편차 (점선)

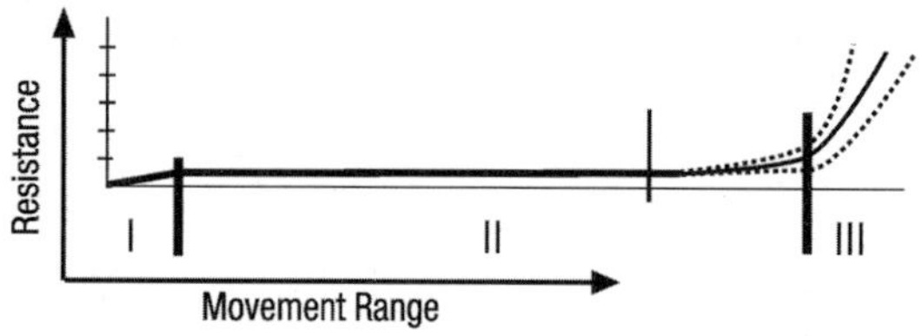

■ 트란스라토릭 움직임의 병리적인 단계
(Pathological grades of translatoric movement)

관절에 병리적인 문제가 있을 때, 마지막 느낌의 질과 움직임의 단계가 변경될 수 있다. 예를 들어, 과소움직임성이 심할 경우에는 슬랙(slack)은 움직임이 정상일 때 보다 좀 더 빨리 없어질 수 있고, 관절 내 압박력을 없애기 위해서는 좀 더 큰 힘의 적용이 필요할 수 있다. 과대움직임성에서 슬랙은 움직임이 정상일 때보다 좀 더 늦게 없어질 수 있고, I 단계 견인을 실행할 때 좀 더 적은 힘이 필요할 수 있다.

그림 2.10a
병리적인 움직임 단계

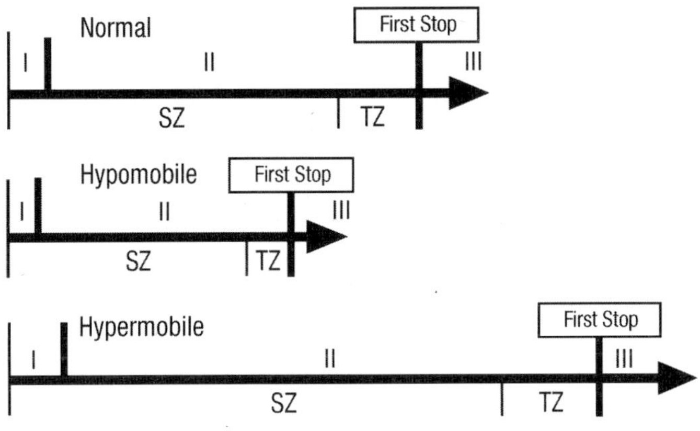

그림 2.10b
움직임의 병리적인
단계와 저항그래프

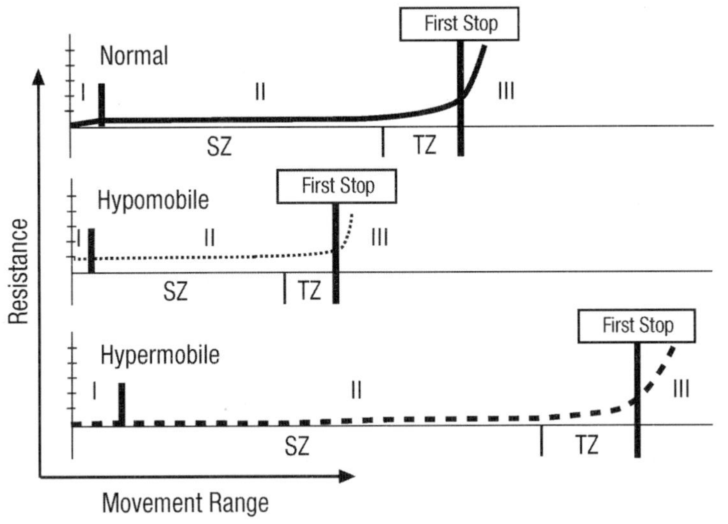

SZ = Slack Zone
TZ = Transition Zone

■ 트란스라토릭 움직임의 단계별 적용 (Using grades of translatoric movement)

그림 2.11
치료를 위한 움직임의 단계

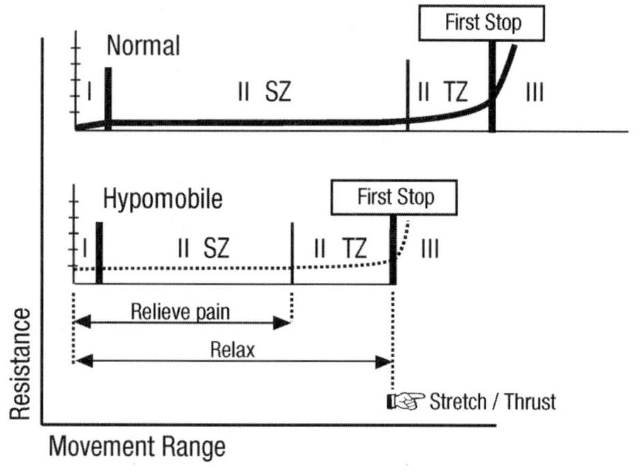

I 단계

- **통증감소를 위하여**. 간헐적(intermittent), 진동(vibratory), 한 방향으로의 진동(oscillatory) 움직임을 적용함.
- **미끄러짐 움직임을 촉진(facilitate)시키기 위하여**. I 단계 견인은 미끄러짐 테스트와 통증감소 및 관절면의 마찰을 감소시키기 위한 모빌리제이션에 적용한다. 미끄러짐 움직임의 개선을 위하여 병리적으로 증가한 관절압박의 제거를 위한 I 단계 견인이 필요할 수 있다.

II 단계

- **견인과 미끄러짐 조인트플레이 움직임을 테스트하기 위하여**.
- **통증감소를 위하여**. 치료는 단지 슬랙영역(SZ)에서 적용한다. 치료사는 교차영역(TZ)의 시작과 멈춤을 감지하여야 한다.
- **움직임을 유지 또는 증가시키기 위하여**, 예를 들어, 조직의 단축 없이 통증 또는 근육의 과긴장(spasm)에 의하여 움직임이 제한되었을 경우에 사용한다. 이완 모빌리제이션은 교차영역(TZ)을 포함한 II 단계 전체 범위에서 적용할 수 있으며, 첫 번째 멈춤의 확연한 저항이 나타나기 전에 모빌리제이션을 중지한다.

III 단계

- **조인트플레이의 마지막 느낌을 테스트하기 위하여**.
- 짧아진 조직의 신장을 통한 **조인트플레이와 움직성**(mobility)**을 증가시키기 위하여**.
  주의: III 단계 모빌리제이션은 환자가 국소부위에 조직이 신장되는 느낌을 받을 수 있으며, 환자에게 불편함과 때로는 통증이 유발될 수 있다. 신장모빌리제이션은 환자가 수용할 수 있는 한계 내에서 적용하여야 하고, 근방호(muscle guarding), 심한 통증, 또는 신장되는 부위 외에 다른 부위에서는 증상이 발생하지 말아야 한다.
- **트루스트 매니플레이션을 위하여**(for manipulative thrust). 주로 관절 내 움직임의 제한을 위하여 적용한다.

3 기능검진 (Tests of Function)

기능검진을 통하여 치료사는 환자의 불편함을 듣고, 보고, 느끼는 것이 가능하다. 기능검진에 의하여 나타나는 증상과 징후의 형태로 질환의 종류 및 위치를 감별할 수 있다. 예를 들어, 치료사가 어떤 관절 또는 어떤 근육의 문제인지를 판단할 수 있다면, 그 구조에 적합한 치료를 적용할 수 있다.

기능검진에는 특정한 해부학적 구조에 부하를 증가 또는 감소시키는 특수한 움직임 테스트를 통하여 환자의 증상을 유발 또는 감소시키는 방법인 체계적인 증상부위 감별 과정(systematic symptom localization procedures)이 포함된다.

경험이 많은 치료사는 도수검진 테크닉의 실행능력과 해부학 및 움직임에 대한 깊이 있는 지식을 통하여 관절-신경-근육의 기능부전에 대한 원인을 찾을 수 있으며, 질환의 진행단계와 특성을 추론할 수 있다. 이것은 인체역학적 진단을 위한 기초와 치료의 효과를 측정하는 기준선을 제공한다.

기능검진 (Tests of function)

기능검진은 OMT 평가과정에서 가장 중요한 요소 중 하나이다. (참조 4장: OMT평가)

A) **능동과 수동의 회전적 뼈-움직임** (rotation)
기능부전의 위치, 형태, 그리고 정도를 확인
- 표준 해부학적 (1축) 움직임
- 복합 기능적 (Combined functional) (다축) 움직임

B) **수동 트란스라토릭 조인트플레이** (passive translatoric joint play)
관절 내 손상과 관절 외 손상의 구별; 움직임이 제한된 방향 확인
- 견인 (traction)
- 압박 (compression)
- 미끄러짐 (gliding)

C) **저항 검진**
신경, 근육, 그리고 혈관의 상태와 관절 통합성 검사.

D) **수동적인 연부조직 움직임 검진:**
연부조직과 관절 기능부전의 감별과 연부조직의 관련형태
- 생리적인 움직임
- 부가적인 움직임

E) **부가적인 검진** (additional test)

■ 기능검진의 원칙 (Principles of function testing)

치료사는 환자에게 검진하는 동안 증상의 변화에 대하여 상세히 물어보아야 한다. 치료사는 환자에게 각 검사과정에서 증상의 분포와 특성 또는 이미 증상이 있는 상태라면 증상의 변화에 대하여 설명할 것을 요구하여야 한다. 특히 특정한 움직임 또는 자세에서 주 증상이 증가하거나 감소한다면 이는 환자의 치료방법을 설정하는 중요한 요소가 될 수 있으므로 주의 깊게 관찰하여야 한다.

■ 움직임 양(크기)의 평가 (Assessing quantity of movement)

능동움직임과 수동으로 더 움직임(overpressure): 치료사는 우선 능동움직임을 관찰하고 같은 움직임을 연결하여 수동으로 더 움직여서 각각의 표준움직임과 복합적인 움직임(combined movement)의 범위를 검진한다. 수동으로 더 움직임(overpressure)은 영점 자세(zero position)에서 다시 시작하는 것이 아니라 능동움직임이 끝난 위치에서 시작한다. 이러한 방법으로 치료사는 능동움직임과 수동움직임의 양을 비교할 수 있다.

큰 수동움직임(large passive movements): 치료사는 움직임의 전체 범위(움직임의 시작위치에서 부터 확연한 저항이 나타나는 첫 번째 멈춤까지)를 천천히 검사한다.

작은 수동움직임(smaller passive movements): 치료사는 우선 인접관절을 고정하지 않은 상태에서 빠른 진동 움직임을 통해 관절에 작은 움직임을 적용하여 관절의 움직임 범위를 테스트한다. 이러한 진동움직임 테스트에서 특정한 움직임범위에서 움직임의 제한 또는 증상이 유발된다면, 치료사는 인접관절을 고정하고 더 느린 움직임을 적용하여 더 조심스럽게 이러한 움직임범위를 평가한다.

수동 움직임은 일반적으로 이에 상응하는 능동 움직임보다 크다.

비정상적인 움직임범위 (Abnormal range of movement)

움직임 테스트의 결과로 정상보다 움직임이 작은 과소움직임성(hypomobility) 또는 정상보다 움직임이 큰 과대움직임성(hypermobility)으로 나타날 수 있다. 한 관절의 움직임에서 한쪽 방향으로의 움직임은 과소움직임성 그리고 다른 한쪽 방향으로의 움직임은 과대움직임성일 수 있다.

과소움직임성 또는 과대움직임성은 증상(예, 증상의 유발과 감소테스트의 결과가 양성)이 동반되거나 또는 병리적 마지막 느낌이 나타날 경우에만 병리적인 것으로 판단한다. 정상적인 마지막 느낌이 나타나는 과소움직임성과 과대움직임성은 선천성의 비정상적인 구조 또는 정상적인 해부학적 차이 때문이며 모빌리제이션 치료를 통해서는 개선되지 않을 수 있다. 움직임범위의 테스트(range of movement test) 한가지만으로 기능부전의 종류를 구별할 수 없으나, 관절낭-패턴 또는 근육의 심한 단축 등은 확인할 수 있다.

과소움직임성 또는 과대움직임성에 대한 소견은 단지 병리적 마지막 느낌과 증상이 동반되는 경우에만 이를 병리적으로 본다.

움직임-양 (크기) 의 측정 (Measuring quantity of movement)

능동 또는 수동 관절 움직임의 양은 관절각도기, 줄자 또는 다른 장비(예, 척추와 엉덩관절의 굴곡움직임 표준측정에서 손가락 끝에서 바닥까지의 거리측정)로 측정할 수 있다. 뼈-회전적 움직임의 표준화된 측정은 영점자세에서 정의된 축을 기준으로 한다.

회전적 움직임에 대한 도수적 등급(0-6 척도)[8]

수근관절 또는 척추분절과 같이 움직임범위가 작은 관절에서는 관절각도기로 움직임범위를 측정하는 것은 어렵거나 불가능할 수 있다. 이러한 경우에 움직임범위는 도수적으로 검사될 수 있고, 아래와 같은 척도(scale)를 사용하여 분류한다.

과소움직임성 (Hypomobility)	0 = 움직임이 없음 (관절 강직 ; Ankylosis)
	1 = 상당히 제한된 움직임
	2 = 약간 제한된 움직임
정상 (Normal)	3 = 정상
과대움직임성 (Hypermobility)	4 = 약간 증가된 움직임
	5 = 상당히 증가된 움직임
	6 = 완전히 불안정한 상태 (Complete instability)

한 관절에서 한쪽 방향으로는 과소움직임성과 다른 한쪽 방향으로는 과대움직임성의 서로 다른 두 가지 움직임성이 나타날 수 있다.

---

8 회전적 움직임에 대한 도수적 등급(0-6 척도) 회전적 움직임에 대한 도수적 등급을 위한 0-6 척도는 Stoddard의 1-4 척도와 Paris에 의해 확장된 것에 기원을 두고 있다. Paris의 확장된 개념은 1977년 IFOMT 회의(Vail, CO) OMT Nordic System, Kaltenborn-Evjenth Concept session 에서 처음으로 발표되었다.

■ 움직임의 질(성격)에 대한 평가 (Assessing quality of movement)

종종 움직임의 정상에서 벗어난 작은 질적 변화가 올바른 진단을 위한 유일한 단서가 될 수 있으므로 움직임의 질적 특성을 보고 느끼는 능력은 매우 중요하다.

첫 번째 멈춤까지의 움직임의 질 (Quality of movement to the first stop)

수동움직임에 대한 질적 특성은 우선 움직임의 시작에서부터 첫 번째 멈춤(즉, 첫 번째의 확연한 저항)까지에 대한 평가이다. 이때에 움직임은 자유롭고, 부드럽고, 움직임에 영향을 주지 않는 속도로 실행한다. 정상에서 벗어나는 미세한 변화도 발생하지 않도록 치료사는 단지 작은 힘을 사용하여 한다.

움직임의 범위의 시작단계에서 수동 움직임의 질을 평가하는 것은 중요하다. 수동 움직임 테스트에서 중요한 변화들은 자주 움직임의 시작단계에서 나타나므로 만약 수동 움직임을 단지 능동움직임의 마지막 위치에서 수동으로 더 움직임(overpressure)을 적용하여 실행한다면 이러한 중요한 변화들을 쉽게 간과하게 된다. 치료사는 환자와 접촉하는 순간에 나타나는 정상에서 벗어난 미세한 변화들을 놓치지 않도록 집중하여야 한다. 정상에서 벗어난 것은 자주 처음 접촉 시 또는 움직임 범위의 초기 단계에 나타나게 된다.

수동움직임 테스트에서 다양한 형태의 제한을 찾기 위하여 다양한 속도의 움직임을 적용할 수 있다. 예를 들어, 빠른 움직임은 비정상적인 근육의 활동을 유발하고, 느린 수동움직임은 관절의 제한을 확인하기에 적합하다.

첫 번째 멈춤 후의 움직임의 질 : 마지막 느낌 (End-feel)

마지막 느낌이란 치료사의 손에 전달되는 움직임제한의 느낌이다. 마지막 느낌은 수동움직임의 첫 번째 멈춤 이후에 약간 더 신장시키는 움직임을 사용한 검진이다 (즉, 움직임의 질에 대한 검진). 마지막 느낌 테스트와 능동움직임의 마지막 위치에서 실행하는 수동으로 더 움직임 (즉, 움직임의 양에 대한 검진)은 동일하지 않다는 것에 주의하여야 한다.

마지막 느낌은 표준과 복합적인 수동움직임(combined passive movement) 및 트란스라토릭 조인트플레이(즉, 조인트플레이 마지막 느낌)에서 평가를 위하여 적용할 수 있다.

그림 3.1
마지막 느낌

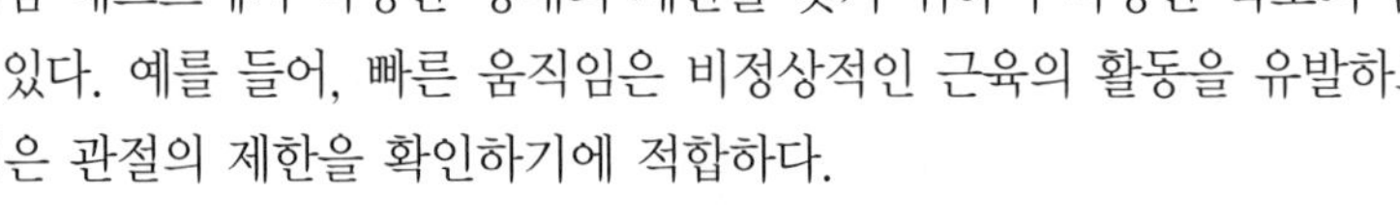

마지막 느낌은 천천히 그리고 조심스럽게 수동움직임 이후에 약간의 부가적인 신장을 이용하여 평가되며 영점자세에서 시작하여, 또는 필요에 따라 현재의 편안위치(resting position)에서 시작하여 첫 번째 멈춤을 지나서 마지막 멈춤의 움직임까지 움직임 전체범위에서 실행된다. 만약 움직임의 범위를 불충분하게 검사하여 너무 빠르게 마지막 느낌을 위한 움직임을 실행한다면, 미세하게 나타나는 마지막 느낌을 쉽게 간과하게 된다.

정상적인 생리적 마지막 느낌 (Normal physiological end-feel)

각 관절 움직임은 관절의 해부학적 특성과 검사하는 움직임의 방향에 따라 고유의 마지막 느낌을 가지고 있다. 또한 마지막 느낌은 개인, 나이, 신체의 형태와 구조에 따라 다양하다. 수동움직임에 대한 첫 번째 확연한 저항 이후에 첫 번째 멈춤을 감지하게 되고, 부가적으로 작은 힘을 조심스럽게 적용하여 마지막 느낌이 부드러운지, 뻣뻣한지, 딱딱한지를 확인한다.

≫ 부드러움: 부드러운 마지막 느낌은 연부조직이 맞닿거나(예, 무릎 굴곡) 연부조직의 신장(예, 발목관절의 발등방향으로 굴곡)에 의하여 나타나는 특성이다.

≫ 뻣뻣함: 뻣뻣한 마지막 느낌은 인대 또는 관절낭의 신장 [예, 위팔뼈(상완골)와 넙다리뼈(대퇴골)의 내측과 외측회전]에 의하여 나타나는 특성이다. 정상적인 관절낭에 의한 마지막 느낌은 조금 덜 뻣뻣(뻣뻣함 "–")하고 정상적인 인대에 의한 마지막 느낌은 좀 더 뻣뻣(뻣뻣함 "+")하다. 뻣뻣한 마지막 느낌은 개개인의 신체적 특성과 나이 및 퇴행성 변화를 포함한 많은 요소에 따라 다양하다.

≫ 딱딱함: 딱딱한 마지막 느낌은 뼈 또는 연골의 마주침(예, 팔꿈치의 굴곡과 신전)에 의하여 발생한다.

이러한 3가지 형태의 정상적인 관절의 마지막 느낌은 다양한 탄력성을 가지고 있다. 부가적인 신장이 해제되면, 관절은 첫 번째 멈춤위치 또는 더 나아가 슬랙영역 (II 단계 범위)으로 되돌아온다.

기억할 것! 정상적인 마지막 느낌에는 통증이 없다.

도수치료사에게 중요한 것은; 근육에 의한 마지막 느낌과 관절에 의한 마지막 느낌을 구별할 수 있어야 하고, 병리적인 마지막 느낌과 정상적인(생리적인) 마지막 느낌을 구별할 수 있어야 한다.

병리적인 마지막 느낌

검사하는 관절움직임에서 멈춤의 질적인 특성이 관절고유의 특징적인 멈춤이 아닐 때에 관절의 마지막 느낌은 비정상적이다.

- 관절 내 부종(swelling)은 마지막 느낌을 실행하기 전이나 마지막 느낌에서 부드러운 저항("boggy" 스펀지와 같은 물렁한 마지막 느낌)이 나타난다.
- 근막(fascia), 관절낭(capsule) 그리고 인대와 같은 결합조직이 짧아진 경우에는 더 뻣뻣하고, 덜 탄력적인 마지막 느낌이 나타난다.
- 반흔(scar) 조직은 더 뻣뻣하고, 덜 탄력적인 마지막 느낌이 나타난다.
- 근방호(muscle guarding)는 더 탄력적이고 더 부드러운 마지막 느낌이 나타난다.
- 근육 경직(muscle spasm)은 보호적 리바운드(protective rebound)에 의한 좀 더 갑작스러운 마지막 느낌이 나타난다.
- 몇 가지의 마지막 느낌은 질환에 따른 특징을 보인다. 예를 들어, 반월판(meniscus)의 위치이동은 스프링성(springy)의 마지막 느낌과 통증을 동반한다.
- 환자가 움직임의 마지막 범위에서 저항을 하거나 마지막 느낌에 도달하기 전에 움직임을 멈출 것을 요구하는 경우에, 이것은 텅빈(empty) 마지막 느낌이라고 부른다. 텅빈 마지막 느낌은 일반적으로 심한 통증 또는 골절이나 급성염증과정의 이차적인 반응 또는 심리적인 원인에 의하여 나타나는 근육경직(spasm)의 보호반응이다.

한 관절에서 한쪽 방향의 움직임에서는 정상이고 다른 한쪽 방향의 움직임에서는 병리적인 마지막 느낌이 나타날 수 있다.

일부 마지막 느낌은 회전을 동반하거나 특정한 3차원적인 움직임을 할 때만 나타난다. 치료를 위한 적응증과 금기증은 움직임이 손상된 방향에서 감지되는 마지막 느낌을 기초로 한다. 예를 들어, 딱딱하고 비탄력적인 마지막 느낌이 나타날 경우, 제한된 방향으로 III 단계 신장모빌리제이션은 금기이다.

마지막 느낌에 대한 병리적인 소견이 매우 미세하여 아주 경험이 많은 치료사들만이 확인할 수 도 있다. 초보자에게 움직임이 정상인 관절로 보여지는 증상이 있는 관절에서 경험이 많은 치료사는 비정상적인 마지막 느낌을 감지하는 경우도 있다. 초보 치료사는 일반적으로 마지막 느낌의 병리적인 특징을 정상적인 관절과 조심스럽게 직접적인 비교를 통하여 인식한다. 반대로, 초보 치료사가 관절의 움직임이 기대치 보다 작아서 움직임성을 개선하여야 하는 치료를 적용하여야 한다고 잘못 판단한 경우, 경험이 많은 치료사들은 관절에 관련된 근육반응을 배제한 상태에서 검진한 마지막 느낌을 정상으로 감지하고 관절의 상태를 정상으로 평가할 수도 있다.

■ 기능검진의 요소들 (Elements of fuction testing)

■ 능동과 수동의 회전적 뼈-움직임의 검진 (active and passive bone rotation tests)

OMT 평가에서 여러 가지의 목적을 위하여 사용하는 뼈의 회전적 움직임은 두 가지의 일반적인 범주가 있다.

1) 표준움직임 (standard movements)

표준(해부학적) 움직임, 예, 굴곡, 신전, 외전, 내전 그리고 회전은 정의된 축을 중심으로 기준면(cardinal plane)에서 발생한다. 표준움직임은 측정 및 움직임의 비대칭과 질적인 장애를 밝히는데 사용된다(예를 들어, 통증호). 이러한 움직임들은 일반적으로 사용하는 표준이므로 치료사와 의사들 사이의 의사소통을 용이하게 한다.

2) 복합적인 움직임 (combined movements)

복합적(기능적) 움직임, 예, 커플(coupled)과 논커플(noncoupled) 움직임은 다양한 축과 다양한 면에서 발생하고 이러한 움직임들을 적용하여 치료사는 다양한 조직과 구조에 특정한 부하(stress)을 줄 수 있다. 이러한 움직임들은 손상의 정확한 기전에 대한 이해와 분석 및 환자가 호소하는 주 증상의 재현에 유용하다. 표준움직임 테스트에서 간과될 수 있는 세밀한 손상을 찾기 위하여 복합적인 움직임을 사용하는 것은 드물지 않다.

능동움직임 검사(active movement tests)를 통하여 기능부전의 위치 및 형태(type)와 정도(severity)에 대한 일반적인 정보를 빠르게 파악할 수 있다. 능동 움직임의 실행에는 환자의 협조 및 상·하위 운동신경원의 통합, 그리고 근육과 관절의 정상적인 기능이 요구된다. 능동움직임은 관절과 연부조직 모두를 자극하기 때문에, 양성반응(positive findings)에 대한 감별은 추가로 실행하는 기능검진(특히, 수동움직임 검진)을 통해서만 정확한 판단이 가능하다.

모든 능동움직임 검진을 실행하는 동안, 치료사는 움직임의 크기와 질적 특성을 관찰해야 한다. 치료사는 능동 움직임이 부드러운지 또는 움직임양의 비대칭성, 염발음, 또는 다른 비정상이 있는지를 확인하여야 하며, 동시에 환자증상의 변화 및 통증호와 같은 비정상적인 감각 등을 관찰하여야 한다. 능동움직임 검진은 앞·뒤, 옆에서 관찰을 반복하여야 한다.

가능하다면, 환자가 능동적으로 실행한 움직임을 환자가 이완한 상태에서 치료사가 부드럽게 수동으로 더 움직여 마지막-멈춤 위치까지 움직일 수 있다.

이것은 움직임의 질을 평가하는 마지막 느낌의 검진이 아니라, 관절구조에 의하여 능동 움직임이 제한되는지에 대한 확인할 수 있는 방법의 하나이다. 수동으로 더 움직임(overpressure)의 실행 시 움직임의 크기가 능동 움직임에 비하여 증가가 없거나 증가하는 정도가 적으면, 관절구조에 의한 움직임제한일 것이다.

수동움직임 검진에서 치료사는 움직임의 질과 마지막 느낌의 감지 등을 통하여 부가적인 정보를 얻는다. 어떻게 멈추는지를 포함한 전체 움직임의 범위에서 저항의 특성을 느끼는 것은 진단을 위하여 중요한 정보이다. 정상에서 벗어난 미세한 변화가 진단을 위한 유일한 단서가 될 수 있다.

수동움직임의 질적 및 양적 변화는 관절 내부 또는 주변조직의 손상에 의한 것일 수 있다. 주의 깊은 수동움직임 검진을 통하여 치료사는 과소움직임성, 과대움직임성, 비정상적인 움직임의 축, 통증호, 관절낭-패턴, 그리고 근육의 단축과 같은 것들을 발견할 수 있다. 세밀한 수동 움직임은 또한 신경의 신장에 대한 반응과 움직임성(mobility)의 검진을 위하여 사용된다. 능동움직임과 저항검진의 결과와 다양한 형태의 수동움직임의 결과를 비교하여 수축성 구조와 비수축성 구조의 손상을 감별할 수 있다.

모든 연구과정에서와 같이 치료사는 유발, 감소 또는 세밀한 움직임과 자세변화에 의한 증상의 변화 등을 확인하고 이러한 결과를 알려진 기준과 비교하거나 또는 반대편 관절의 같은 움직임과 비교하여야 한다.

통증호 (pain arc)

능동과 또는 수동움직임의 전체 움직임 범위 중 특정 부위에서 통증이 발생하며 그 외의 통증발생 전과 후의 범위에서는 통증이 없는 상태를 Cyriax는 통증호(pain arc) 라고 하였다. 통증호는 통증에 민감한 조직이 눌리거나 단단한 구조 위로 밀리게 되는 것을 의미한다. 정상적인 움직임의 경로에서 벗어나는 것은 환자가 통증을 회피하려는 시도일 수 있다. 통증호를 간과(overlook)하지 않기 위하여 이러한 회피하는(벗어나는) 움직임에 주의하는 것은 중요하다.

관절낭 패턴

만약 관절낭 전체가 단축되면 Cyriax가 명명한 소위 "관절낭 패턴"을 발견할 수 있다. 관절낭 패턴은 한 관절에서 움직임의 감소가 특정한 패턴으로 나타나는 것이다. 관절낭 패턴을 설명할 때, 세 가지 또는 네 가지 움직임이 일련의 순서로 나열된다: 첫 번째 움직임은 비례적으로 가장 많이 감소하고, 두 번째 움직임은 그 다음으로 많이 감소되고, 그리고 기타 움직임 등등. 예를 들어, 어깨 관절의 관절낭 패턴은 "외회전-외전-내회전"이다.

이는 외회전이 비례적으로 가장 많이 감소되는 움직임이고, 외전이 그 다음으로 많이 감소되며, 내회전이 가장 적게 감소되는 움직임이다.

관절낭 패턴은 일반적으로 관절낭이 전체적으로 손상(예, 감염성 관절염) 되었을 때 나타난다. 그러나 관절낭의 단축에 의한 움직임의 제한이 반드시 전형적인 패턴을 보이지는 않는다. 예를 들어, 외상, 수술, 비활동, 또는 관절의 국소적인 손상에 의해 관절낭의 일부분이 단축될 수 있다. 이러한 경우에, 움직임의 제한은 단지 관절낭의 손상을 받은 부분이 신장되는 움직임에서 나타난다. 치료사는 환자에게 모든 능동과 수동움직임 검진에서 비정상적인 느낌 또는 증상의 변화에 대해 상세하게 설명할 것을 요구하여야 한다. 환자는 통증의 분포와 성격 또는 증상이 있는 상태라면 각각의 테스트에 따른 증상의 변화를 설명하여야 한다. 만약 특정한 움직임이 환자의 일상생활에서 나타나는 증상과 같은 증상을 유발시킨다면 특히 주의 깊게 관찰하여야 한다.

관절 내, 관절 외 기능이상에 대한 구별
(Differentiating articular from periarticular dysfunction)

Cyriax는 다양한 능동과 수동움직임 검진에 대한 반응을 비교하여 수축성 조직(예, 근육)과 비수축성 조직(예, 관절)의 손상을 구별하는 하나의 모델을 제시하였다. Cyriax는 진단을 목적으로 근골격 구조를 수축성 요소와 비수축성 요소로 나누었다. 수축성 요소는 근육과 지배신경 그리고 건과 부착부로 구성된다. 비수축성 요소에는 뼈, 관절, 관절낭, 인대, 활액낭, 근막, 경막(dura mater), 그리고 신경근(nerve roots)과 같은 다른 모든 구조들이 포함된다.

비수축성 구조의 기능이상

≫ 능동과 수동움직임의 같은 방향에서 증상이 발생하거나 증가하고 같은 지점에서 움직임의 제한이 나타난다.

예: 어깨의 능동과 수동 외회전에서 통증과 / 또는 움직임의 제한이 움직임의 같은 범위에서 나타난다.

≫ 수동 조인트플레이 움직임에 의하여 증상이 증가되거나 유발되고 조인트플레이 움직임이 감소된다.

≫ 저항 움직임에서는 증상이 나타나지 않는다.

수축성 구조의 기능이상

≫ 능동과 수동움직임에서 증상이 증가하거나 발생하고 능동, 수동움직임의 반대방향에서 제한이 나타난다.

예: 어깨의 능동 외회전에서 손상된 근육의 수축에 의하여 통증과 움직임이 제한된다; 수동 외회전은 통증이 없고 능동움직임보다 범위가 크다; 수동 내회전은 손상된 근육의 신장에 의하여 통증이 발생한다.

≫ 수동 조인트플레이는 정상이며 증상이 없다.

≫ 저항움직임에 의하여 증상이 증가하거나 발생한다.

Cyriax의 감별과정은 사지의 많은 근골격계 손상에서 명확한 결과를 보여주지만, 수축성 구조에 미세한 손상이 있으나 관절의 심한 염증성 병변에 의하여 저항 테스트 시 통증이 나타나거나 또는 근육의 수축이 관절을 압박하여 문제가 있는 관절에서 증상이 유발되는 것과 같은 일부 병리에서는 판단과 결과에 대한 해석이 덜 명확할 수 있다. 그러므로 관절의 기능이상은 관절검진을 통하여 확인되어야 한다. 예를 들어, 견인-증상감소(alleviation)와 압박-증상유발(provocation) 테스트를 통하여 관절의 기능이상을 확인할 수 있다.

기능이상에 관절구조가 관련되었다고 확인되면, OMT 평가는 좀 더 세밀하게 관절기능이상의 특성과 위치를 확인하는 것에 집중하여 치료사가 더 정확하고 효과적인 치료방법을 선택할 수 있도록 하여야 한다.

근육의 과긴장(spasm)과 단축(shortening)의 차이

경험이 많은 치료사는 일반적으로 근육조직의 단축과 근방호의 차이를 움직임-멈춤의 특성에 따라 구별할 수 있다. 단축되고, 뻣뻣한 근육에 의한 마지막 느낌은 더 뻣뻣하고 덜 탄력적인 반면, 때때로 과긴장(spasm)과 증가된 근육활동의 반응으로 나타나는 근방호에 의한 마지막 느낌은 더 탄력적이고 더 부드럽다.

초보 치료사들은 근육의 이완 방법에 대한 환자의 반응을 근거로 하여 위의 두 가지 기능장애를 구별을 할 수 있다. 예를 들어, 환자의 뒤넙다리근육(슬괵근, hamstring)이 무릎관절을 신전시킨 상태에서 다리를 올리는 움직임(하지거상 움직임, straight-leg-raise movement)을 제한한다면, 치료사는 환자의 자세를 움직임이 가능한 마지막 위치에 두고 뒤넙다리근육(슬괵근, hamstring)에 근육이완을 위한 "유지-이완(hold-relax)" 테크닉을 실행한다.

근방호 또는 과긴장의 경우에는 수축 직후의 이완 단계에서 근육이 충분히 이완되어 늘어나며 다리를 올리는 범위(하지거상 범위, straight-leg-raise range)도 증가할 것이다. 결합조직의 단축을 동반한 뻣뻣한 근육에서는 부가적인 지속적-신장(stretching) 없이는 움직임범위의 증가가 나타나지 않을 것이다.

■ 트란스라토릭 조인트플레이 테스트 (Translatoric joint play tests)

마지막 느낌을 포함한 조인트플레이의 양과 질의 테스트는 모든 사지관절 검진의 일부이다.

조인트플레이는 관절이 움직이는 모든 방향에서 견인, 압박, 그리고 미끄러뜨림을 적용하여 검진한다. 모든 조인트플레이 테스트에서 치료사는 환자에게 움직임의 실행 시 증상의 변화에 대하여 표현할 것을 요구하고 움직임의 양과 질이 비정상인지를 확인한다.

조인트플레이의 크기는 관절이 편안위치(resting position)에서 가장 크고 가장 쉽게 느낄 수 있다. 실력이 있는 치료사는 일반적으로 움직임의 크기가 더 작고 감지하는 것이 어려운 편안위치를 벗어나 관절의 위치에서도 조인트플레이를 검진할 수 있다.

조인트플레이를 테스트하는 두 가지 방법:

≫ 한쪽 관절파트너를 고정하고 다른 쪽 파트너를 조인트플레이 움직임이 가능한 최대 범위까지 움직인다. II 단계의 첫 번째 멈춤을 지나서 마지막 느낌을 위한 III 단계로 움직여서 움직임에 대한 저항의 변화를 감지한다. 움직임의 질이 정상적인지와 과소움직임성 또는 과대움직임성이 있는지를 확인한다.

≫ 관절틈을 촉진하면서 진동(vibration), 같은 방향으로의 진동(oscillation), 또는 작은 진폭(amplitude)의 조인트플레이 움직임을 적용한다. 관절파트너를 고정 또는 안정시키지 않는다. 이러한 조인트플레이 테스트는 척추와 엉치엉덩관절(천장관절, sacroiliac joint)의 검사에 유용하다.

견인과 압박 테스트 (Traction and compression tests)

대부분의 경우에 견인은 관절통증을 감소시키고 압박은 관절통증을 악화시키기 때문에 이러한 견인과 압박 조인트플레이 테스트는 관절손상이 있는지를 결정하는데 도움이 된다. 저항움직임은 때때로 관절에 압박을 유발함으로써, 저항검사를 실행하기 전에 관절 압박테스트를 별도로 하는 것이 중요하다.

저항검사는 관절에도 압박을 유발함으로써 저항검사를 실행하기 전에 관절의 압박테스트를 별도로 먼저 실행하는 것이 중요하다.

환자가 정상적인 편안위치에서 견인검사를 할 때 증상이 나타나면, 3차원적 위치설정을 이용하여 더 편안한 위치(예, 현재의 편안위치)에서 견인에 대한 환자의 반응을 다시 평가한다.

관절의 압박 검사가 환자의 불편함을 유발하면 관절에 압박부하를 발생하는 다른 검진 방법의 적용은 제한할 필요가 있다. 예를 들어, 저항 검사는 관절에 압박을 증가시킨다.

편안위치에서 압박검사의 결과가 음성이고 다른 기능검진에서 환자의 증상이 증가되거나 유발되지 않으면, 치료사는 3차원적 위치설정을 적용한 다양한 자세에서 압박검사를 실행하는 것이 필요할 수 있다. 일부 미세한 관절 기능이상의 경우, 이러한 방법이 환자의 손상 부위를 찾기 위한 유일한 수단일 수 있다.

미끄러짐(미끄러뜨림, glidig) 테스트 (Gliding tests)

트란스라토릭 조인트플레이 미끄러짐 테스트는 일차적으로 해부학적 관절구조에 대한 검진이기 때문에 관절 외 손상과 관절 내 손상을 구별하는데 도움이 된다. 미끄러짐 움직임 테스트는 또한 관절 움직임이 제한된 특정방향을 결정하는데 중요하다. 미끄러짐 움직임은 먼저 편안위치에서 검사한다. 만약 관절의 손상이 의심되고 편안위치에서 미끄러짐 검진의 결과가 음성이면 치료사는 편한 위치를 벗어난 다양한 위치에서 미끄러짐 움직임을 검사하는 것이 가능하며 또한 필요하다.

■ 저항검진 (Resisted movements)

저항검진은 신경근 통합, 수축성 구조, 그리고, 간접적으로 관련된 관절, 신경 및 혈액공급의 상태를 동시에 평가한다.

Cyriax에 따르면, 저항검진은 관절이 중립위치(mid-position, resting position)에 가깝게 머무른 상태에서 최대의 근수축을 유도하여야 한다. 관절을 움직이지 않고 저항검진을 실행하는 것은 관절의 원인에 의한 통증을 배제하기 위함이다; 그러나 약간의 관절 압박과 미끄러짐은 피할 수 없다. 저항검진 시 관절기능이상의 결과로 발생하는 통증을 배제하기 위하여, 저항검진 전에 압박검진으로 확인한다. 압박검진이 통증을 유발하면, 저항검진의 결과에 큰 의미를 부여할 수 없다.

Cyriax는 저항검진을 다음과 같이 해석했다:

통증 + 강한 근력	=	근육 또는 건의 작은 손상
통증 + 약한 근력	=	근육 또는 건의 심한 손상
통증 없음 + 약한 근력	=	신경학적손상, 근육과 건의 완전한 단열(Rupture)
통증 없음 + 강한 근력	=	정상

저항검사에는 일반적으로 3 가지 방법이 있다 : 도수적(manual) 근육검진 (표준자세와 방법), 장비(예, 장력계 그리고 다양한 등속성 검사 장비), 특수한 기능검진법 (예, PNF)

도수적 저항으로 큰 근육을 검진할 때, 치료사의 힘으로 저항을 유도하는 것이 근 수축의 잠재력을 컨트롤하기에 가장 좋다. 환자는 치료사가 시도하는 움직임에 대하여 움직이지 않도록 저항하는 것 ["유지(hold)"]을 치료사의 요구 "내가 당신을 움직이지 못하게 하십시오!"에 따라 시도한다. 환자는 치료사의 힘에 반대하여 밀거나 당기는 것을 시도하지 말아야 하며, 치료사도 환자에게 "미세요!" 또는 "당기세요!"라는 지시를 하지 말아야 한다.

협동근 통증의 감별진단 (Differential diagnosis of pain in a muscle synergy)

일반적으로 하나의 특정 움직임을 수행하기 위하여 여러 근육들이 함께 일한다. 정상적인 기능의 모든 협동근들은 관절의 위치에 관계없이 수축한다. 근전도(electromyographic) 연구결과에서 근육의 활성은 관절의 위치에 뚜렷한 영향을 받지 않는 것으로 밝혀졌다. 그러므로 관절의 여러 위치에서 실행하는 전통적인 도수적 근력 검진을 통하여 근육-건 통증에서 원인이 되는 근육을 확실하게 감별할 수 없다.

환자통증의 원인이 되는 특정 근육 또는 건을 감별하기 위하여 검사자는 특정 근육 또는 근육군(goup of Muscles)을 선택적으로 수축시키거나, 수축을 방지할 수 있어야 한다.

협동근들 중 통증의 원인이 되는 특정 수축성조직(근육)의 감별을 위한 3가지 방법:

1) 특정 근육의 같은 관절에 작용하는 이차적인 기능검진 (Testing a muscle's secondary function in the same joint)

어떠한 근육이 같은 관절에서 다른 협동근들(synergist)이 갖지 않은 두 번째의 기능을 갖고 있다면, 이 근육만을 위한 선택적인 검진을 할 수 있다. 예를 들어, 무릎관절의 굴곡(Flexion) 저항 시 통증이 나타나면 부가적으로 무릎관절의 외회전과 내회전의 저항검진을 한다. 외회전 시 통증이 나타나고 내회전 시 통증이 없다면, 넙다리두갈래근(대퇴이두근, m. biceps femoris)의 손상되었을 것이며 그 외의 무릎관절의 굴곡근인 동시에 내회전근들은 손상되지 않았을 것이다.

이 장에서 다룬 관절테크닉 중 관련된 근육의 이차적 기능은 "추가적인 기능" 검진에 포함하였다.

2) 특정 근육의 이웃관절에 작용하는 이차적인 기능검진 (Testing a muscle's secondary function at an adjacent joint)

협동근들 중 한 근육이 유일하게 다른 관절에도 작용할 경우, 이 근육 또는 건에 선택적으로 부하를 줄 수 있다. 예를 들어, 어깨관절의 굴곡 시 통증이 나타날 때, 그 원인은 이러한 움직임의 실행 시 작용하는 협동근군의 여러 근육 중 하나의 근육일 수 있다. 주관절의 저항 굴곡 검진 시 같은 통증이 유발된다면 위팔두갈래근(상완이두근, biceps brachii)의 손상을 의심할 수 있다. 왜냐하면 견관절의 굴곡움직임의 협동근육들 중 이 근육이 견관절과 주관절 모두를 굴곡시키는 유일한 근육이기 때문이다.

3) 상호 억제작용을 이용한 검진 (Testing using reciprocal inhibition)

한 근육의 선택적인 이완은 감별진단과정에서 유용하게 사용될 수 있다. 이 테크닉은 "상호 억제법(reciprocal inhibition)"의 개념을 사용하여 하나의 움직임에서 다른 협동근들이 수축하는 동안 한 근육의 수축을 방지(억제)한다. 이것은 검진하는 움직임에 저항을 유지하면서 동시에 해당하는 근육의 대항근(길항근, antagonist)에 저항을 주어서 이루어진다.

이해를 돕기 위한 예로, 손목관절을 신전시키는 근육과 손가락을 신전시키는 근육에 대한 감별과정을 설명한다. 손목관절의 신전근을 배제하기 위해하여 검진자는 손목부위에 손바닥방향 굴곡과 손가락의 신전에 동시에 저항을 준다; 손바닥방향 굴곡에 주어진 저항에 의하여 손목관절 신전근들의 수축이 억제된다. 손가락의 신전근을 배제하고 손목관절의 신전근을 검사하기 위하여, 손가락의 굴곡과 손목관절의 신전에 동시에 저항을 준다; 손가락 굴곡에 대한 저항에 의하여 손가락 신전근이 반사적으로 이완된다.

■ 연부조직의 수동 움직임 (Passive soft tissue movements)

연부조직도 관절과 유사하게 수동움직임을 이용하여 움직임의 양과 질 및 통증을 판단한다.

연부조직의 수동 움직임에는 두 가지 주요한 방법이 있다: 생리학적인 움직임과 부가적인 움직임.

생리학적 움직임 (근육길이와 마지막 느낌) (Physiological movements)

연부조직의 길이와 마지막 느낌은 근육부착부가 최대한 멀어지도록 사지 또는 뼈를 움직여서 검사한다. 조직을 완전히 늘어나게 하려면 자주 복합적인 움직임(combined movement)의 적용이 필요하다. 조직을 길게하는 동안 연부조직의 마지막 느낌 검사는 연부조직의 기능이상과 관절의 기능이상에 대한 구별과 연부조직기능이상의 형태를 판단하는데 특히 중요하다. 예를 들어, 근육경직(spasm)은 근육구축(contracture)보다 마지막 느낌이 덜 뻣뻣하다.

근육이 신장되는 위치에 도달하기 전에 관절 구조에 의하여 움직임이 제한되는 경우는 드물지 않다. 특히 퇴행성 변화를 동반한 만성적인 관절손상이 있을 때.

근육길이의 검진을 위하여 각 관절에 관련된 근육의 기능, 부착부, 그리고 근육들 간의 연관성에 대한 지식이 필요하다. 이러한 테크닉들은 *Muscle Stretching in Manual Therapy, Vol. I* 과 *Vol. II* 그리고 *Autostretching by Olaf Evjenth and Jern Hamberg*에 상세히 서술되어 있다.

부가적인 연부조직 움직임 (Accessory soft tissue movements)

부가적인 연부조직 움직임 테스트에서는 탄력성, 움직임성, 그리고 연부조직의 질감을 검진한다. 부가적인 연부조직 움직임은 능동적으로 실행될 수 없다. 그러나 수동-도수적으로 연부조직을 모든 방향으로 테스트한다. 숙련된 테크닉은, 예를 들어, 반흔조직, 부종, 유착, 그리고 근육 경직과 같은, 연부조직 질감이 변화된 정확한 부위의 판단에 도움이 된다.

근육-플레이(muscle play)는 연부조직의 부가적인 움직임이다. 근육-플레이 검진에는 근육을 근섬유의 수직, 대각선, 평형방향으로 실행하는 도수적 움직임이 포함된다. 근육을 수동적 측면 방향으로 움직이는 것은 근육-플레이의 한 가지 예이다.

■ 부가적인 검진 (additional tests)

협응력, 순발력, 지구력, 기능적 작업력(functional work capacity), 그리고 작업장의 인체 공학적 평가가 포함된 부가적인 검진과정이 필요할 수 있다. 이러한 검진에서 가치 있고, 유용하고 중요한 정보를 얻기 위하여 복잡하고 비싼 장비 또는 특수한 기구가 항상 필요한 것은 아니다.

4 OMT 검진 (OMT evaluation)

■ OMT 검진의 목적 (Goals of the OMT evaluation)

OMT 검진은 다음의 3가지 방향에 목적을 둔다.

1) **신체 진단**(Physical diagnosis)
신체적, 인체역학적, 진단을 위하여

2) **적응증과 금기증**
치료에 대한 적응증과 금기증을 구별하기 위하여

3) **측정의 진행**
측정을 진행하는 기준을 설정하기 위하여

환자의 방문 목적과 치료실의 설비현황에 따라 OMT 검진의 강조점은 달라질 수 있다.

■ 신체 진단 (Physical diagnosis)

경험이 많은 도수치료사는 환자의 신체상태를 들을 수 있고(환자병력의 문진을 통해), 보고 느낄 수 있다(신체검진을 통해).

신체 진단은 관절-신경-근육 증상(arthro-neuro-muscular symptom)과 징후(sign) 사이의 상호관련성이 높은 신체 기능이상(somatic dysfunction)의 모델을 기초로 한다.[9] 신체 기능이상이 있을 경우에는 관련된 검진을 하는 동안 환자의 관절-신경-근육 징후와 증상의 유발, 증가, 또는 감소사이에 상호 관련성이 있다.

일반적으로 증상과 징후사이에 명확한 관계가 나타나는 관절-신경-근육의 상태는 도수치료에 대하여 잘 반응한다. OMT 검진의 결과 환자의 증상과 징후사이에 연관성이 없다는 것은 환자의 문제가 관절-신경-근육 시스템 외에서 기인한다고 볼 수 있으며, 도수치료와 같은 역학적 형태의 치료는 도움을 줄 가능성이 낮다는 것을 의미한다.

9 신체 기능이상의 개념은 원래 정골의학(osteopaths)에서 신경근골격 기능이상(neuromusculoskeletal dysfunction)이 신체양상(somatic aspect)에 미치는 다양한 연관성에 대한 설명을 위해서 사용하였다.

증상 (symptoms)

- 통증, 약화, 뻣뻣함 (stiffness), 감각의 둔함 (numbness), 두통 (headache), 어지러움 (dizzness), 메스꺼움 (nausea) 등.

징후 (signs)

A. 연부조직 변화

- 조직의 긴장도, 탄력성, 형태 (shape), 질감 (texture), 색, 온도의 변화 등

B. 기능적 변화

- 근력, 지구력, 협응력의 감소
- 움직임성 (mobility)의 변화:
  - 관절 (예, 과소움직임성 또는 과대움직임성)
  - 연부조직 (예, 단축)
  - 신경 그리고 혈관 요소 (예, 잠복증후군 (entrapment syndromes), 신경성 긴장징후 (neural tension signs)

OMT 검진 테크닉은 객관적이고 주관적인 신체 기능이상을 발견할 수 있도록 구성되어 있다. 치료사는 적절한 치료를 제공하기 위하여 그러한 것들을 구별할 수 있어야 한다. 예를 들어, 환자가 무릎을 신전시키지 못한다면 그 원인이 될 수 있는 것은; 통증, 연부조직 단축, 말초신경 질환, 관절 내 부종, 심각한 근육 질환, 허리의 방사통,(lumbar radiculopathy) 또는 내과적 질환일 수 있다.

OMT 치료사들은 신체 기능이상의 진단적 판단을 위한 3가지 주요한 감별 진단을 강조한다.

1. 문제가 해부학적 관절 또는 신경구조(neural structure)를 포함한 관련된 연부조직(예, 생리학적 관절)인지를 확인한다.
2. 관절이 과대움직임성(hypermobility) 인지 과소움직임성(hypomobility) 인지를 확인한다.
3. 치료방향이 통증조절 또는 인체역학적 기능이상에 대한 것인지를 설정한다.

움직임성 검진에서 경험이 많은 도수치료사는 종종 의학적 진단 이전에 신체 기능이상을 감지할 수 있다. 이러한 것의 예로는 관절증(arthroses) 또는 추간판병증(discopathies)과 같은 비외상성 원인에 의한 증상(일반적으로 통증)에서나, 흔히 방사통(radiating pain)을 동반하는 분절통증증후군(segmental pain syndromes)등에서는, 대부분의 경우 촉진을 통하여 감지가 가능한 움직임질(movement quality)의 변화를 볼 수 있다(예, 변형된 마지막 느낌). 이러한 움직임질의 변화는 움직임크기에 제한이 나타나거나 또는 진단영상검사(diagnostic imaging studies)에서 병리적인 변화가 나타나기 훨씬 이전, 병변의 초기에 이미 감지할 수 있다.

근골격계의 진단에서 도수치료사의 역할은 근무환경에 따라 다양하다. 대부분의 경우 위탁하는 의사가 환자에게 대두되는 문제의 원인이 근골격계에 있으며 그 외의 움직임-시스템의 질환인 것처럼 보여 질수 있는 심각한 병변이 없다는 의학적 진단을 결정한다. 이러한 경우에 치료사는 일반적으로 OMT-검진에서 내부장기계와 가족력등에 대한 검사를 생략하고 손상된 구조를 찾고(의학적 진단의 정확한 부위의 국소화) 어떠한 손상인지(근골격계의 진단)를 확인하기 위하여 필요한 자세한 인체역학적 및 기능적인 검진에 집중한다.

도수치료사는 위험성이 적은 실험치료(trial treatment)를 통하여 근골격계진단의 확인을 시도하며 이는 부가적인 검진의 일부이다. 예를 들어, 견인은 관절과소움직임성에 대한 가장 흔히 적용하는 실험치료이다. 만약 실험치료가 증상을 완화시키지 못하거나, 또는 오히려 증상을 더 악화시킬 경우 계속하여 검진이 필요하고 새로운 실험치료를 적용하여 테스트하여야 한다.

신체의 진단은 각각의 치료시에 지속적으로 실행되는 재평가에 의하여 더욱 세밀하게 구체화된다. 이러한 재평가의 결과는 검진과정의 한 부분이다.

■ 적응증과 금기증 (Indications and contraindications)

위험이 완전히 배제되거나 부작용의 가능성이 없는 치료는 없다. 세심한 검진과 적절한 치료테크닉의 선택을 통하여 도수치료의 잠재적인 위험을 최소화시킬 수 있다.

적응증 (Indications)

도수치료에 대한 적응증의 여부는 의학적 진단(medical diagnosis) 보다는 근골격계 진단(physical diagnosis, musculoskelettal diagnosis)에 더 큰 비중을 둔다.

병리적인 마지막 느낌을 동반한 제한된 조인트플레이는 모빌리제이션치료가 적응인지를 결정하는 두 가지 중요한 기준이다. III 단계의 신장모빌리제이션은 움직임의 제한이 병리적인 마지막 느낌과 함께 나타나며 환자의 증상과 연관되어 있다고 판단될 경우에 적용한다. 정상적인 마지막 느낌을 동반한 증상이 없는 과소움직임성(hypomobility)은 병리적으로 분류될 수 없으며 치료 또한 하지 않는다. 이러한 경우 움직임의 제한은 선천적인 해부학적 변이에 의하거나 또는 그 부위에 나타나는 증상은 다른 구조에 관련된 것으로 볼 수 있다.

신체상태가 역학적인 강한 부하를 적용하는 검진이나 세밀한 치료를 견딜 수 없는 환자에게는 짧은 기간 동안 증상감소를 위하여 슬랙영역내(I 단계-II SZ 단계)의 모빌리제이션과 이에 상응하는 테크닉을 적용한다. 이러한 증상컨트롤을 위한 치료는 일시적으로 증상을 개선시켜 특히 환자가 계속되는 상세한 검진 또는 집중적인 치료(예, III 단계의 모빌리제이션)를 견딜 수 있는 상태가 되도록 하기 위하여 적용한다.

조직의 단축 없이 근육의 과긴장(spasm)에 의한 과소움직임성에는 일반적으로 I 단계와 II 단계의 이완모빌리제이션으로 효과를 얻을 수 있다.

과대한 조인트플레이(과대움직임성, Hypermobility)가 존재하는 경우에는 안정(stabilization, limiting)시키는 방법들이 적용되며 III 단계의 신장모빌리제이션의 적용은 금기이다.

금기증 (contraindications)

도수치료에서 한 테크닉의 금기에 대한 여부는 다양한 요소들에 의하여 좌우된다. 예를 들어, 테크닉에 적용하는 힘, 의학적 진단과 근골격계 진단, 병변의 진행단계, 조인트플레이의 크기와 마지막 느낌 및 환자의 증상과 같은 특수한 근골격계소견들 간의 상관관계 등이다.
경우에 따라 치료사의 이성적이고 전문적인 판단에 의하여 도수치료 테크닉의 적용이 제한된다. 예를 들어, 환자가 치료에 대하여 저항하거나 또는 협조를 하지 않는 것 등이다.

슬랙영역내(I 단계–II SZ 단계)의 모빌리제이션의 적용이 금기증이 되는 경우는 거의 없으나, III 단계의 신장모빌리제이션의 적용에는 많은 금기증들이 존재한다.

III 단계의 신장모빌리제이션에 대한 일반적인 금기증

III 단계의 신장모빌리제이션에 대한 일반적인 금기증은 건강이 약화되어 역학적인 힘에 대한 신체의 견디는 능력(body's tolerance)이 감소되고 따라서 신장모빌리제이션의 적용시 손상의 위험이 증가하는 환자가 일차적으로 관련된다. 이러한 것들의 예로는:

- ≫ 종양(neoplasm), 염증, 감염 [예, 척추염(spondylitis), 또는 골감소질환(osteopenia)[예, 골다공증(osteoporosis), 골연화증(osteomalacia)]에 의한 병리학적 변화
- ≫ 활성 교원질 혈관질환(active collagen vascular disorders)
- ≫ 과도한 퇴행성 변화(degenerative changes)
- ≫ 골격 또는 인대의 안정성을 상실한 척추 (예, 염증, 감염 또는 외상으로 인한 이차적인 반응)
- ≫ 선천적인 비정상
- ≫ 혈관의 기형 또는 병리적 변화
- ≫ 혈액 응고장애(coagulation problems) [예, 혈우병(hemophilia)]
- ≫ 피부접촉에 의하여 약화되거나 개방된 또는 치유 중인 피부손상과 같은 피부과적 문제들(dermatological problems)

III 단계의 신장모빌리제이션은 활동성 염증을 동반한 관절에는 금기이다. 그러나 류머티스성 질환(예, 강직성 척추염)과 같이 진행된 염증질환은 III 단계의 신장모빌리제이션의 적용이 절대적인 금기증은 아니다. 질병의 휴지기(quiescent stage)에서 관절에 급성 염증이 없을 경우의 대부분은 안전하게 슬랙을 지나 신장시킬 수 있다.

자율신경계가 민감하거나 불안정한 환자인 경우, 척추에 III 단계 모빌리제이션과 마니풀레이션 테크닉의 적용은 조심하여야 한다. 이러한 환자에게 III 단계 움직임테크닉은 때에 따라 과호흡증, 혈압저하, 혈관-미주신경 반응(vaso-vagal reaction) (예, 메스꺼움, 어지러움, 또는 실신)과 같은 반응이 나타날 수 있다. 그러나 환자가 자율신경계 이상을 가지고 있어도 사지 관절에 III 단계 테크닉의 적용에 의하여 자율신경계 부작용 반응이 나타나는 경우는 매우 드물다.

Ⅲ 단계의 신장모빌리제이션 테크닉의 적용에 대한 특별한 금기증은 다음과 같다:

≫ 과소움직임 방향으로의 조인트플레이가 감소되어 있으며 마지막 느낌이 비탄력성으로 딱딱하게 나타날 때

≫ 과대움직임 방향으로 조인트플레이가 증가되어 있으며 마지막 느낌이 탄력성으로 매우 부드럽게 나타날 때

≫ 모빌리제이션을 실행하는 동안 통증과 근육의 방어성 과긴장(spasm)이 나타날 때

그리고 실행하는 속도가 매우 빨라서 환자가 치료를 중지시킬 수 없는 III 단계의 트루스트 매니플레이션 테크닉(thrust manipulative techniques)에는 부가적으로 특별한 금기증들이 있다. 트루스트 매니플레이션 테크닉(manipulative thrust techniques)을 안전하게 사용할 수 있기 위해서는 치료사의 높은 수준의 교육과 숙련이 요구되므로 오랜 기간의 트레이닝을 통한 매우 숙련된 치료사만이 이러한 테크닉을 사용하여야 한다.

약식검진(선별검진, screening test)에서 특정한 모빌리제이션 테크닉이 금기가 되는지의 여부를 확인할 수 있으므로 치료하기 전에 실행되어야 한다.

■ 측정의 진행 (Measuring progress)

환자상태의 변화는 하나 또는 여러 가지의 주된 증상의 변화를 관찰하여 이러한 변화를 일상적인 컨트롤 테스트(routine screening tests)와 환자의 주된 징후와 비교하여 평가한다.

징후가 환자의 주된 증상과 관련이 있으면 재현이 가능하다. 즉, 이러한 징후는 환자의 증상이 감소하면 개선되고, 환자의 증상이 증가하면 악화된다.

치료를 시행하는 동안, 환자의 주된 증상에 대한 주기적인 재평가와 중요한 신체적 징후는 치료의 진행을 결정하는 중요한 요소이다. 만약 재평가에서 증상감소와 아울러 기능이 호전 (예, 움직임성) 되었다면 치료강도를 이전과 같거나 혹은 좀 더 높게 하여 계속할 수 있다. 하지만 치료기간 동안에 실시하는 재평가에서 기능이 호전되지 않거나, 증상이 감소되지 않을 경우, 치료사는 더 적합한 테크닉, 자세(위치)설정, 힘의 방향 또는 치료강도를 찾기 위하여 보다 정확한 평가에 집중하여야 한다.

■ OMT 평가 요소 (Elements of the OMT evaluation)

OMT 평가

A. **약식 검진:** 상세한 검진을 위한 방향을 설정하고, 문제가 있는 부위를 확인하기 위한 간단한 검진

B. **상세한 검진:**

1. **문진 (병력):** 가능성 있는 진단명으로의 접근; 추가적인 검사로 검증하고자 하는 초기가설을 설정 ; OMT 적용으로 치료가 가능할 것인지 그리고 근골격계 증상인지 아닌지를 결정.
   - 현재의 문제점
   - 의학적인 과거의 병력
   - 증상과 관련성 있는 개인병력
   - 가족의 병력
   - 각 계통들에 대한 검토 (review of systems)
2. **시진:** 추가적으로 집중하는 검진
   - 자세
   - 형태 (shape)
   - 피부상태
   - 보조도구 (assistive device)
   - 일상생활동작
3. **기능검진:** 관절 내부와 관절 외부의 문제를 감별; 문제를 가지고 있는 구조를 확인 (3장 참조)
4. **촉진**
   - 조직의 특성
   - 구조
5. **신경과 혈관검사**

C. **진단 의학적 연구:** 영상 진단학, 병리학적 검사, 전기진단학 검사, 천자 (puncture)

D. **진단 및 실험치료**

치료사는 신체검진을 통하여 환자의 징후와 증상의 연관성을 확인한다. 근골격계 징후와 증상 사이에 연관성이 있다면 이는 역학적인 구성 요소에 문제가 있음을 의미하며 도수치료의 적용 시 좋은 반응이 나타날 것으로 예상할 수 있다.

신체검진을 하는 동안 나타나는 징후와 증상들을 통하여 병리의 성격과 진행단계를 파악할 수 있으며 이는 치료계획의 기본적인 자료가 된다. 예를 들어, 무릎을 신전할 수 없는 환자를 치료하기 전에 치료사는 우선 그 원인이 통증(예, 요추 방사통), 과소움직임성 [예, 연부조직 구축, 관절 내 부종, 반월판 차단(meniscal block), 신경근 유착], 근육약화 [예, 말초신경병(neuropathy), 주요한 근육 질환] 인지, 또는 이러한 문제들의 복합적인 영향에 의한 것인지 확인하여야만 한다.

■ 약식 검진 (Screening examination)

약식검진은 문제가 있는 신체부위를 빠르게 확인하기 위한 간단한 검진이다. 이것은 추가적인 검진방향의 설정을 위하여 또는 경우에 따라 진단명과 즉각적인 실험치료를 결정하기 위하여 실행한다. 약식검진을 통하여 다음의 세 가지 중 하나를 이끌어 낼 수 있다.

≫ 신체적 징후가 명백하고, 병력과 밀접한 관계가 있으며 초기의 느낌과 증상이 일치한다면 **진단을 내릴 수 있다**.

≫ 자료수집이 불충분하고 진단이 어려우면 추가적인 **상세한 검진을 진행한다**.

≫ 추가적인 검진이나 치료에 대한 **금기증이 나타날 수 있으며**, 환자를 적절한 전문가에게 의뢰하여야 할 수도 있다.

경험이 많은 치료사들에게는 약식검진 진행의 정해진 순서는 없다. 검진의 정도와 진행순서는 각각의 문제가 처한 상황에 따라 결정된다.

약식검진을 하는 동안 과도한 검진, 환자상태의 악화 또는 불필요한 통증 등이 발생하지 않도록 조심하여야 한다. 그러나 모든 중요한 정보를 수집하기 위하여 충분히 확인하여야 한다.

환자를 대하는 순간부터 검진에 대한 계획을 세워야 하며, 검사하는 동안 나타나는 새로운 정보를 바탕으로 검진계획을 즉각적으로 수정할 수 있도록 대비하여야 한다.

임상에서도 약식검진은 일반적으로 간단하게 이루어지며 검진결과에 따라 잠정적인 진단이나, 보다 더 상세한 추가적인 검진의 진행이 결정된다. 약식검진을 통하여 문제가 있는 부위와 유형에 대한 좋은 정보를 얻을 수 있다. 진단이 아직 명확하지 않거나 처음에 받은 느낌에 대해 더 확인하기를 원하면 상세한 검진을 추가적으로 실행한다.

약식검진을 실행하기 위해서는 상세한 검진 수행에 숙달되어 있어야 하며 부가적으로 많은 임상경험과 지식이 요구된다. 숙련되지 않은 치료사들이 효율적인 약식검진을 실행하는 것은 대부분의 경우 힘든 일이다. 이러한 이유에 의하여 숙련되지 않은 치료사들이 약식검진의 결과에 지나치게 의존하기에 앞서 상세한 검진을 충분히 습득하는 것을 추천하는 바이다.

숙련되지 않은 치료사들은 약식검진 결과에 지나치게 의존하기에 앞서, 우선 상세한 검진 진행에 숙달이 되도록 노력하여야 한다.

약식 검진의 구성요소 (Components of the screening examination)

약식검진은 문제에 대한 간단한 **문진**으로부터 시작된다. 치료사는 먼저 신체 어느 부위에서 검사를 시작할지를 결정하고, 가장 효율적인 검사를 진행하기 위하여 충분한 정보가 필요하다. 능숙한 치료사는 환자가 설명하는 문제와 발병이전의 상황을 빠르게 파악한다. 만약 능숙하게 정보를 수집하고 문제점을 분석할 수 있다면, 이러한 병력에 대한 짧은 문진을 통하여 환자의 증상과 기능제한을 판단하고, 문제가 있는 해부학적 위치를 찾을 수 있으며, 모든 주의점 등을 파악할 수 있다.

시진은 환자를 만나 병력에 대한 문진을 시작하는 순간부터 시작된다. 정적인 자세, 호흡, 통증감소자세 등에 유의해야 하고, 검사부위는 노출되어 있어야만 치료사가 부종, 변색, 변형 그리고 피부 변화 등을 확인할 수 있다. 기능장애의 심각성이나 유형에 대한 의미 있는 단서를 찾기 위해 환자의 움직임을 유심히 관찰하여야 한다. 이러한 관찰을 통하여 보다 구체적인 질문을 이끌어 내거나 추가적인 검진에 대한 계획을 세울 수 있다.

약식검진에서 신체검진의 구성요소는 병력의 문진에서 얻은 정보에 따라 다양하다. 기능장애의 역학적인 원인과 해부학적인 위치를 구체화하기 위하여 **능동적인 움직임**을 사용하고, 필요에 따라 **수동적인 움직임**도 사용한다. 약식검진에서 중요한 것은 능동움직임에 대한 분석에 있다. 즉, 통증이 유발되는 동작을 예측하고자 하는 것이다. 검사 진행하는 동안 치료사가 빈번히 또는 초기에 통증을 유발시킨다면, 치료사는 나머지 검사들을 실행하는 것이 어려워지거나 분석이 불가능하게 될 수 있다.

신경이나 수축성 요소의 상태와 근력을 빠르게 검사하기 위하여 선별된 **저항움직임**이 적용된다. 능동, 수동 그리고 저항 움직임은 증상을 유발시킬 수 있으므로 잘못된 구조나 증상의 원인에 대한 단서를 얻을 수 있다. 만약 문제에 대한 보다 상세한 역학적인 측면의 확인이 필요하다면 **증상을 국소화**(symptom localization)하기 위한 추가적인 검진을 수행하여야 한다.

약식검진에서 **표면촉진**(superficial palpation)의 목적은 연부조직과 관련관절의 특성변화를 빠르게 확인하는 것에 있다. 능동움직임 실행이나 시진을 하면서 관찰한 내용과 문진을 통해 얻은 정보는 촉진을 통해 확인할 수 있다. 부가적인 검사가 요구되는 예측치 못했던 정보 또한 밝혀질 수 있다. 예를 들어, 환자가 치료사의 촉진접촉을 느끼지 못하거나 촉진에 과민하다면 신경학적인 기능장애를 의심해 볼 수 있다.

표면촉진은 때때로 **관절과 연부조직의 수동움직임** 검사를 이용하여 더 자세한 검사를 유도한다. 부속 관절 움직임성(accessory joint mobility), 안정성, 그리고 통증은 조인트 플레이를 통하여 평가된다. 수동적인 연부조직 움직임은 근육, 건, 인대, 그리고 다른 연부조직의 질을 평가하는데 도움이 된다.

약식검진을 하는 동안 신경학적 또는 혈관 검사는 언제라도 수행할 수 있다. 특히 검진과 치료의 금기증에 해당하는 몇몇 가지의 심각한 질환이 의심된다면, 예를 들어, 환자가 중추신경계의 이상으로 예측되는 증상을 호소한다면, 치료사는 다른 모든 검사에 앞서 신경학적 검사의 약식검진을 실행하여야 한다.

■ 상세한 검진 (Detailed examination)

효율적인 문진을 통하여 진단이 가능하지만, 적절한 신체적 검진은 진단을 확정하기 위하여 여전히 필요하다.

상세한 검진의 구성요소

1. 문진(병력)
2. 시진
3. 기능검진(3장 참조)
4. 촉진
5. 신경학적 그리고 혈관 검사

문진(병력) (History)

문진하는 동안, 치료사는 부가적인 검진을 통하여 차후에 제거되거나 확정되어야 하는 초기 가설을 설정하기 시작한다. 이러한 방법에 의한 문진은 적절한 신체검진을 계획하는 지침이 된다.

a. 현재의 문제점(Present episode)
b. 과거의 병력(Past medical history)
c. 증상과 관련된 개인적인 병력(Related personal history)
d. 가족력
e. 각 계통들에 대한 검토(Review of systems)

문진 후에 치료사는 가능성 있는 진단목록을 마음속으로 생각해야만 한다. 가끔 병력이 확연하여 신뢰할 수 있는 진단을 내릴 수 있게 된다. 이러한 경우에 신체검진은 치료사의 느낌을 확인하기 위한 목적으로 간단하게 실행된다.

반대로 병력이 매우 모호하고 혼란스러워 가능성이 존재하는 많은 진단들이 검토되어야만 할 수도 있다. 이러한 경우 가능한 한 많은 진단가능성을 검토하기 위하여 상세한 검진을 더 폭넓게 실행하여야 한다.

신체검진으로 초기의 의심스러운 문제(initial impression)가 확인되지 못하면, 계속하여 보다 더 상세한 문진이 진행된다.

현재의 문제점

환자가 느끼는 모든 불편함과 현재의 문제를 유발하게 한 사건 등에 대한 정보를 상세히 설명하도록 하여 불편함에 대한 자세한 내용과 현재상태의 원인에 대한 정보를 얻는다. 환자의 불편함에 대한 역학적인 특성과 관련된 원인 또는 증상을 악화시키는 요소를 확인하여야 한다.

불편함이 역학적인 종류인지를 확인하는 것은 중요하다. 비역학적 증상은 불길한 진단의 의혹을 제기하고 폭 넓은 검진 또는 적절한 전문의에게 의뢰하여야 하는 경우가 될 수 있다.

만약 환자의 증상이 특정한 시간에만 나타난다면, 신체검진을 증상이 나타나는 시간대에 시행하도록 계획하는 것이 필요할 수 있다.

증상 [주 증상(chief complaint)]:

≫ 부위(Location): 해부학적 부위 또는 증상 영역
≫ 시간: 24시간 동안 증상의 양상
≫ 특성: 증상의 질과 종류
≫ 영향: 악화와 완화 요소
≫ 관련성: 관련성 또는 우연히 일치하는 징후(sign)와 증상(symptom)
≫ 예민도(irritability): 증상이 얼마나 쉽게 유발되거나 감소되는가?
≫ 심각성(severity): 손상과 통증의 정도

병력과 불편함의 진행과정에 대한 연대표: 현재의 문제와 관련된 사건들에 대한 시간흐름에 따른 진행상황을 추적한다.

≫ 발병의 날짜(date of onset)
≫ 발병 유형: 갑작스럽게, 외상으로 또는 점진적으로 발생
≫ 재발의 양상: 이전의 또는 일반적인 발병형태; 관련성이 있는 사건; 지속 기간, 빈도, 그리고 증상의 종류
≫ 이전의 치료와 그 효과

과거의 병력

환자의 문제가 근골격계 또는 역학적인 문제점이 아니라고 의심될 경우에는 전체적인 의학적 병력을 확인하는 것은 특히 중요하다. 과거의 모든 주요한 건강문제를 확인하고 현재의 불편함과의 관련가능성을 고려하여야 한다. 검진 또는 치료에 유용한 정보를 얻기 위하여 과거의 의학적 검사와 치료결과를 확인한다. 계통학적 또는 내부장기의 질환이 근골격계 질환처럼 보여질 수 있고 증상도 물리치료에 의하여 일시적으로 완화될 수 있다는 것을 염두에 두어야 한다.

전반적인 건강 (General health)

≫ 일반적인 건강 상태
≫ 체중(최근 체중감소 또는 증가)
≫ 최근의 신체검진(날짜와 결과)
≫ 의학적 검사(날짜와 결과)
≫ 치료와 약물섭취(날짜, 종류, 그리고 효과)
≫ 주요 질병(illnesses)
≫ 입원, 수술, 손상, 사고

습관 (Habits)

≫ 수면, 식습관, 약물(커피, 술, 담배 포함), 활동수준(activity level)

증상과 관련성이 있는 개인사

환자의 개인적인 배경과 생활환경에 대한 상세한 정보는 불편함을 유발하거나 악화시키는 가능성 있는 요소를 점검하는데 있어 도움이 된다. 환자의 개인적인 주중이나 주말활동 특히, 직업 또는 여가활동 등에 대하여 알아보아야 한다. 자주 이러한 정보는 문제의 원인이 되는 확실한 증거가 될 수 있다. 사회적, 정신적, 경제적 어려움 역시 성공적인 치료에 큰 영향을 미칠 수 있으므로 고려하여야 한다.

≫ 직업(과거와 현재의 일; 직업상 미래에 요구되는 사항들)
≫ 여가활동
≫ 경제적 어려움을 포함한 정신사회적 상황
≫ 가정환경(가족 상황, 육아…)
≫ 일상적인 활동
≫ 환경적 요소(오염된 환경에 노출…)

가족력

환자가족들에게 중복으로 발생하는 건강상의 문제유형 또는 가능성 있는 유전적 소양이나 가족력 등을 확인한다. 관절과 결합조직 그리고 골격계의 일부 질환은 유전적인 원인 또는 가족력과 관련이 있다.

- ≫ 부모와 조부모의 사망 나이와 원인
- ≫ 유전적인 질환과 만성 질환 (부모, 조부모, 형제/자매, 자녀)

내부장기계와 해부학적 영역 검사

모든 내부장기계와 해부학적 영역의 질문에 대한 답으로 이전에 확인되지 않았던 증상들을 밝혀낼 수 있다. 내부장기계에 대한 전반적인 확인은 특히 의학적 의뢰 없이 치료사를 직접 방문하는 환자들을 평가할 때, 근골격계 기능장애와 유사한 증상을 보이는 병리적인 문제를 식별하는데 매우 중요하다. 증상의 원인이 내부장기계와 근골격계 중 어디에 있는지를 감별하는 것이 어려울 수 있다. 예를 들어, 흉추부위의 신경근 자극에 의한 증상은 협심증의 증상과 유사할 수 있으며 이에 대한 진단이 어려울 수 있다.

- ≫ 피부계
- ≫ 뼈, 관절, 근육
- ≫ 조혈계
- ≫ 면역계
- ≫ 내분비계
- ≫ 심혈관계
- ≫ 호흡계
- ≫ 위장계
- ≫ 비뇨생식계
- ≫ 신경계
- ≫ 림프계
- ≫ 머리
- ≫ 눈
- ≫ 귀
- ≫ 코
- ≫ 후두
- ≫ 입
- ≫ 목
- ≫ 가슴(유방)

시진 (Inspection)

환자에 대한 초기관찰을 통하여 추후에 실행하는 검진의 방향설정에 필요한 정보를 얻을 수 있다. 예를 들어, 환자의 앉고 서기, 신발 벗기 등에 대한 관찰을 통하여 문제가 있는 신체 부위에 대한 단서를 얻을 수 있다. 기능이상이 나타날 수 있는 다양한 부위를 염두에 두고, 시진 후에 실행하는 상세한 검진을 통하여 이러한 것들을 확인한다.

정적인 자세(정적시진)와 동적인 자세(동적시진) 모두에서 환자를 관찰하여야 한다. 동적시진에는 선별된 일상생활 동작이 포함되어야 하며, 그 외의 기능검진을 수행하는 동안에도 계속하여 이루어져야 한다.

≫ 자세: 습관적, 통증감소 또는 보상적 자세
≫ 형태(shape): 전반적인 체형(body type), 신체 윤곽의 변화, 변형, 부종, 위축
≫ 피부: 피부색 변화, 흉터, 굳은살, 영양과 순환상태의 변화
≫ 일상생활동작: 보행, 옷 입고 벗기, 의자에 앉고 서기
≫ 보조도구: 지팡이, 목발, 코르셋, 보조기사용 유무

기능검진 (Test of fuction)

3장 (기능검진) 참조

촉진 (Palpation)

촉진은 표면조직에서 심부조직으로 진행하고 비대칭성이나 변형을 확인한다. 체중지지자세(앉은 자세, 선 자세)와 비체중지지자세(누운 자세)에서 촉진한 결과를 비교한다. 일부의 미묘한 차이의 촉진결과는 단지 활동하는 동안에만 감지가 가능할 수 있다. 많은 기능검진을 수행하는 동안 이루어지는 촉진, 특히 수동적인 움직임 검진에서의 촉진은 OMT 평가의 필수적인 부분이다.

조직의 특성

≫ 온도 ≫ 습도
≫ 맥박 ≫ 외형과 윤곽
≫ 두께 ≫ 조직의 질감
≫ 대칭성 ≫ 유연성
≫ 염발음 ≫ 움직임성과 탄력성

구조

≫ 신경 ≫ 피부 그리고 피하조직
≫ 지방 ≫ 건막 그리고 점액낭
≫ 근육 ≫ 근막
≫ 건 ≫ 혈관
≫ 인대 ≫ 뼈

척추, 골반, 그리고 늑골의 촉진은 치료사가 심부의 연부조직을 통해 작은 관절을 느껴야 하기 때문에 어려우며, 많은 경우에 뼈와 연부조직의 형태가 비대칭적이다. 이러한 이유로 위치변경(위치이탈)에 대한 촉진결과는 때로는 신뢰할 수 없으며 항상 세밀한 움직임성 검진과 위치검진을 비교하여 확인하여야 한다.

세밀한 신경촉진은 신경주행경로를 따라, 특히 압박, 집힘(impingement)이 자주 발생하는 부위에서 실행한다.

신경학적 검사와 혈관검사 (Neurologic and vascular tests)

신경학적 또는 혈관학적 관련성이 의심될 모든 경우에, 이는 일차적으로 양성반응의 결과로 고려되어야 한다.

신경학적 검사

한 가지 신경학적 검사만으로 진단을 결정하는 것은 충분치 못하다. 신경학적 검사는 다른 기능검진과 중첩되며, 증상과 징후의 전반적인 상태를 고려하여 예측되어야 한다. 예를 들어, 근력의 감소는 근육, 관절, 또는 신경학적 기능부전으로 야기될 수 있다. 더하여 사지의 움직임을 동반한 모든 신경검사(특히 신경근 신장과 움직임성 검사)에서 양성반응은 신경, 관절, 그리고 근육을 포함한 다양한 조직의 문제에 의하여 나타날 수 있다. 따라서 모든 검사에서 관련된 관절과 근육은 분리시켜 평가하고 결과를 해석할 때 이러한 사항들을 고려하여야 한다.

- ≫ 심부건반사
- ≫ 근력과 피로검사(반복적인 저항검사 포함)
- ≫ 감각검사(가벼운 접촉, 핀 자극, 진동, 그리고 위치감각)
- ≫ 긴장 징후와 신경움직임성 검사
- ≫ 둘레(두께)측정
- ≫ (제2권 척추편 참조: 척추와 관련된 부가적인 신경학적 검사 및 중추신경계의 검사와 치료)

혈관검사

- ≫ 혈압
- ≫ 맥박
- ≫ 비정상적인 소음(bruits)
- ≫ (제2권 척추편 참조: 척추검진과 치료에 관련된 부가적인 혈관검사)

■ 진단 의학적 연구 (Medical diagnostic studies)

추가적인 진단 의학적 연구는 진단적 가설의 확인 또는 심각한 병리적인 문제의 유무를 확인하기 위하여 적용된다. 치료사들은 이러한 검사를 목적으로 환자를 의사에게 의뢰하기 위하여 적응증에 대한 지식이 있어야 한다.

≫ 진단영상 (예, 방사선, CT스캔, MRI)
≫ 병리학적 검사 (예, 혈액과 체액분석)
≫ 전기진단학 검사 (예, EMG, EEG)
≫ 내시경, 관절경
≫ 천자 [예, 생체검사, 흡인술(aspiration)]

일부의 경우, 이러한 검사의 결과가 즉각적인 수술, 약물치료, 휴식 또는 다른 의학적 중재를 필요로 하는 것으로 나타날 수 있다.

■ 진단과 실험치료 (Diagnosis and trial treatment)

실험치료는 필수적인 평가도구이다. 검진결과 관절의 상태가 도수 모빌리제이션을 통하여 치료할 수 있는 가능성이 있다면, 진단을 확인하기 위하여 실험치료의 적용을 시도하여야 한다. 실험치료에 대한 환자의 반응이 긍정적이면 진단 가설의 정확성은 증가한다. 일부의 경우, 예를 들어, 조직단축이 진단에 포함되어 있다면 진단가설을 확정하기 전에 여러 번의 실험치료가 요구된다.

도수 모빌리제이션을 위한 초기의 치료계획을 설정하기 전에, 치료사는 다음의 질문에 대한 답변에 확신이 있어야 한다:

≫ 병력과 신체검진결과 상호간에 뚜렷한 연관성이 있는가?
≫ 환자의 진단은 무엇인가? 환자의 문제와 치료의 우선순위는 무엇인가?
≫ 치료를 시작하기 위한 정보는 충분한가, 또는 환자를 다시 검진하여야 할 것인가?
≫ 추가적인 검사를 위하여 환자를 의뢰하지 않아도 되는가?
≫ 환자에게 도수 모빌리제이션이 도움이 될 것인가? 치료사가 어떤 치료들을 적용할 수 있을 것인가?
≫ 치료에 대한 금기증이 없는가?

5 관절 모빌리제이션 (Joint mobilization)

이 교재에 소개된 모빌리제이션 테크닉은 특히 아래와 같은 관찰의 결과로 발전해왔다.

≫ 능동움직임의 제한을 시각적으로 확인할 수 있고 이를 측정할 수 있으며, 움직임에 관련된 관절에서 조인트플레이(joint play)의 제한을 감지할 수 있을 때

≫ 수동적인 트란스라토릭 움직임 치료를 적용한 후, 일반적으로 통증이 감소하고, 수동 조인트플레이가 증가하며 능동움직임이 증가한다.

관절 모빌리제이션은 아마도 OMT 임상에서 가장 중요한 요소일 것이다.
관절 모빌리제이션의 능숙한 수행능력은 진단의 정확성과 치료효과 모두를 증가시킨다.

관절 모빌리제이션

1. **통증감소 (pain relief) 모빌리제이션**
   - 현재의 편안위치 (momentary resting position)에서 트루스트 매니플레이션이 아닌 (Non-thrust) I-II SZ (슬랙영역) 단계의 모빌리제이션
2. **이완 (relaxation) 모빌리제이션**
   - 현재의 편안위치 (momentary resting position)에서 트루스트 매니플레이션이 아닌 (Non-thrust) I-II 단계의 모빌리제이션
3. **신장 (stretch) 모빌리제이션**
   - 현재의 편안위치 (momentary resting position)에서 트루스트 매니플레이션이 아닌 (Non-thrust) III 단계 모빌리제이션
   - 제한된 위치에서 트루스트 매니플레이션이 아닌 (Non-thrust) I-II 단계 모빌리제이션
4. **트루스트 매니플레이션 (Thrust Manipulation)**
   - 현재의 편안위치(momentary resting position)에서 III 단계 트루스트 모빌리제이션

본 장에서 관절 모빌리제이션을 주제로 이를 강조하여 다루었으나, 이는 광범위한 OMT 임상의 단지 일부분이다. *6장 OMT 치료 참조.*

■ 관절 모빌리제이션의 목적 (Goals of joint mobilization)

모빌리제이션 치료는 관절의 과대움직임성과 과소움직임성에 대한 세밀한 인체역학적 평가에 기초를 둔다.

환자의 증상이 비정상적인 마지막 느낌을 동반하고 경미 또는 확실한 과소움직임성 (1 또는 2 등급)일 경우 , II 단계의 이완모빌리제이션 또는 III 단계 신장모빌리제이션

테크닉을 적용하여 관절의 기능을 개선한다. 0 등급의 강직성 관절에는 모빌리제이션을 적용하지 않는다.

만약 환자의 증상이 경미 또는 확실한 과대움직임성(4 또는 5 등급)을 동반하고 있다면, 안정화(제한화) 치료를 적용하여 관절기능을 정상화한다. 완전한 불안정성(6 등급 탈구 또는 불안정성을 동반한 인대의 늘어짐)은 일반적으로 외과적인 중재가 필요하다.

■ 모빌리제이션 테크닉 (Mobilization techniques)

■ Non-thrust I-II SZ (슬랙영역) 단계 : 통증감소 모빌리제이션

만약 환자가 심한 통증 또는 다른 증상(예, 경련, 감각이상)을 가지고 있어서 관절의 인체역학적 상태를 확인할 수 없거나 III 단계의 신장테크닉을 견디지 못하면, 치료의 방향을 증상조절로 진행한다. 통증감소 모빌리제이션은 현재의 편안위치에서 I-II SZ(슬랙영역) 단계의 간헐적인 움직임을 적용한다.

통증감소를 위한 모빌리제이션은 I-II 단계의 슬랙영역(slack zone, SZ) 내에서 실시하고 첫 번째 멈춤의 확연한 저항 이전에 멈춘다.[10] 이것은 특히 관절의 인체역학적 상태를 확인할 수 없을 때 중요하다. 예를 들어, 만약 진단으로 확인되지 않은 과대움직임성 관절이 위치변경(위치이탈, positional fault)에 의하여 일시적으로 과소움직임성(즉, 락킹, locked)을 보일 경우, 제한에 대한 신장의 적용은 손상을 줄 수 있다.

I 단계와 II SZ(슬랙영역) 단계 내의 모빌리제이션, 특히 간헐적인 견인 움직임의 적용은 관절액-점성의 정상화에 도움이 되므로, 관절주변 조직의 단축에 의한 제한이 아닌 관절액에 의하여 움직임이 제한되었을 때에 관절움직임을 개선시킬 수 있다.

통증감소를 위한 견인모빌리제이션 (Pain-relief traction mobilization)

편안위치 또는 현재의 편안위치(즉, 3차원적 설정위치)에서 슬랙영역 내의 간헐적인 I과 II 단계의 견인모빌리제이션은 증상조절을 위한 초기실험치료로 선택될 수 있다.

10 일부 국가에서 I과 II SZ (슬랙영역) 내의 모빌리제이션은 통증감소를 위한 "수동적 움직임"으로 그리고 모빌리제이션이라는 용어는 과소움직임성의 치료를 위한 용어로 사용하기도 한다.

슬랙영역 내에서 통증감소를 위한 모빌리제이션은 교차영역(transition zone)에 도달하기 훨씬 전 범위에서 실행되어야 하는 것을 기억하여야 한다.

증상이 감소하여 환자가 마지막 느낌 평가를 포함한 모든 인체역학적 검사를 잘 견딜 수 있게 되면 바로 치료의 초점을 과소움직임성에 대한 적절한 모빌리제이션 또는 과대움직임성에 대한 안정화치료로 전환할 수 있다.

바이브레이션과 오실레이션 (Vibration and oscillation)

견인이 아닌 짧은 진폭의 진동성 관절움직임도 통증치료를 위하여 적용된다. 이러한 움직임은 일반적으로 손에 의하여 실행되지만, 아주 짧은 진폭과 아주 높은 빈도의 진동을 적용할 경우, 진동기와 같은 기계적 도구의 사용 역시 효과적일 수 있다. 이러한 움직임은 통증과 근육의 과긴장(spasm)을 감소시킬 수 있다. 즉 조직의 신장 없이 움직임성을 개선시킬 수 있다.

II 단계의 교차영역(TZ)과 III 단계 신장모빌리제이션의 적용 시 불편함을 최소화하기 위하여 바이브레이션과 오실레이션을 함께 사용할 수 있다.

■ Non-thrust I-II 단계: 이완 모빌리제이션 (Relaxation mobilization)

이완을 위한 관절 모빌리제이션은 통증감소를 위하여 현재의 편안위치에서 간헐적인 I 또는 II 단계의 움직임을 적용한다. 이것은 조직의 단축에 의한 제한보다는 근육의 과긴장(spasm)과 연부조직 긴장(tone)에 의하여 움직임이 제한된 관절에 적용한다.

이완 모빌리제이션은 또한, 환자의 근육이 완전히 이완된 상태에서 실행 시 치료효과가 더 큰, 강도가 높은 치료(예, III 단계의 신장모빌리제이션)를 적용하기 전 준비단계로 사용한다.

이완 모빌리제이션은 슬랙영역(slack zone)과 저항이 증가하는 교차영역(transition zone)을 포함한 I-II 단계 전체 범위에서 적용할 수 있으며 통증감소 모빌리제이션과는 다르다. 이완 모빌리제이션과 더 부드럽고 단지 슬랙영역 내에서만 적용되는 I-II SZ단계의 통증감소를 위한 견인모빌리제이션을 구별하는 것은 중요하다.

이완 모빌리제이션은 통증을 유발하거나 증가시키지 말아야 한다.

연부조직 이완 모빌리제이션 테크닉에 대한 설명은 6장을 참조할 것.

이완 – 견인모빌리제이션 (Relaxation-traction mobilization)

이완-견인모빌리제이션은 현재의 편안위치에서 교차영역(transition zone)를 포함한 I과 II 단계 범위에서 간헐적으로 적용한다. 관절면은 천천히 견인되고 관절이 다시 시작위치로 되돌아 갈 때까지 천천히 이완된다. 이러한 과정을 다시 반복하기 전에 시작위치에서 관절에 몇 초 동안 휴식을 제공한다. 각각의 견인 움직임 간 관절을 주위조직의 반응에 의하여 변하는 현재의 편안위치에 맞추기 위하여 3차원적으로 재조절 한다. 새로운 현재의 편안위치를 찾기 위하여 관절을 여러 방향으로 재조절하는 과정에서 견인을 중단해야 할 수도 있다. 관절위치는 자연스러운 진행과정을 통하여 정상적인 편안위치로 회복시켜야 한다.

I 단계와 II 단계 범위 내에 잘 유지하여 조직의 신장은 피해야 한다. 특히 조직의 신장이 일어나는 III 단계 범위의 모빌리제이션은 적용하지 말아야 한다. 관절위치의 세밀하고 지속적인 변경과 모빌리제이션에 적용되는 힘 및 견인과정의 진폭과 리듬은 치료에 대한 환자의 반응에 따른다.

이러한 조심스럽게 단계적으로 적용되는 견인력의 효과를 평가하여야 한다.
만약 치료적 접근이 옳다면 치료사는 징후(sign)과 증상(syndrome)의 즉각적인 개선을 관찰할 수 있을 것이다. I 또는 II 단계의 간헐적 견인이 환자의 증상을 증가시키는 경우는 드물다.

■ Non-thrust III 단계 : 신장모빌리제이션 (Stretch mobilization)

III 단계 신장모빌리제이션은 조인트플레이를 정상으로 회복시키는데 가장 효과적인 방법 중 하나이다. 만성 관절-신경-근육 손상(arthro-neuro-muscular disorder)에서 근육, 관절낭 그리고 인대의 짧아진 결합조직의 신장은 움직임성의 증가와 유지 및 진행성의 뻣뻣해짐(stiffness)과 움직임범위의 감소를 지연시킬 수 있다.

딱딱한 마지막 느낌을 동반한 과소움직임성은 뼈에 의한 움직임의 제한을 의미하며 신장을 적용하지 말아야 한다. 정상적인 마지막 느낌을 동반한 관절움직임범위의 제한은 정상적인 해부학적 차이 때문으로 증상이 나타나는 경우는 드물며 주 치료방법으로 신장을 사용하지 않는다. 그러나 취약한 과대움직임성의 이웃 관절에 부하를 감소시키기 위하여 정상적인 관절을 신장시킬 수 있다.

III 단계의 신장모빌리제이션은 비정상적인 마지막 느낌과 관절이 과소움직임성이고 이러한 상태가 환자의 증상과 직접적으로 관련이 있을 때만이 적응증이며 효과가 있다.

관절의 한쪽 파트너를 고정하는 것은 효과적인 신장모빌리제이션을 위하여 꼭 필요하다.

신장모빌리제이션은 최소 7초 이상에서 1분, 또는 환자가 불편함 없이 견딜 수 있으면 그 이상 유지한다. 점탄력성(vixcoelastic) 구조의 움직임성개선은 모빌리제이션을 오래 유지할수록 증가할 수 있고 개선된 움직임성이 잘 유지된다. 큰 관절들의 모빌리제이션은 벨트를 이용하여 30에서 40초 동안 적용하는 것을 권고한다. 최대의 효과를 위해서는 10-15분 동안 주기적인 방법으로 치료를 지속한다.

신장모빌리제이션-테크닉의 적용 간 관절을 완전히 이완시킬 필요는 없다. 신장적용의 반복 전에 II 단계의 끝 범위, 교차영역(transition zone)까지만 되돌아가서 신장을 완화시키는 것으로 충분하다.

일반적으로 신장을 유지하는 시간이 적용하는 힘의 크기보다 더 중요한 요소이다. 움직임성의 개선이 충분히 되지 않는 경우의 대부분은 적용한 힘이 불충분해서가 아니라, 신장의 유지시간이 충분하지 못해서이다. 그러나 단축된 조직을 신장하기 위해서는 충분한 힘이 적용되어야 한다. 적용되는 힘의 가장 효과적인 양을 결정하기 위해서는 환자가 무리없이 일상적인 활동을 수행할 수 있는, 지나치게 과도하지 않을 정도의 힘을 적용하기 시작한다. 일부 큰 관절, 예를 들어, 어깨, 팔꿈치, 엉덩관절 그리고 무릎관절에 적용하는 III 단계 신장-견인모빌리제이션의 힘은 상당히 클 수 있다.

III 단계 신장모빌리제이션으로 환자의 주 증상이 유발되거나 증가되지 말아야 한다. 그러나 약간의 국소적인 불편한 신장감은 신장모빌리제이션에 대한 정상적인 반응이다. III 단계 신장모빌리제이션은 만약 방어적인 근육의 과긴장(spasm), 심한 통증, 또는 치료부위외의 다른 부위에 증상이 발생하면 중단하여야 한다. 치료에 대한 이러한 반응이 나타날 경우, 관절위치의 재조절, 치료 강도의 변화, 치료방향의 재설정 또는 자연치유가 이루어질 때까지 신장모빌리제이션을 미뤄야 하는 것이 필요하다.

III 단계 신장모빌리제이션 치료는 일반적으로 첫 번째 치료에서 이미 즉각적인 개선을 볼 수 있다. 치료사는 환자의 주 증상과 징후의 변화를 보고, 듣고, 그리고 느낄 수 있을 것이다. 지속적인 효과를 위해서는 수회의 치료가 필요할 수 있다.

신장모빌리제이션을 위한 준비

연부조직 기능부전은 관절의 움직임을 변화시키고 관절 신장모빌리제이션의 효과를 감소시킬 수 있다. 이러한 이유에서 치료는 종종 통증과 근육 과긴장(spasm)의 감소 또는 연부조직의 움직임성을 증가시키는 것으로 시작한다. 이러한 부가적인 방법의 치료를 통하여 관절 모빌리제이션을 보다 쉽게 실행할 수 있으며 치료효과를 더 오랫동안 지속시킬 수 있다.

순환을 개선하기 위한 치료와 그것으로 인한 연부조직 온도의 증가는 III 단계 신장모빌리제이션을 적용하기 위한 유용한 준비가 된다. III 단계 모빌리제이션을 적용하기 전에 관절주변조직의 온도상승은 신장을 보다 쉽게 할 수 있게 한다. 온도상승 효과를 위하여 표면 또는 심부열전도기(예, 초음파, 심부투열)를 사용할 수 있다. 그러나 조직의 온도상승을 위한 가장 효과적인 방법은 운동을 적용하는 것이다.

연부조직의 온도상승과 순환을 증가시키는 가장 효과적인 방법은 운동이다.

신장모빌리제이션 이후에 조직의 온도를 낮추는(cooling) 것은 획득한 움직임성을 오랫동안 유지하는데 도움이 된다고 보고되었다. 차가워진 조직은 과도한 신장에 의하여 보다 쉽게 손상될 수 있기 때문에 신장 테크닉을 적용하는 동안이나 사전에 냉치료의 적용은 권장하지 않는다.

신장모빌리제이션 치료의 진행

가장 많은 질문 중에 하나이며 가장 답하기 어려운 것은 "얼마나 치료해야 충분한가?"이다. 가장 쉬운 답은 "필요한 만큼 하되 가능하면 적게 하라."이다. 이러한 대답이 명쾌하고 정확함에도 불구하고 학생들을 만족시키기는 힘들기 때문에 보수적이면서도 안전한 다음과 같은 일반적인 지침을 제공한다. 경험을 통하여 미묘한 차이에 대한 임상적인 결정은 보다 명백해질 것이고, 이러한 어려운 질문에 대한 답도 찾게 될 것이다.

재평가에서 움직임범위가 증가하거나 증상이 감소하고 마지막 느낌이 정상화 된다면, III 단계 신장모빌리제이션을 지속할 수 있다. 한 번의 치료로 눈에 띄는 개선이 있었다면, 그 날은 더 이상의 부가적인 치료를 지속하지 않는 것이 현명하다. 만성이나 심한 과소움직임성(class 1)의 경우에는 변화가 나타나기까지 수차례의 치료가 필요할 수도 있다.

재평가에서 증상과 움직임성에 변화가 없다면, 환자의 자세, 치료의 강도(즉, 시간과 힘)와 방향을 재평가 하거나 모빌리제이션이 적응증인지를 확인하여야 하며, 추가적인 의학적 진단을 위한 환자의뢰를 고려하여야 한다.

환자의 증상과 움직임범위의 개선이 안정화되고 환자가 이러한 움직임범위를 능동적으로 수행할 수 있다면, 신장모빌리제이션은 중단되어야 한다.

관절이 정상적으로 움직일 수 있도록 제한된 모든 방향으로 신장을 적용하는 것이 중요하다. 그러나 특정한 움직임패턴이나 방향에서 일부 신장모빌리제이션이 보다 안전한 반면 다른 신장모빌리제이션은 환자에게 손상을 줄 수 있는 큰 위험성이 있을 수 있으므로 조심스럽고 능숙하게 적용되어야 한다. 게다가 한 관절에서 한 방향(예, 굴곡)으로 움직임의 제한과 다른 방향(예, 신전)으로는 과대움직임성이 동반될 수 있다. 이런한 경우에 모빌리제이션은 제한된 굴곡에 대해서는 적응증이지만 과대움직임성인 신전에 대해서는 금기증이다.

숙련되지 않은 치료사들은 관절을 편안위치(또는 현재의 편안위치)에 미리 위치시킨 후 지속적인 견인모빌리제이션을 이용한 신장모빌리제이션 치료를 시작하며, 반응에 따라 조직이 견딜 수 있고, 허락하는 한도 내에서 관절의 위치를 점진적으로 제한된 위치에 가깝게 재조절하여 견인모빌리제이션을 실행하여야 한다. 만약 신장-견인모빌리제이션으로 움직임성이 개선되었다면, 치료사는 강도가 높은 신장-미끄러뜨림모빌리제이션을 적용할 수 있으며, 이때에도 신장-견인모빌리제이션의 적용에서와 같이 우선 관절을 편안위치에 미리 위치시킨 상태에서 실행하고, 그 다음 움직임이 제한된 위치에 가깝게 조절하여 치료강도를 높인다.

신장모빌리제이션은 근육이 최대로 이완되는 상태에서 관절신장이 조심스럽게 적용되었을 때 컨트롤하기가 용이하며 더 효과적이다. PNF의 수축-이완과 유지-이완 테크닉(즉, 능동 이완, 등척성수축 후 이완) 그리고 길항근의 수축(즉, 상반억제)과 같은 반사-억제-이완(reflex inhibition relaxation) 테크닉의 적용이 매우 효과적일 수 있다.

숙련된 치료사가 적용하는 3차원적 신장-견인모빌리제이션 또는 숙련된 세밀한 신장-미끄러뜨림모빌리제이션은 회전적 모빌리제이션 만큼 효과적일 뿐만 아니다 더 안전하다.

관절압박에 대한 위험요소 (Risks of joint compression)

우리는 압박이 관절의 상태를 너무나 쉽게 악화시킬 수 있기 때문에 관절압박 테크닉을 가르치지 않는다. 반면 일부 치료사들은 수동적인 관절압박을 통하여 연골재생과 영양공급을 촉진시킬 수 있다고 믿고 있으며, 특히 사지의 특정관절에 이러한 목적을 위하여 관절압박테크닉을 적용한다.

도수 관절압박치료의 생리학적 효과, 또는 사이사이에 적용되는 견인요소가 이러한 치료의 효과에 결정적인 영향을 미치는지에 대한 여부는 확실히 밝혀지지 않았다. 관절연골의 유지를 위해 중요한 것은 활액의 확산에 의한 영양물질의 공급이다. 이러한 활액의 이동에 의한 영양공급은 관절부하의 변화에 의한 압박의 변화에 의해 촉진된다. 그러므로 관절 모빌리제이션 테크닉에서 압박이 유용하다는 가설이 성립된다. 같은 논리로 우리가 적용하는 간헐적인 견인 역시 관절에 필요한 압박의 변화를 제공하고 관절 연골의 영양공급을 촉진할 수 있다고 생각한다.

정상적인 움직임에서 일어나는 구름, 미끄러짐, 그리고 압박은 관절에 작용하는 생리학적 부하이다. 이러한 부하는 관절연골의 유지를 위해 필요한 요소이다. 구름, 미끄러짐, 그리고 압박의 불균형이 있으면, 관절이 닳거나 단열되어, 퇴행성관절질환(DJD)의 초기증상이 나타난다. 예를 들어, 과도한 달리기나 점프 같은 활동은 관절에 과도한 압박을 발생시켜 퇴행이 나타나거나 퇴행성관절질환을 유도할 수 있으며, 다른 한편으로는 부목 또는 침상안정과 같은 장시간 고정으로 인하여 관절에 부하가 충분하지 않을 경우 역시 퇴행성관절질환을 유도할 수 있다.

환자를 치료하는 과정에서 관절에 압박이 발생하다면, 통증의 발생을 피하기 위하여 부하를 단계별로 증가시키고 면밀하게 관찰하여야 한다. 치료사는 하지관절에 완전한 체중부하가 점차적으로 가능하도록 하기 위하여 표준화된 방법을 적용한다. 일반적인 진행과정은 두 개의 목발을 사용하여 발가락을 지면에 착지하는 부하로 시작하여 한 개의 목발을 사용하고, 그 다음에 지팡이를 사용하며 마지막으로 완전한 체중부하를 지지하도록 진행한다. 부하를 단계별로 증가시키기 위하여 자주 사용하는 다른 방법으로는 능동보조움직임으로 시작하여 능동움직임, 마지막에 저항움직임을 적용하는 것이다. 이러한 진행과정은 환자 개개인의 수용이 가능한 부하의 정도에 따라 강도를 조절하는 일종의 단계적인 압박치료이다. 너무 빠른 체중부하치료는 환자에게 관절부종과 부가적인 손상을 유발시킬 수 있다.

다양한 일상적인 활동은 관절에 압박을 유도하고 환자의 증상을 악화시킬 수 있다. 옆으로 눕는 자세는 고관절에 압박을 심하게 유도한다. 이러한 환자의 관리는 옆으로 누워 잠자는 동안 베개(쿠션)를 이용하여 압박을 감소시키는 방법을 교육하는 것이다.

견인과 미끄러뜨림모빌리제이션은 관절 압박테크닉보다 더 안전하고, 관절의 상태를 유지하기 위하여 필요한 압박변화를 매우 잘 제공할 수 있다. 그러나 특히 움직임의 마지막 범위에서 적용하는 미끄러뜨림 테크닉은 관절에 압박으로도 작용하며, 통증을 유발할 수 있다. 미끄러뜨림모빌리제이션이 통증을 발생시키면, 적용하는 힘을 감소시키고 견인력을 추가한다. 미끄러뜨림 치료가 통증을 계속해서 발생시킨다면, 이러한 테크닉의 적용을 중단하여야 한다.

■ Notes

6 OMT 치료 (OMT treatment)

■ OMT의 구성요소 (원리, 원칙) (Elements of OMT)

모빌리제이션은 OMT치료의 구성요소 중 하나이고 추가로 다른 형태의 치료법을 함께 적용하면 많은 경우에 좀 더 효과적이다. 이러한 부가적인 방법은 모빌리제이션 테크닉을 적용한 결과에 크게 영향을 미칠 수 있다. 예를 들어, 신장모빌리제이션 전에 적용하는 열치료를 통하여 종종 더 큰 움직임성을 얻을 수 있으며, 신장모빌리제이션 후에 얼음의 적용과 특수한 홈-운동을 실행하는 것은 얻어진 움직임성을 유지시키는데 도움이 된다.

아래에 서술한 치료지침을 공부하는 동안 염두에 두어야 할 것은 이론이 아닌 임상적인 경험이 치료의 결정에 가장 중요한 척도가 된다는 것이다.

OMT 치료

A. **증상을 조절하기위한 방법들**
  1. 고정 (Immobilization)
  2. 열-전기-수치료 [Thermo-Hydro-Electro (T.H.E) Therapy]
  3. 관절 모빌리제이션 (제 5장 참조)
    a. 추진없는 I-II 단계 SZ (슬랙영역, slack zone): 통증감소 모빌리제이션
  4. 목적에 합당한 특수방법들

B. **움직임성을 증가시키기 위한 방법들**
  1. 연부조직의 모빌리제이션 (Soft tissue mobilization)
    a. 수동 연부조직 모빌리제이션
    b. 능동 연부조직 모빌리제이션
  2. 관절 모빌리제이션 (Joint mobilization) (제 5장 참조)
    a. 추진없는 1-2 단계 : 이완모빌리제이션
    b. 추진없는 III 단계 : 신장모빌리제이션
    c. III 단계 추진 매니플레이션
  3. 신경구조의 모빌리제이션 (Neural tissue mobilization)
  4. 목적에 적합한 전문적인 운동

C. **움직임성을 제한하기 위한 방법들**
  1. 목적에 적합한 전문적인 운동
  2. 이웃한 관절의 움직임성 개선

D. **보조 도구**

E. **정보제공, 교육, 트레이닝**

영향을 미치는 관련 부위의 치료 (Treating related areas of impairment)

손상된 일차적인 관절을 치료하는 것에 더불어 도수치료사는 기능에 영향을 미치는 주변 부위를 평가하고 치료한다. 예를 들어, 슬관절의 손상은 정강종아리관절(경비관절, tibio-fibular joint)또는 고관절의 기능이상과 관련이 있을 수 있고, 어깨관절 손상은 봉우리빗장관절(견쇄관절, acromio-clavicular joint), 중간 또는 하부 경추와 관련이 있을 수 있으며, 고관절 손상은 골반 또는 요추의 기능이상과 관련이 있을 수 있다. 말초관절의 통증은 그 원인이 척추에 있을 수 있다는 것을 염두에 두어야 한다 (*제2권 척추편의* 피부절, 근절 및 골격의 신경분포 차트 참조).

재평가 (Reassessment)

재평가는 각 치료과정의 시작과 마지막 그리고 치료를 실행하는 도중에 중요한 의미를 갖는다. 재검사에서 움직임범위의 증가 또는 통증의 감소가 나타나면, 치료를 그 전과 동일하게 진행한다. 재검사에서 움직임범위의 증가가 눈에 띄게 나타나면, 초보 치료사인 경우에는 그날의 치료를 중단하고 다음날 다시 시작하는 것을 추천한다. 이러한 권고는 초보치료사의 "많이 치료하는 것이 더 좋다"는 잘못된 믿음에서 환자를 과도하게 치료하는 경우가 너무나 흔하기 때문이다.

어떠한 경우에도 치료결과에 의하여 발생한 불편함 또는 통증이 치료한 날 이상으로 지속되지 말아야 한다.

■ 증상 (symptom) 을 조절하기위한 치료 (Treatment for symptom control)

증상조절치료는 과소움직임성과 과대움직임성 관절 모두에 그리고 신경근 증상이 있는 경우에 유용하게 사용할 수 있다. 증상조절 테크닉을 사용하는 경우는 다음과 같다:

≫ 심한 통증 또는 관절의 인체역학적 평가를 방해하는 다른 증상 (예를 들어, 텅빈 마지막 느낌).

≫ 움직임을 동반하는 치료가 금기증이거나, 이러한 치료를 견딜 수 없을 경우

≫ 염증의 진행, 디스크 질환, 증상이 있는 관절주위 연부조직의 구조적인 단축이 없으며 (예, 근육의 정상적인 길이 또는 정상적이거나 더하여 늘어진 관절낭) 단지 근육의 과민한 반응에 의하여 미끄러짐이 감소되고 기능적인 움직임이 제한된 경우.

신경근이 자극되었거나 또는 추간판의 상태가 관절의 인체역학적 상태를 평가하는데 방해하는 경우(예를 들어, 통증 또는 경련에 의하여), 또는 증상을 완화시키기 위한 직접적인 치료, 인체역학적 원리에 근거한 치료의 적용이 불가능한 상태일 경우.

고정 (Immobilization)

몇몇의 임상적인 상황에 따라 일정기간 동안의 고정은 적절하고 필요하다. 일반적인 고정 또는 적당한 시기, 언제 고정을 할지와 얼마나 오랜 기간 동안 고정할지등과 같은 특수한 고정방법의 올바른 선택은 성공적인 치료를 위하여 중요하다. 급성기, 심한 통증과 염증성 질환, 불안정성 그리고 수술 직후 에는 일정기간 동안 고정시키는 것이 유익하다. 일반적인 침상안정은 특히 체중을 지지하는 관절에 염증과 심한 통증이 있을 때와 같은 특수한 경우에는 유일한 대안이 될 수 있다. 캐스트, 스프린트, 그리고 테이핑을 사용하는 것과 같은 특수한 고정 방법은 환자가 기능적인 활동을 하는 동안에 관절을 보호하기 위하여 적용될 수 있다.

열-수-전기치료 (Thermo-Hydro-Electro (T-H-E) Therapy)

다양한 형태의 냉, 열, 물, 또는 전기치료의 적절한 사용은 통증조절, 이완의 개선, 부종감소 등을 위한 효과적인 방법이 될 수 있다. 일반적인 치료기구(modality)는 도수치료의 모빌리제이션을 위한 준비와 치료에 의하여 발생될 수 있는 통증의 방지와 억제를 위하여 적용할 수 있다. 모든 치료에서 올바른 테크닉의 선택과 언제, 얼마나 오랜 기간 동안 이러한 테크닉을 적용할지에 대한 결정은 쉽지 않다.

통증감소 모빌리제이션 (I-II SZ 단계) (Pain-relief mobilization)

5장 관절모빌리제이션의 "통증완화 모빌리제이션"을 참조

통증감소를 위한 특별한 방법 (Special procedures to relieve pain)

침술, 지압, 그리고 여러 형태의 연부조직 모빌리제이션은 반사통증변화(reflex pain modification), 근육의 과긴장(spasm)억제, 그리고 부종을 감소시키는 효과를 통한 통증감소를 위한 방법으로 오랫동안 사용되어져 왔다. 이러한 것들은 심각한 근골격계 기능부전에도 안전한 치료방법이 된다.

■ 움직임성을 증가시키기 위한 치료 (Treatment to in crease mobility)

연부조직 모빌리제션은 관절움직임을 제한하는 굳어진 연부조직을 느슨하게 하여 III 단계의 신장모빌리제이션을 용이하게 한다. 임상에서 치료는 자주 연부조직의 움직임성을 높이기 위한 기능적/펌핑 마사지 그리고 근육신장과 같은 연부조직 치료를 먼저 시작한다. 일부의 경우, 특히 만성적인 질환에서는, 관절주위조직과 근육 모두가 움직임범위와 같은 위치에서 제한이 된다. 이러한 경우 III 단계의 관절신장모빌리제이션을 연부조직-모빌리제이션 또는 근육신장과 번갈아가며 적용하는 것이 필요하며, 연부조직을 치료하는 과정 중에 관절을 자연적 또는 실제의 관절움직임범위를 넘어서 움직이지 않도록 주의하여야 한다.

연부조직 모빌리제이션 (Soft tissue mobilization)

연부조직-모빌리제이션으로 특정한 테크닉의 선택여부는 치료사의 견해에 따른다. 연부조직치료는 관절, 신경 그리고 혈관을 포함하는 여러 구조에 영향을 미칠 수 있다. 다른 형태의 치료와 연부조직 치료를 구별하는 것은 치료사가 연부조직의 변화를 관찰하여 평가하는 것에 의한다. 연부조직치료의 목적은 연부조직을 변화시키는 것이다. 평가는 연부조직을 관찰하는 것에 의하여 이루어진다. 치료사는 조직의 반응을 지속적으로 관찰하고 필요한 경우 즉시 치료를 수정한다.

양질의 도수 연부조직 테크닉에는 환자의 끊임없이 변하는 반응을 세심하게 감지하는 것이 필요하다. 치료사는 이러한 미세한 변화를 인식하고 즉각적으로 그리고 지속적으로 치료를 수정하여야 한다.

관절의 움직임을 트란스라토릭 움직임(예, 조인트플레이, 부속움직임)과 회전적 움직임(예, 생리학적인 뼈 움직임)으로 분류하여 해석하는 것과 같이, 연부조직의 움직임도 분류된다.

연부조직 부속움직임, 근육-플레이(accessory soft tissue movements, muscle play)는 능동적으로 수행할 수 없다. 마찰 마사지(friction massage), 근육의 수동적 횡방향 움직임(passive lateral movement)은 근육플레이(muscle play)의 한 예이다.

생리학적인 연부조직 움직임은 능동 또는 수동적으로 실행할 수 있다. 전통적인 근육 신장과 근육의 수축과 이완에 의하여 나타나는 길어짐과 짧아짐은 생리학적 연부조직 움직임의 예이다. 생리학적인 연부조직 움직임을 이용한 치료는 연부조직긴장에 변화를 주기 위하여 신체의 움직임(예, 복합적 기능움직임(combined functional movements)을 사용한다.

기능적/펌핑 마사지와 같이 일부의 연부조직 모빌리제이션은 관절의 움직임이 허용된다면 매우 효과적이다. 우리는 많은 경우에 연부조직 모빌리제이션하는 동안 관절의 움직임을 커플움직임 패턴(coupled movement pattern)을 적용하여 시도할 것을 추천한다.

연부조직 모빌리제이션 테크닉은 환자의 참여정도에 따라 크게 능동 또는 수동으로 나누어진다. 환자의 참여수준과 형태는 임상적 결정을 내리는 데 중요한 요소이다. 환자의 참여정도는 환자가 전혀 힘을 제공하지 못하는 것에서부터 모빌리제이션 시키는 힘의 대부분을 제공하는 것에 이르기까지 매우 다양하다. 환자의 참여도에는 환자가 가지고 있는 문제의 만성화와 문제에 관련된 통증정도를 포함한 환자의 움직임에 대한 의지와 능력 등과 같은 다양한 요소들이 영향을 미친다.

수동적 연부조직 모빌리제이션 (Passive soft tissue mobilization)

수동적 연부조직 모빌리제이션(soft tissue mobilization, STM)을 실행하는 동안 환자는 아무것도 하지 않고 편안한 상태를 유지하며 치료사가 모든 움직임의 실행과 필요한 힘을 제공한다. 이러한 방법은 특히 단축된 연부조직에 유용하다. 이것은 조직을 최소한 신장시키며 조기에 움직임을 실행하는 것에 목적을 둔 특정한 급성기의 연부조직손상에 대한 치료로 적절한 방법이다. 그러나 이 방법의 적용은 수동적인 움직임이 실행되는 동안 환자가 이완하는 것이 어렵다면 효과가 없다. 수동적 연부조직 모빌리제이션에는 고전적인 마사지, 기능적 마사지(functional massage, Evjenth) 그리고 마찰 마사지(friction massage, Cyriax)를 비롯한 다양한 형태가 있다.

능동적 연부조직 모빌리제이션 (Active soft tissue mobilization)

수축-이완 후에 실행되는 연부조직의 수동-생리학적인 연장 (근육신장).

근육은 수축 후에 짧은 시간 동안 이완이 나타나며 이 때에 근육을 좀 더 쉽게 신장시킬 수 있다. 이완단계에 치료사는 근육의 부착부를 최대한 멀어지게 하여 그 상태를 유지한다. 이러한 수동적 신장 방법은 신장되는 조직에 불편한 느낌을 줄 수 있고, 더하여 통증을 유발할 수도 있지만, 환자의 주 증상을 증가시키지 말아야 한다. 환자는 불편한 느낌이 있음에도 불구하고 이완할 수 있어야 한다. 이러한 근육의 신장 테크닉에 대한 자세한 것들은 Evjenth and Hamberg의 책을 참조할 것.[12]

12 참조 : Evjenth and Hamberg, Muscle Stretching in Manual Therapy, Volumes Ⅰand Ⅱ, 1984 Alfta Rehab Forlag, Sweden, for a description of muscle stretching techniques.

수축과–이완 후에 실행되는 연부조직의 수동–부가적 모빌리제이션

근육의 수축 후에 짧은 시간동안 이완이 나타나며 이때에 근육을 좀 더 쉽게 모빌리제이션시킬 수 있다.

근육은 이완단계에서 근육의 반응에 따라 결정되는 다양한 방법을 사용하여 수동적으로 움직여질 수 있다. 치료사는 이완하는 기간의 장점을 최대한 살리기 위하여 연부조직 모빌리제이션 타이밍을 이에 맞춘다. 이러한 테크닉은 근육의 이완이 쉽지 않은 경우에 근육의 수동적 조작(Manipulation) 시에 유용하다.

연부조직의 모빌리제이션을 동반한 수축

치료사는 특정한 근육을 능동적으로 신장시키기 위하여 환자의 움직임에 저항을 사용한다. 동시에 치료사는 수동적으로 길항근을 조작(manipulation)한다. 예를 들어, 뒤넙다리근육(슬괵근, Hamstring muscles)을 조작하면서 동시에 무릎관절의 신전움직임에 저항(넙다리네갈래근, 대퇴사두근, quadriceps femoris muscle의 활성화)을 준다. 이러한 테크닉은 상반억제(reciprocal inhibition)라고 불리는 신경학적 현상을 이용한 것으로 상당히 강할 수도 있다. 이것은 수동적인 움직임 시 환자가 이완하는 것이 어려운 경우에 유용하다. 이러한 방법은 또한 더 큰 힘을 적용하거나 또는 강한 신장에도 유용하다. 환자들은 이러한 테크닉의 적용을 잘 소화한다. 이러한 현상은 아마도 적용하는 힘을 잘 조절하기 때문일 것이다.

수동적 근육 신장 (Passive muscle stretching)

능동적 연부조직 이완 테크닉과 수동적 근육신장을 함께 적용하는 것은 언제나 가능하다. 신장시키기 전에, 근육길이, 신경의 움직임성, 마지막 느낌, 그리고 신장하려고 하는 관절을 테스트하여 신장이 적응증인지와 안전한지 여부를 확인하여야 한다.

수동신장의 원칙

≫ 근육 길이를 검사하기 위하여 근육의 부착부를 최대한 멀어지게 한다.
근육의 주 기능과 이차적인 기능 모두를 고려하여야 함.

≫ 움직임의 제한이 관절의 멈춤에 의한 것이 아닌 근육의 단축에 의한 것인지를 확인한다.

≫ 해당 관절이 신장할 때에 가해지는 부하를 견딜 수 있는지 검진한다. 불안정하거나, 염증성 또는 조인트플레이가 감소된 관절을 사용하여 근육을 신장할 경우, 관절에 손상을 줄 수 있다.

근육을 신장할 때에 다음과 같은 원칙을 고려하여야 한다:

≫ 신장하기 전에 근육이 쉽게 이완할 수 있도록 운동이나 수동적인 열적용 등으로 근육을 따뜻하게 한다.
≫ 신장하기 전에 근육을 등척성 수축시켜 신장 시 최대의 이완을 할 수 있도록 한다.
≫ 만약 근육이 한 관절이상 지나가면 가장 통증이 적고, 가장 안정적이며, 가장 큰 관절의 움직임을 통하여 신장한다.
≫ 일반적으로 신장을 작은 강도로 장시간(60초 또는 그 이상)동안 실행하는 것이 단시간 강하게 실행하는 것 보다 효과적이며 환자에게 더 편안하다. 신장하는 힘을 장시간 적용하는 것으로 순간적인 탄력적인 변화보다 연부조직의 가소성(성형적인) 변화를 발생시킬 수 있다.

움직임성을 증가시키기 위한 관절 모빌리제이션 (Joint mobilization to increase mobility)

제5장: 관절 모빌리제이션의 "신장모빌리제이션"을 참조

신경조직 모빌리제이션 (Neural tissue mobilization)

심한 증상과 함께 신경조직의 관련성이 분명하거나 의심되면 이러한 것에 대한 치료는 종종 신체검진이 완료되기 전에 실행한다. 덜 중요한 인체역학적인 관절검진과 신체검진으로 인하여 손상의 위험성이 있기 때문에 환자가 이러한 검진을 안전하게 소화할 수 있을 때까지 연기하는 것이 필요할 수 있다.

관절과 연부조직 모빌리제이션 테크닉이 신경증상의 감소에 성공하지 못했을 때 신경조직 모빌리제이션을 적용할 수 있다. 이는 신경주변 조직에 대한 신경의 모빌리제션을 위한 특수한 테크닉이며, 적절하게 적용되면 효과적일 수 있다.

신경조직 모빌리제이션은 예를 들어, 수근관증후군(carpal tunnel syndrom) 과 같은 말초신경장애가 있는 경우에 연부조직의 유착을 예방하기 위하여 종종 사용한다.

신경조직 모빌리제이션 테크닉은 신경학적 증상을 악화시킬 수 있음으로 초보 치료사에게는 권장하지 않는다.

때때로 감각이상(paraesthesia)을 동반한 포착증후군(entrapment syndromes)에서 신경-혈관 조직의 손상에 관련된 구조의 신장이 도움이 될 수 있다. 예를 들어, 전완의 굴곡근과 엎침근(회내근)의 신장이 손의 감각이상을 감소시킬 수 있다. 사각근과 소흉근의 신장-트레이닝, 첫 번째 늑골의 모빌리제이션, 그리고 자세-트레이닝(postural exercise)은 흉곽출구증후군과 관련된 신경-혈관 증상의 완화에 도움이 될 수 있다. 이러한 일차적으로 직접 근육조직에 실행하는 신장 테크닉의 적용에 의하여 증상이 있는 신경조직도 모빌리제이션 된다.

움직임성을 증가시키기 위한 특수한 운동 (Specialized exercise to increase mobility)

운동의 치료적 적용은 물리치료의 기본적인 요소이며 대단히 중요하다. 대부분의 물리치료 환자는 치료프로그램에 포함되는 운동을 통하여 효과를 볼 수 있다. 치료과정에서 운동은 가능하면 빨리 시작되어야 하고 모든 환자는 홈-운동프로그램을 실행하여야 한다.

운동은 각 개개인에 적합하게 맞춤형으로 구성되어야 한다. 모빌리제이션과 마찬가지로 모든 환자에게 동일하게 적용할 수 있는 운동치료는 없다. 우리는 검사결과가 아닌 의학적 진단에 기초하여 미리 제작된 운동의 관례적인 배포를 추천하지 않는다. 효과적인 모빌리제이션을 위한 보조적인 운동은 모빌리제이션을 실행하는 같은 치료사에 의하여 처방되어야 하며 다른 치료사에게 위임하여 처방되지 말아야한다.

체중부하가 가해지는 하지관절에 압박부하를 감소시키기 위하여 운동을 변경시키는 것이 필요할 수도 있다. 예를 들어, 트레드밀에서 걷기는 지면에서 걷는 것과 비교하여 하지에 더 적은 지면반발력을 발생시킨다. 관절부하의 감소를 위하여 자전거, 수중운동, 필라테스, 전신견인 장치가 부착된 트레드밀 또는 레그프레스(leg press equipment) 등을 사용할 수 있다.

인접관절들에 과소움직임성과 과대움직임성 두 가지 모두가 있는 환자는 과소움직임성 부위의 개선을 위한 모빌리제이션 운동을 실행하는 동안 과대움직임성 부위를 보호하기 위한 안정화운동이 필요할 수 있다.

경우에 따라 운동 또는 도수 모빌리제이션으로 과소움직임성 관절의 움직임범위를 증가시키는 것이 바람직하지 않을 수 있다. 예를 들어, 심한 퇴행성 관절 질환에서 움직임성의 증가는 상태를 악화시키거나, 불안정성을 초래 또는 기능을 감소시킬 수 있다.

자가모빌리제이션 운동(automobilization, self-mobilization)은 과소움직임성 관절을 가지고 있는 환자에게 관절의 움직임성을 유지 또는 증가시키기 위하여 유용하다(Auto stretching by Olaf Evjenth and Jern Hamberg 참조). 그러나 자가모빌리제이션은 치료사에 의해 수행되는 숙련된 도수적 모빌리제이션을 대신할 수 없다. 매우 극소수의 환자만이 숙련된 치료사의 손과 같이 관절움직임을 세밀하게 조절하는 것이 가능하다.

■ 움직임성을 제한하기 위한 치료 (Treatment to limit movement)

과대움직임성의 치료는 장기간의 과정이며 치료사와 환자의 지속적인 노력과 인내심을 필요로 한다. 목표는 관절의 과도한 움직이 있는 방향으로의 움직임성을 제한하고 최소화하는 것이다. 이것은 다음과 같은, 많은 경우에 동시에 실행하는 4가지 방법에 의하여 이루어진다:

1) 전문적인 특수운동
2) 운동학적으로 관련된(즉, 인접한) 움직임이 적은 관절(stiff joint)의 움직임성 증가
3) 테이핑, 보조기, 그 외의 지지 및 조절 도구
4) 인체역학과 인체공학에 대한 교육

과대움직임성 관절은 종종 과소움직임성으로 잘못 진단되고 이로 인하여 치료사의 숙련되지 않은 수동움직임검사에서 잘못 관리된다. 잘못된 진단은, 특히 정도가 심한 과대움직임성(5 등급) 관절이 정상적인 편안한-위치를 벗어난 위치(즉, 잘못된 위치)에서 고정되어 있을 때 [예를 들어, 손목관절에서 손배뼈와 반달뼈(주상골과 월상골, Scaphoid and lunate)] 발생할 수 있다. 숙련된 견인과 미끄러뜨림 검사에서 때때로 관절의 고정이 풀어지고 원래의 상태인 과대움직임성이 분명하게 드러난다.

III 단계 신장모빌리제이션은 과대움직임성 관절에서 금기증이다. 그러나 과대움직임성 관절이 잘못된 위치에서 고정된 경우, 이러한 과대움직임성은 단지 III 단계의 신장-미끄러뜨림 모빌리제이션 또는 추진 매니플레이션의 적용 후에야 분명하게 나타난다.

마지막 느낌의 성격에 따라 움직임의 범위가 현저하게 크지만 치료가 필요치 않은, 단지 정상적인 해부학적 차이에 의한 것인지 또는 치료에 의하여 도움이 될 수 있는 병리적인 과대움직임성인지를 결정한다.

과대움직임성을 위한 특수한 운동 (Specialized exercises for hypermobility)

과대움직임성 관절이 있는 환자는 특수한 근육트레이닝을 통하여 과도한 움직임을 제한하고 조절하는 방법을 배워야 한다. 이러한 환자는 과대움직임성 방향으로 관절을 신장하는 습관적인 움직임을 바꿔야 한다. 여기에는 일반적으로 과대움직임성 관절주위 근육활동의 타이밍(timing), 동원력(recruitment), 강도 등에서 안전한 상태가 보여질 때까지 운동감각 재교육과 협응(coordination)이 강조된 장기간의 움직임에 대한 재교육프로그램이 포함된다.

종종 증상이 나타나지 않는 가벼운 과대움직임성(4 등급)에서 관절을 움직임의 마지막 범위에 위치시키는 신체활동은 과신장-손상을 초래할 수 있는 위험이 있으며 관절의 상태가 증상이 나타나는 심한 과대움직임성(5 등급)으로 진행될 수 있다. 이러한 이유에서 과대움직임성에서 전문적인 특수 근육트레이닝과 인체공학교육은 증상의 유무와 상관이 없이 중요한 의미를 갖는다.

이웃관절의 움직임성 증가 (Increasing movement in adjacent joints)

운동학적으로 연관된 관절의 움직임을 증가시키면 기능적 활동을 하는 동안 과대움직임성 관절에 가해지는 힘이 감소할 것이고, 과대움직임성 분절의 치유와 안정화를 위한 기회가 증가될 것이다. 과대움직임성 관절의 근위와 원위부 관절움직임은 관절과 연부조직의 모빌리제이션, 자가모빌리제이션, 그리고 다른 전문적인 특수운동을 통하여 개선될 수 있다.

한 관절의 제한된 움직임은 다른 부위의 관절에 부하를 증가시킬 수 있고 더 나아가 운동학적으로 연관된 관절에 증상을 동반한 과대움직임성을 유도할 수 있다. 예를 들어, 뻣뻣한 발목 관절은 중족과 족근골관절에 스트레스를 증가시키고 경우에 따라 이러한 관절에 과대움직임성을 유발시킬 수 있다. 그러므로 증상이 없더라도 이웃관절들에 움직임성이 제한이 보여지는 경우에는 이들을 가능한 한 빨리 모빌리제이션 시키는 것이 중요하다.

■ 보조도구 (Supportive devices)

브레이스(braces), 스프린트(sprint), 보조기 그리고 테이핑과 같은 보조도구는 증상이 나타나는 급성기의 관절을 보호할 수 있고, 특정한 움직임을 제한할 수 있으며, 관절의 부하를 감소시키고, 정상적인 움직임패턴의 활성을 위한 재교육에 도움이 된다. 특정한 방향으로 움직임을 제한하고, 다른 방향으로 움직임을 허용하는 보조도구를 사용하여, 과도한 움직임으로부터 관절을 보호하고, 동시에 정상적인 움직임패턴을 유도하는 트레이닝이 가능하다. 예를 들어, 정상적인 발의 정렬을 지지하는 발 보조기는 통증이 있는 구조에 스트레스를 줄일 수 있고 동시에 보행과 고유수용성 감각을 개선시킬 수 있다. 3점 무릎관절 브레이스는 안쪽 또는 바깥쪽 부위에 부하가 실리지 않으면서도 무릎관절의 기능적인 굴곡 움직임이 완전히 가능하도록 설계되었다.

보조도구는 치료가 완료되고 오랜 기간이 지난 후에도 관절에 부하를 감소시키기고 일이나 운동을 하는 동안 손상받기 쉬운 관절의 움직임을 제한하기 위하여 유용하게 사용할 수 있다.

더 심각한 경우에는 모든 움직임을 제한하는 딱딱한 보조도구가 필요할 수 있다. 이러한 경우에 단단한 고정에 방해가 되는 요소들을 제거하는 더 강한 방법이 도움이 될 수 있다.

■ 정보 (Information), 교육 (Instruct), 그리고 트레이닝 (Train)

환자교육에는 시간이 필요하지만, 어떻게 환자의 능동적인 참여와 환자와 전문가 사이의 원활한 의사소통을 이끌어내는가에 따라 대부분의 경우 결과적으로 시간을 절약할 수 있다. 근골격계의 많은 장애는 만성, 재발성의 상황에 노출되며 이러한 것의 예방을 위하여 환자가 가정과 직장에서 자기 스스로를 관리하는 것이 필요하다. 우리의 도수치료 시스템에서는 정상적인 움직임성의 회복과 유지, 근골격계 건강의 개선과 재발예방을 위한 환자의 역할을 강조한다.

홈-운동 이외에 우리는 일상생활동작(ADL), 신체역학, 그리고 인체공학 등을 가르친다. 교육에는 홈-운동뿐만 아니라 통증감소를 위한 방법, 예를 들어, 견인, 냉치료, 열치료 또는 테이핑 등이 포함된다.

가정에 관한 교육은 만약 환자의 활동이 신경학적 증상을 악화시키면, 특히 중요하다. 환자는 본인의 신경학적인 증상을 어떻게 관찰하고 이를 지침으로 안전한 활동정도를 결정하는 것을 배울 수 있다.

환자는 피해야 할 자세와 움직임 및 새롭고 건강한 방법을 개발하여 움직임과 일에 적용하는 것을 배워야 한다. 트레이닝프로그램에서는 환자가 다양한 기능적 활동을 하는 동안 근육활동의 타이밍, 동원력(recruitment), 강도 등이 지속적이고 안전하게 이루어질 때까지 협응(coordination), 운동감각 재교육, 근력과 지구력 등이 강조된다.

치료적 훈련은 개인별 또는 그룹으로 제공될 수 있다. 환자가 퇴원한 이후에도 되도록이면 물리치료사가 트레이너로 근무하는 시설에서 지속적으로 트레이닝 할 수 있다면 이상적이다.

■ 연구 (Research)

치료의 이상적인 결정은 임상실험에 의하여 제시된 증거에 근거하여야 한다. 그러나, 도수치료에서 임상실험에 대한 타당성은 여러 요소에 의하여 어려움을 갖고 있다.

- 관절-신경-근육 이상(arthro-neuro-muscular disorders)의 원인과 효과에 대한 정확한 결정에는 다양한 변수가 영향을 미친다.
- 도수적 기법에 대한 타당한 측정도구는 아직 개발되어 있지 않다.
- 도수적 기법에 대한 검사자간, 검사자내 신뢰도에 관한 연구는 많지 않다.

환자반응 변화의 모니터링에 대한 정확하고 의미있는 기능진단 및 평가 방안의 개발에는 어려움이 있다.

- 다양한 테크닉들을 구별하지 않은 연구들의 연구결과는 신뢰할 수 없다. 모든 매니플레이션이 같지는 않다. 예를 들어, 노르딕 시스템의 Non-thrust 모빌리제이션과 매니플레이션(Thrust)에는 견인요소가 포함되나 다른 시스템의 테크닉에서는 대부분의 이러한 견인요소가 포함되지 않는다. 또한 매니플레이션은 저자들에 따라 다르게 정의된다. 매니플레이션이라는 용어는 느린 신장 모빌리제이션에서부터 빠른 매니플레이션(Thrust)까지 손으로 시행하는 치료의 형태라고 설명할 수 있다.

  연구보고서에는 적용한 테크닉에 대한 아래의 것을 포함하는 자세한 설명이 중요하다:

  - 정확한 환자의 자세와 목표관절의 위치(position)
  - 움직임의 속도와 진폭
  - 견인요소를 포함한 움직임인가?
  - 직선적(translatoric) 또는 회전적(rotatoric) 움직임인가?
  - 힘의 정확한 방향

- 연구과정에서 숙련된 치료사가 아닌 초보자가 테크닉을 실행하는 경우가 너무나 많다. 이것은 물론 연구의 결과에 영향을 미친다. 도수치료사는 치료에 대한 결과를 연구하기 전에 먼저 필요한 치료테크닉을 배워서 치료능력을 갖춰야 한다. 연구와 임상적 시도 모두 집중적인 노력과 오랫동안의 숙련으로 전문적인 테크닉의 충분한 습득이 필요하다.

- 연구는 세포와 연부조직에 대한 매니플레이션 치료의 효과를 포함하여 관련된 의문점과 중요성을 탐구해야 한다.

우리는 도수치료의 지식을 인체에 의미 있게 적용하기 위하여 숙련된 도수치료사와 임상연구자와의 협력을 장려하여야 한다.

테크닉(TECHNIQUE)

■ Notes

7 테크닉 (Technique)

■ 도수치료 테크닉의 학습 (Learning manual techniques)

정형도수치료(Orthopedic Manual Therapy)의 전문가가 되기 위해서는 오랜 기간 동안 배우고 실행하여야한다. 악기의 연주를 배우는 것과 마찬가지로, 이론과 기본적인 테크닉은 빠르게 배울 수 있지만 능숙하게 연주할 수 있기 위해서는 오랜 시간의 연습이 필요하다.

도수치료를 처음 시작하는 치료사들은 흔히 위험할 정도로 많은 힘을 사용한다. 첫 번째 멈춤에 도달했을 때를 확실하게 느끼고 마지막 느낌을 정확하게 판단할 수 있을 때 까지는 오랫동안의 연습이 필요할 수 있다. 이러한 테크닉을 완전히 숙달하기 전에 Ⅲ 단계의 신장 모빌리제이션(stretch-mobilization)을 사용하는 것은 과신장 또는 원치 않는 압박력(compression forces)의 유발로 환자나 실습파트너에게 손상을 입힐 위험이 있다.

초보 임상치료사들은 Ⅲ 단계의 신장모빌리제이션 테크닉을 사용하기 전에 우선 연부조직 테크닉들과 관절 검진 테크닉들, 특히 Ⅰ, Ⅱ-단계의 움직임들을 완전히 습득하여야 한다. 건강한 실습대상자를 상대로 모빌리제이션을 연습할 때는, 조직 손상 또는 관절의 과신장을 피하기 위하여 슬랙-이내의 Ⅱ-단계 모빌리제이션에 상응하는 힘을(within-the-slack Grade Ⅱ mobilization forces) 사용할 것을 권장한다.

정형도수치료는 단지 책 또는 학교 수업만으로 배울 수 있는 것이 아니다. 배우는 사람은 치료의 복잡한 과정과 효과를 숙련된 임상치료사 곁에서 관찰하는 시간을 가져야 하며 또한 경험자의 지도하에 임상적으로 적합한 실제 환자를 직접 검진하고 치료하는 실습을 통하여 치료사 자신의 도수치료 능력을 발전시켜야 한다.

움직임성의 세밀한 도수검진의 학습 (Learning specific manual mobility testing)

관절움직임 검진(joint movement tests)은 환자의 신체상태변화를 감지하고 치료에 대한 환자의 반응을 평가하는 데 있어서 매우 효과적인 방법이다. 그러나 이 테크닉의 효과는 치료사가 어떻게 적용하는가에 따른다. 세밀한 관절움직임을(specific joint movements)을 느끼고 판단하기 위한 능력은 갖추기 위해서는 오랜 시간의 노력과 재능, 그리고 끊임없는 연습이 필요하다.

우리는 특히 기능적 마사지(functional massage)와 같은 연부조직 치료의 실습이 수동 움직임능력(passive movement skills)을 발전시키는 것에 도움이 된다고 생각한다. 연부조직의 치료를 어느 정도 실행하면, 치료사는 연부조직 아래의 뼈와 관절을 느낄 수 있으며 이러한 구조들이 어떻게 움직이는지를 감지하기 시작한다. 그 후에 이러한 구조들의 움직이는 정도(양)와 움직임의 질이 정상인지 등을 판단할 수 있는 능력을 갖출 수 있게 된다.

■ 도수치료 테크닉의 적용 (Applying manual techniques)

도수치료 테크닉을 글로서 서술하는 것은 효과적인 임상적용에 결정적인 영향을 미치는 환자의 상황에 따라 다양하게 나타나는 미묘한 차이를 표현하기에는 충분하지 않다. 이러한 이유로, 경험자의 지도하에서 이루어지는 임상실습은 필수적이다. 그러나 도수치료 테크닉의 숙련된 응용을 위한 전제조건에는 몇 가지의 특정한 원칙들이 있다. 이러한 원칙들의 적용은 치료사의 효율적이며 안전한 신체사용과 효과적인 환자치료를 보장한다.

기능적인 관절해부학의 차이 (Variations in functional joint anatomy)

정상적인 해부학적 차이는 개인마다 다양하며, 많은 경우에 신체의 양쪽이 비대칭이다. 경험이 많은 정형도수치료 전문가는 교과서적인 움직임기준이 아닌, 비정상적인 움직임의 질을 바탕으로 치료를 결정한다.

예를 들어, 봉우리빗장관절(견봉쇄관절, Acromioclavicular joint)의 조인트플레이 검진에서 한쪽 어깨봉우리(견봉, acromion)의 오목관절면이 더 내측으로 향하고 반대쪽의 같은 관절면은 더 외측으로 향하게 나타날 수 있다. 또는 양쪽 모두 마지막 느낌이 정상적인 어깨관절(견관절, glenohumeral joint)의 전체 회전의 크기는 같으나 오른쪽은 외회전이 20° 더 많이 되고, 왼쪽은 내회전이 20° 더 많이 될 수 있다. 이러한 소견들은 관절의 병리가 아니라 관절강(관절와, glenoid fossa)의 비대칭적인 방향에 의한 결과일 것이다. 예를 들어, 오랜 기간에 걸친 테니스, 골프, 투창던지기와 같은 비대칭적인 운동에 의하여 해부학적인 구조에도 비대칭적인 적응이 야기될 수 있다.

조인트플레이의 마지막 느낌 (joint play end feel)이 모든 방향에서 정상이라면, 비대칭이거나 움직임의 크기 또는 방향이 정해진 기준에서 벗어난 것에 상관없이 해당 관절은 정상이다.

■ 목적 (Objective)

관절 검진테크닉과 관절 치료테크닉간의 차이는 항상 명백하지는 않다. 편안위치(Resting position)에서의 조인트플레이(joint play) 검진 테크닉은 통증감소 또는 이완을 위한 부드러운 Ⅰ, Ⅱ 단계의 견인모빌리제이션(Grade Ⅰ and Ⅱ traction mobilizations)으로도 적용될 수 있다. III 단계의 신장모빌리제이션(Grade Ⅲ stretch-mobilization) 테크닉은 증상감별(symptom localization)과 마지막 느낌 검진을 위해서도 사용될 수 있다.

많은 관절모빌리제이션들은 손잡음(잡는 방법), 고정, 자세의 변경 등으로 검진 또는 통증 완화와 이완을 위한 치료 및 신장모빌리제이션으로 적용될 수 있다. 또한 관절위치의 변경에 의하여 검진 또는 치료의 효과가 훨씬 더 확실해질 수 있다. 이어지는 장에서는 제목에 따른 최적의 테크닉적용을 추천하였다.

≫ **검진:** 주로 검진을 위해서만 사용하기 위한 테크닉을 말한다. 직선적인 트란스라토릭 검진(translatoric tests)은 곧은 직선 화살표로 표기하였다. 또한 검진의 목적이 "움직임성(mobility)과 증상검사(symptom screening)"를 위한 것인지 또는 "움직임의 크기와 **마지막 느낌**을 포함한 움직임의 질을 평가"하기 위한 것인지에 대해서도 명시하였다.

≫ **검진과 모빌리제이션:** 조인트플레이 테스트(II 단계), 마지막 느낌 검진(Ⅲ 단계), 신장모빌리제이션(Ⅲ 단계)을 위해 사용될 수 있는 테크닉을 말한다. 검진과 모빌리제이션 모두에서 기본적으로 같은 손잡음을 사용한다. 편안위치에서의 "검진과 모빌리제이션" 견인 테크닉은 통증 감소[Ⅰ, Ⅱ 단계 슬랙영역(SZ)] 또는 근육 이완 [Ⅰ 단계에서 Ⅱ 단계 교차영역(TZ)까지] 을 위해 적용될 수 있다.

≫ **모빌리제이션:** 변형된 손잡음이나 외부적인 고정(예를 들어, 벨트) 등으로 더 효과적인 신장모빌리제이션(Ⅲ 단계)을 위하여 적용하는 테크닉을 의미한다.

이 책에 서술된 기초적인 테크닉의 목적은 단지 지침을 제시할 뿐이다. 숙련된 전문가들은 환자의 상태와 치료 목적에 따라 테크닉을 상황에 따라 조정하거나 수정하게 된다.

■ 시작자세 (Starting position)

환자의 자세 (Patient's position)

테크닉들은 효율적이고 환자의 재위치(repositioning)를 최소한으로 요구하는 순서대로 적용되어야 한다.

먼저 환자의 몸을 이완하기 쉽고 근육긴장이 최소화되는 편안한 자세에 두고, 모빌리제이션 할 특정관절의 위치를 조절한다.

평가와 대부분의 기본적인 모빌리제이션 테크닉을 위하여 관련된 관절이 편안위치(Resting position)나 현재의 편안위치(momentary resting position)가 될 수 있도록 환자의 자세를 조절한다. 이러한 자세에서 해당관절 주위의 근육 또한 이완된다. 그러나 최적의 시작자세를 찾기 위하여 [예를 들어, 통증을 감소를 위한 3차원적 견인치료를 실행하기 전의 관절위치인 현재의 편안위치] 자세조절의 반복적인 시도가 필요할 수 있다.

≫ **환자가 앉은 자세일 때** 가능하면 양 발은 바닥에 지지되어야 한다. 발의 지지는 평가와 치료를 하는 동안에 척추의 적절한 위치조절에 필요한 신체의 안정성에 기여한다.

≫ **환자가 엎드린 자세일 때** 일반적으로 허리뼈(요추, lumbar vertebra)를 편안하게 위치시키기 위해 적절한 크기의 베개를 환자의 복부 아래에 받쳐주는 것(환자의 복부가 나왔더라도)이 필요하다. 또한 편안위치를 유지하기 위해서 가슴우리(흉곽, thorax) 아래에 베개를 받치는 것이 필요할 수 있으며, 경우에 따라 근육을 충분히 이완시키기 위해 치료대의 머리 부분(head piece)을 낮추는 것이 필요할 수 있다.

도수치료대의 머리 부분에는 환자가 호흡을 위하여 고개를 돌릴 필요가 없도록 코와 입을 위한 구멍이 있어야 한다. 경추의 회전은 목(경부)과 어깨-띠(견갑대, shoulder girdle) 근육들의 긴장도를 증가시킨다.

≫ **환자가 옆으로 누운 자세일 때** 안정성을 제공하기 위해 엉덩관절(고관절, hip joint)과 무릎관절(슬관절, knee joint)은 굴곡시켜야 한다. 옆으로 누운 자세에서도 척추의 만곡은 서있을 때 나타나는 정상적인 만곡과 비슷한 형태로 형성되어야 한다. 많은 경우에, 특히 골반이 넓은 여성이라면 환자가 편안하도록 허리 옆에 베개나 원형받침(roll)을 받쳐주는 것이 필요하다.

≫ **환자가 바르게 누운 자세일 때** 환자의 머리는 치료대나 베개에 의하여 지지되어야 하고, 환자의 다리는 약간 외전시킨 상태로 이완되어야 한다. 편안함과 이완을 위하여 환자가 무릎을 구부리고 누운 자세(hook lying)를 취할 수 있도록 환자의 무릎 뒤에 베개를 받치거나, 허리(요추부, lumbar area) 뒤에 전만의 유지를 위하여 베개를 받쳐야 한다.

치료사는 환자 개개인의 특성이나 유연성을 반영하여 자세를 자주 수정하여야 한다.

치료사의 자세 (Therapist's position)

치료사가 인체공학적이고 신체역학적으로 안전한 자세로 최대한 환자에게 가깝게 접근하는 것이 중요하다. 이러한 자세는 넓은 지지면과 엉덩관절(고관절, hip joint)과 무릎관절(슬관절, knee joint)을 굴곡시키고 정상적인 요추(허리뼈, lumbar vertebra)전만이 요구된다. 효율적이고 효과적인 신체역학적 상태를 유지하기 위하여 치료대의 높낮이를 조절할 수 있어야 한다.

■ 손의 위치와 고정/안정(Hand placement and fixation/stabilization)

기본적인 관절검진과 모빌리제이션 테크닉을 실행하는 동안 치료사의 한 손은 원위부의 관절 파트너를 움직이고 다른 손은 촉진 및 안정 또는 고정을 위하여 안정적이어야 한다. 움직이는 손이나 촉진/안정을 위한 손 모두 움직임의 질과 양을 감지하여야 한다.

손잡음(잡는 방법, Grip)

검진과 부드러운 I, II 단계의 모빌리제이션을 위한 손잡음은 장시간의 신장모빌리제이션을 위한 손잡음과는 차이가 있다. 검진과 부드러운 중간범위의 모빌리제이션(mid-range mobilization)을 위한 손잡음은 더 작은 접촉면을 사용하며, 때로는 손가락만을 사용하기도 한다. 장시간의 신장모빌리제이션을 위한 손잡음은 인체공학적으로 더 유리하고 더 확실한 고정을 위하여 치료사 손의 더 넓은 접촉면을 사용한다. 큰 관절들을 잡기 위해서는 벨트나 치료사의 몸으로 보강하기도 한다.

치료사가 더 적은 접촉압(contact pressure)을 사용하면 움직임의 질을 감지하는 치료사의 손은 더 민감해진다. 모든 하나하나의 관절에서 직선적임 움직임의 양은 매우 작기 때문에, 과도한 접촉압은 움직임을 감소시키고 움직임의 질에 대한 피드백(feedback)을 방해하며 움직임을 왜곡하고 근방호(muscle guarding)까지 유발시킬 수 있다.

실제로, 인접한 두 관절파트너의 관절틈(joint space) 가까이에 잘 위치시킨 손잡음은 관절을 중립화하거나 압박을 제거하기에 충분한 I 단계의 견인을 제공하고 이로 인하여 검진과 모빌리제이션 실행이 용이하게 된다.

치료사는 환자를 편안하게 하기 위하여 손잡음을 수정하거나 조절하여야 한다. 예를 들어, 신경, 근육이나 힘줄 같이 민감한 연부조직들을 옆으로 미는 것이 필요할 수 있다. 또한 접촉에 예민한 뼈-돌출부(골융기, bony prominences)를 피하여 손잡음을 조절하는 것이 필요하다.

숙련된 도수치료사는 환자의 관절을 양측에서 안정/고정(stabilization/fixating), 그리고 움직임/모빌리제이션(moving/mobilizing) 시키는 기능을 양손 모두가 동일하게 실행할 수 있는 것이 가능하여야 한다. 이 책에 서술된 테크닉들에는 테크닉의 실행이 완료된 후의 즉, 마지막 자세(terminal position)의 사진들이 첨부되어 있다. 사진에 나온 동일한 테크닉을 반대쪽에서 수행하려면 치료사가 환자의 반대편으로 가고 고정하는 손과 움직이는 손을 바꾸면 된다. 배우는 치료사들은 동일한 목적의 기능을 양손에 익히기 위하여 양쪽에서 검진과 모빌리제이션 테크닉들을 연습하여야 한다.

치료사의 고정하는 손 (Therapist's stable hand)

많은 모빌리제이션 테크닉에서 치료사는 한쪽 손을 움직이는 동안 다른 쪽 손은 안정을 유지하여야 한다. 치료사의 고정하는 손은 주로 관절의 근위부에 위치하여 안정적인 고정을 제공한다. 또한 고정하는 손의 손가락은 관절틈을 촉진하기 위하여 사용한다. 촉진하는 손가락이 움직이지 않고 안정되는 것이 관절움직임을 촉진하기에 훨씬 더 편리하다.

대부분의 세밀한 수동관절기능검진(specific passive joint function tests)과 모빌리제이션을 실행하는 동안, 치료사는 고정하는 손의 한 손가락으로 촉진한다. 대부분의 치료사들이 촉진하는 손가락으로 검지를 사용하지만, 치료사에 따라 더 민감하고 더 편한 손가락으로 사용할 수 있다. 촉진하는 손가락을 목표로 하는 관절틈에, 손가락이 양쪽 관절파트너에 접촉되도록 위치시킨다. (이 책의 사진에서 고정하는 손이나 고정은 "X"로 표기하였다.)

마지막 느낌을 검진할 때는 고정하는 손의 고정압을 약간 증가시켜야 하며, 필요에 따라 안정시키는 쪽의 관절 파트너의 고정(fixate)을 위하여 아래팔(전완, forearm)을 사용할 수 있다. 치료사는 손잡음 면적을 넓게 하여 인접한 관절을 안정시킨다. 충분히 고정한 상태에서 실행하는 마지막 범위의 검진(end-range test) 테크닉은 specific한 Ⅲ 단계의 모빌리제이션(specific Grade Ⅲ mobilization)으로 사용될 수 있다.

천천히 오랜 시간동안 실행되는 특별한 Ⅲ 단계의 신장 모빌리제이션 테크닉에서 고정(fixation)은 중요한 요소이다. 또한 고정은 쐐기(wedge)나 고정용 벨트, 다른 외적인 고정 장치의 사용으로 보완될 수 있다. 세밀한 움직임검진에서는 적은 힘으로 작은 움직임을 사용하기 때문에 외적인 고정 장치들은 일반적으로 필요하지 않다.

치료사의 움직이는 손 (Therapist's moving hand)

작은 관절의 모빌리제이션에서 치료사는 움직이는 관절파트너를 가능한 한 관절틈 가까이에서 잡아야 한다. 큰 관절에서는 한쪽 관절파트너를 치료대나 쐐기 또는 고정용 벨트를 사용하여 고정시키고 치료사는 양손과 몸을 함께 움직여서 관절움직임을 실행할 수 있다.

치료사는 움직이는 손으로 검진 또는 치료를 실행한다. 정확히 목표로 하는 관절에만 움직임이 일어나도록 하기 위하여 치료사의 움직이는 손과 손가락은 가능한 한 관절틈 가까이에 위치하여야 한다.

■ 실행 (Procedure)

실행하기 전의 관절위치조절 (Joint pre-positioning)

최상의 효과와 통증을 피하기 위해서는, 검진이나 치료를 실행하기 전에 조심스럽게 관절위치를 미리 조절하여야 한다. 1축성 관절은 하나의 면, 2축성 관절은 두 개의 면, 3축성 관절은 3개의 면 상에서 미리 위치시킬 수 있다.

테크닉의 목적이 통증 감소 또는 이완이라면, 치료를 현재의 편안위치에서 시작한다. 상태가 호전되는 만큼 관절의 위치를 정상적인 편안위치에 더 가깝게 조절하여야 한다.

테크닉의 목적이 신장(stretching)**이라면**, 관절을 움직일 수 있는 범위 내에서 3차원적으로 위치시켜야 한다. 편안위치에서 시작하고 편안위치를 벗어나 움직임이 제한된 방향의 위치로 조절하여 진행하여야 한다. 관절의 위치가 움직임이 제한된 마지막 범위에 가까울수록 신장효과는 더 크지만 위험성 또한 크다.

실제 환자의 관절은 특성이 매우 다양하기 때문에, 실행하기 전의 위치조절은 단지 표준화된 기준이나 일반적인 움직임패턴에 기반을 두지 않는다.

모빌리제이션 테크닉 (Mobilization technique)

모빌리제이션 테크닉은 환자의 요구에 의하여 언제라도 중단시킬 수 있도록 천천히 실행하여야 한다. 최상의 효과를 위해서는 통증조절과 이완이 감지될 수 있도록 움직임검진 또는 모빌리제이션 테크닉의 실행속도와 리듬은 상황에 따라 조절되어야 한다.

≫ **마지막 느낌**(end-feel)**을 포함한 조인트플레이-검진 목적**(Ⅰ-Ⅲ 단계), 천천히 움직임을 시작하여 부드럽게 Ⅲ 단계까지 움직인다;

≫ **통증감소 목적**(Ⅰ-Ⅱ단계 슬랙 영역), 진동(oscillations)이나 느리고, 반복적, 간헐적인 견인을 교차영역(Transition Zone) 전까지의 범위에서 사용 한다;

≫ **이완 목적**(Ⅰ-Ⅱ단계 교차 영역), 느린 간헐적인 견인 모빌리제이션을 첫 번째 멈춤(1st stop) 전까지의 범위에서 적용한다;

≫ **신장 목적**(Ⅲ 단계), 직선적인 견인이나 **미끄러뜨림-움직임**을 훨씬 더 느리게 적용하고 신장시킨 상태를 30-40초나 그 이상 유지한다. 효과가 가장 오래 유지되려면 10-15분 동안 또는 환자의 상태가 허용할 수 있을 때까지 주기적인 방법으로 신장을 반복한다. 개선된 움직임성을 유지하기 위해서는 일반적으로 홈-운동(home exercise)이 필요하다는 것에 유념하여야 한다.

인체공학적으로 안전한 원칙을 사용할 것, 큰 관절을 치료할 때는 지지면이 확실하게 유지될 수 있도록 양 발을 넓게 하여 환자 가까이에 서야 한다. 필요한 경우 적용하는 힘의 증가를 위하여 중력과 치료사의 체중을 이용하여야 한다.

초보 도수치료사들의 흔한 실수는 관절을 모빌리제이션 할 때 가만히 서서 치료사의 손과 팔만을 사용하는 것이다. 움직임을 실행하고 조절하는 것은 손의 움직임뿐만 아니라 몸의 움직임을 통해서 이루어져야 한다. 초보 도수치료사들은 세밀한 도수치료 테크닉을 사용하여 정확하게 평가하고 효과적으로 치료하기 전에 치료사 자신의 몸동작을 연습하여 완벽하게 실행할 수 있어야 한다.

치료사의 안전과 치료의 효과는 다음의 것들에 의하여 향상 된다:

≫ 장 시간 동안 도수치료실행으로 발생하는 피로로부터 치료사의 몸을 보호하기 위한 신체 역학적으로 유리한 자세의 적용(예를 들어, 허리보다는 다리를 사용하여 움직임에 의하여 발생하는 힘을 흡수).

≫ 높낮이 조절이 가능한 치료대, 고정용 벨트, 모래주머니, 쐐기, 이외의 인체공학적이며 환자의 자세조절을 위한 보조도구 등 이러한 도구들은 OMT Kaltenborn-Evjenth 시스템에서 자주 사용된다.

≫ 환자가 능동적으로 "수동적" 움직임을 보조. 이것은 도수 치료사가 특정한 움직임을 만들거나 조절하여야 하는 수고를 줄일 수 있지만, 환자가 평가나 치료의 목적이 되는 관절주위의 근 긴장을 유발하지 않으면서 보조할 수 있을 때에만 사용할 수 있다.

■ 점진적 모빌리제이션 (Mobilization Progressions)

Ⅲ 단계 신장모빌리제이션의 점진적 치료는 관절움직임의 이론상 한계점에 미리 위치시켜 놓은 상태의 그림으로 표기하였다. **관절움직임**범위가 증가할수록, 새로운 움직임범위에 맞게 관절위치를 조절하여야 한다.

기호

이 책의 각 테크닉들을 묘사한 사진에는, 다음의 기호들을 사용하였다;

X = 고정

➜ ▶ = **직선적** 움직임의 방향 (검진과 치료)

8장

손가락 (FINGERS)

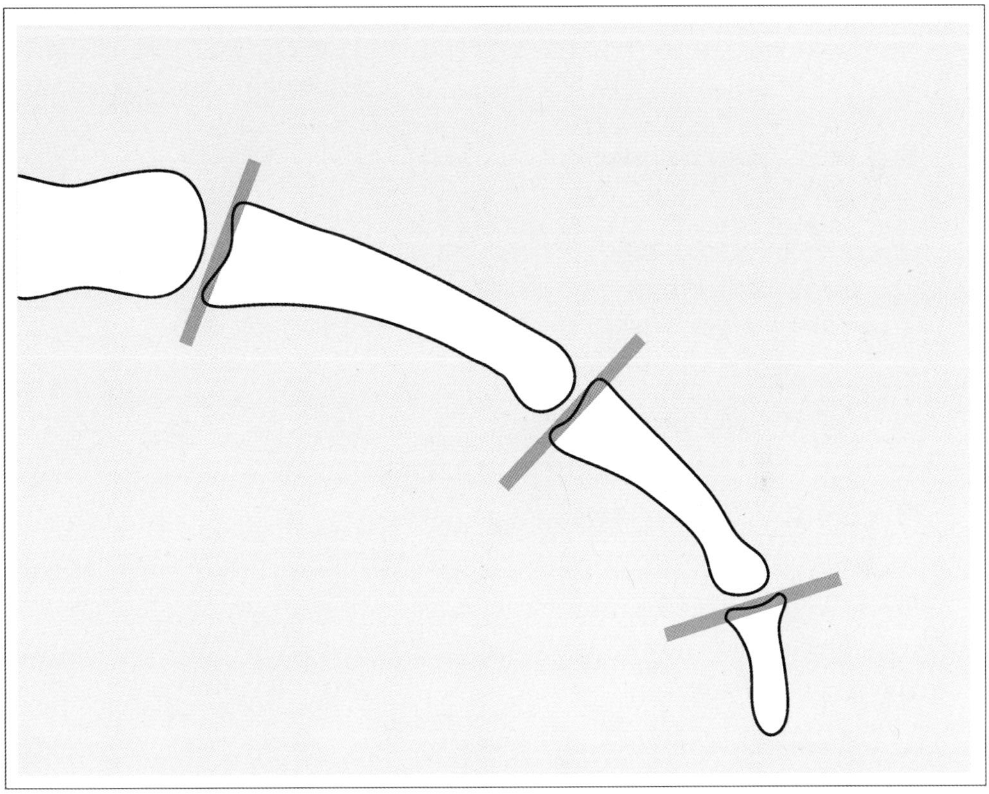

8 손가락 (Fingers)

■ 기능해부학과 움직임 (Functional anatomy and movement)

■ 손가락관절

(artt. interphalangeales manus distalis et. proximalis, abbrevi. DIP , PIP)

손가락관절은 해부학적, 역학적으로 단순, 1축 경첩관절들(변형된 안장형)이다. 각 손가락 마디뼈(phalanx)는 원위부의 볼록관절면(골두,caput)과 근위부의 오목관절면(기저부, 바닥, base)으로 이루어진다. 관절머리(articular head)의 볼록관절면에는 구(sulcus)가 있으며 이 구(sulcus)에 꼭 맞는 융기(eminence)가 기저부(바닥) 오목관절면에 존재한다.

뼈의 촉진점 (Bony palpation)

- 손가락뼈
- 먼쪽손가락뼈사이관절(원위지절간관절)틈과 몸쪽손가락뼈사이관절(근위지절간관절)틈 (DIP and PIP joint spaces)
- 엄지의 손가락뼈사이관절(지절간관절, IP)부위의 한 개의 종자뼈(종자골, sesamoid)

인대 (Ligaments)

- 측부 인대들(collateral ligaments)
- 손바닥방향에 위치한 인대들(palmar ligaments)

뼈의 움직임과 축 (Bone movement and axes)

- 굴곡-신전: 손가락뼈 머리(head of the phalanx)를 통과하는 횡축을 중심으로

마지막 느낌 (End feel)

- 빳빳함(firm)

관절움직임 (미끄러짐, gliding)

- 오목규칙(concave rule)

치료면 (Treatment plane)

- 손가락뼈(지절골, phalanx)의 기저부(base)인 오목관절면에 위치함

영점위치 (Zero position)

- 손허리뼈(중수골, metacarpal)와 그에 해당하는 손가락뼈를 통과하는 장축이 일직선을 이룬 상태.

편안위치 (Resting position)

- 모든관절을 가볍게 굴곡시킨 상태,

잠긴위치 (Close-packed position)

- 먼쪽손가락뼈사이관절들, 몸쪽손가락뼈사이관절들, 제 1 손허리손가락관절 (DIPs, PIPs and MCP I) : 최대로 신전시킨 상태

관절주머니 유형 (Capsular pattern)

- 모든 방향으로의 움직임성이 제한되며, 굴곡이 가장 심하게 제한됨.

■ II– V 손가락의 손허리손가락관절 (중수지절간관절, MCP joints)

(artt. metacarpophalangeales, abbrevi. MCP)

제2–제5 손허리손가락관절(MCP joint)은 해부학적과 역학적으로 단순 2축관절(변형된 구형)이다. 볼록형의 관절머리(articular head)들은 손허리뼈(metacarpal)들의 원위부 끝에 위치하며 오목형의 관절면은 첫마디뼈(proximal phalanx)의 바닥(골저, base)에 위치한다. 주먹을 꽉 쥔 상태에서 관절틈은 손허리뼈머리(metacarpal head)에서 약 1cm 원위부에 위치한다. 손허리뼈머리에 위치한 구(sulcus)의 형태와 구조에 의하여 손가락을 굴곡시켰을 때 각각의 손가락끝이 손의 중앙을 향하게 된다.

뼈의 촉진점 (Bony palpation)

- 제2–제5 첫마디뼈(근위지절골, proximal phalanges II–V)
- 제2–제5 손허리뼈(중수골. metacarpal bones II–V)
- 제2–제5 손허리손가락관절틈(중수지절간관절틈, joint spaces of MCP joints II–V)
- 제2와 제5 손허리손가락관절(MCP II and V)부위의 한 개의 종자뼈(sesamoid)

인대 (Ligaments)

- 측부 인대들(collateral ligaments)
- 손바닥방향에 위치한 인대들(palmar ligaments)

뼈의 움직임과 축 (Bone movement and axes)

- 굴곡–신전: 손허리뼈의 머리를 통과하는 횡축을 중심으로
- 노뼈(radius)측 굴곡–자뼈(ulna)측 굴곡: 손허리뼈들의 머리를 통과하는 시상축(dorsal–palmar axis)을 중심으로. 대체용어: 다른 손가락이 세 번째 손가락에서부터 멀어지고 가까워지는 움직임을 손가락의 외전과 내전으로, 가운데손가락의 시상축을 중심으로 한 움직임은 노뼈 그리고 자뼈측 치우침(deviation)으로 표기한다.
- 수동 회전: 손가락뼈(phalanx)를 통과하는 장축(longitudinal axis)을 중심으로

마지막 느낌 (End feel)

- 뻣뻣함(firm)

관절움직임 (미끄러짐, gliding)

- 오목규칙

치료면 (Traetment plane)

- 첫마디뼈(proximal phalanx)의 바닥(기저부, base)인 오목관절면에 위치함

영점위치 (Zero position)

- 손허리뼈와 그에 해당하는 손가락뼈를 통과하는 장축이 일직선을 이룬 상태.

편안위치 (Resting position)

- 가벼운 굴곡과 자뼈측(ulnar side)으로 약간 굴곡시킨 상태,

잠긴위치 (Close-packed position)

- 최대로 굴곡시킨 상태

관절주머니 유형 (Capsular pattern)

- 모든 방향으로의 움직임성이 제한되며, 굴곡이 가장 심하게 제한됨.

■ 엄지의 손허리손가락관절 (중수지절간관절)

(art. metacarpal-phalangeal I, abbreviated MCP I)

엄지의 손허리손가락관절(MCP I)은 해부학적과 역학적으로 단순, 1축, 경첩관절(변형된 안장형)이며, 관절주머니는 매우 느슨하다.

뼈의 촉진점 (Bony palpation)

- 엄지의 첫마디뼈(proximal phalanx of thumb)
- 제1 손허리손가락관절틈 (joint space of MCP I)
- 제1 손허리손가락관절 부위의 두 개의 종자뼈 (2 sesamoid bones of MCP I)

인대 (Ligaments)

- 측부 인대들(collateral ligaments)

뼈의 움직임과 축 (Bone movement and axes)

- 굴곡-신전: 제1 손허리뼈(metacarpal I)의 머리(두,caput)를 통과하는 횡축 (radial-ulnar axis)을 중심으로

마지막 느낌 (End feel)

- 뻣뻣함(firm)

관절움직임들 (미끄러짐, Gliding)

- 오목규칙(concave rule): 손가락뼈의 몸쪽(근위) 끝 부분이 오목면이며, 손허리뼈의 먼쪽(원위) 끝 부분이 볼록면이다.

치료면 (Traetment plane)

- 첫마디뼈(proximal phalanx)의 바닥(기저부, base)인 오목관절면에 위치함

영점위치 (Zero position)

- 손허리뼈(metacarpal)와 그에 해당하는 손가락뼈를 통과하는 장축이 일직선을 이룬 상태.

편안위치 (Resting position)

- 가볍게 굴곡시킨 상태,

잠긴위치 (Close-packed position)

- 최대로 신전시킨 상태

관절주머니 유형 (Capsular pattern)

- 모든 방향으로의 움직임성이 제한되며, 굴곡이 가장 심하게 제한됨.

■ 손가락의 검진계획 (Finger examination scheme)

(검진에 대한 추가적인 정보는 제 3장과 4장 참조)

기능검진 (Test of function)

1. 능동과 수동 움직임 (마지막 느낌과 안정검진 포함)

굴곡	DIP	45° - 60°
	PIP	100°
	MCP I - IV	90°
0° 에서 신전	MCP II - IV	10° - 30°
외전 (abduction)	MCP II - IV	전체 90°

2. 직선적인 조인트플레이와 마지막 느낌

견인- 압박 (traction–compression):	(그림 1a)
미끄러뜨림 (gliding)	
손바닥 방향으로 (palmar)	(그림 2a)
손등 방향으로 (dorsal)	(그림 2d)
노뼈 (요골) 측 방향으로 (radial)	(그림 3a)
자뼈 (척골) 측 방향으로 (ulnar)	(그림 3c)

3. 저항검진 (Resisted Tests) :

굴곡 (flexion)	작용부위
얕은손가락굽힘근 (천지굴근, m. flexor digitorum superficialis)	PIP
깊은손가락굽힘근 (심지굴근, m. flexor digitorum profundus)들	DIP
벌레근 (충양근, mm. lumbricales)	MCP
짧은엄지굽힘근 (단무지굴근, mm. flexores pollicis brevis)	MCP
긴엄지굽힘근 (장무지굴근, mm. flexores pollicis longus)	IP
신전 (extension)	
벌레근 (충양근, mm. lumbricales)	DIP, PIP
손가락폄근 (지신근, m. extensor digitorum)	DIP, PIP
새끼폄근 (소지신근, m. extensor digiti minimi)	DIP, PIP
집게폄근 (시지신근, m. extensor indicis).	DIP, PIP
짧은엄지폄근 (단무지신근, mm. extensores pollicis brevis)	MCP
긴엄지폄근 (장무지신근, mm. extensores pollicis longus)	IP
외전 (abduction)	
손등쪽 뼈사이근 (배측골간근, mm. interossei dorsales)	MCP
새끼손가락 벌림근 (소지외전근, m. abductor digiti minimi)	MCP
내전 (adduction)	
손바닥쪽 뼈사이근 (저측골간근, mm. interossei platares)	MCP

4. 연부조직의 수동적 움직임 (Passive soft tissue movement)

생리적인 움직임

부가적인 움직임

5. 부가적인 검진 (Additional tests)

실험치료 (Trial Treatment)

견인 (traction) (그림 1b)

■ 손가락에 적용하는 테크닉들 (Finger techniques)

주의: 아래의 테크닉들은 엄지의 손허리손가락관절(MCP I)과 손가락뼈사이관절(지절간관절, IP)에도 적용이 가능함.

손가락관절 : 견인(traction)

통증과 움직임의 제한 시 (for pain and hypomobility)

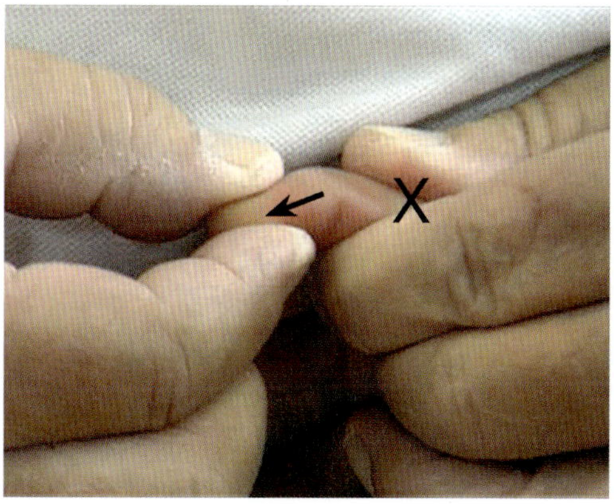

그림 1a – 편안위치에서 검진과 모빌리제이션

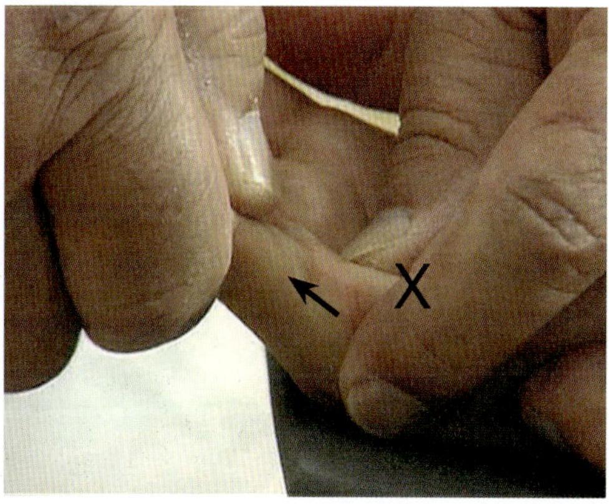

그림 1b – 편안위치에서 모빌리제이션

■ 그림 1a : 편안위치에서 검진과 모빌리제이션

목적

- 먼쪽손가락뼈사이(DIP)–, 몸쪽손가락뼈사이(PIP)– 또는 손허리손가락(MCP)–관절의 견인–조인트플레이의 양과 질 및 마지막 느낌의 평가를 위하여.
- DIP–, PIP– 또는 MCP–관절의 통증감소 또는 움직임성 개선을 위하여.

시작자세

- 환자의 손바닥이 아래쪽을 향한 자세.
- 관절의 Position은 편안위치(Resting position).

손의 위치와 고정

- **치료사의 고정하는 손(왼손)**: 치료사는 손으로 환자의 손과 손가락을 잡고, 환자의 손을 치료사의 몸에 고정시킴, 치료사는 손가락으로 환자 손가락의 해당하는 관절틈에서 가장 가까운 근위부를 잡음.
- **치료사의 움직이는 손(오른손)**: 치료사는 손으로 환자의 손가락을 잡고, 손가락으로 해당하는 관절틈에서 가장 가까운 원위부를 잡음.

실행

- 원위 손가락뼈에 원위방향으로 Ⅰ, Ⅱ, 또는 Ⅲ 단계의 견인움직임을 적용함.

■ 그림 1b : 편안위치에서 선택할 수 있는 대체 모빌리제이션 테크닉

- 환자의 손등을 치료쐐기 위에 놓은 상태에서 손가락 또는 엄지두덩(무지구, thenar)으로 환자 손허리손가락(MCP)관절틈에서 가장 가까운 근위부를 잡아서 손허리뼈(metacar pal bone)를 쐐기위에 고정시킴. 손가락을 당겨서 손허리손가락관절에 III 단계의 견인움직임을 적용함.
- 초보자들이 직선적–견인(traction)–매니플레이션을 연습하기에 적합함.

각주 : DIP–관절 = 먼쪽손가락뼈사이관절(원위지절간관절), 손가락의 중간마디뼈와 끝마디뼈 사이 관절
PIP–관절 = 몸쪽손가락뼈사이관절(근위지절간관절), 손가락의 첫째마디뼈와 중간마디뼈 사이 관절
MCP–관절 = 손허리손가락관절(중수지절관절), 손바닥뼈와 손가락의 첫째마디뼈 사이 관절

손가락 관절 : 견인(traction)

굴곡과 신전의 제한 시 (for restricted flexion and extension)

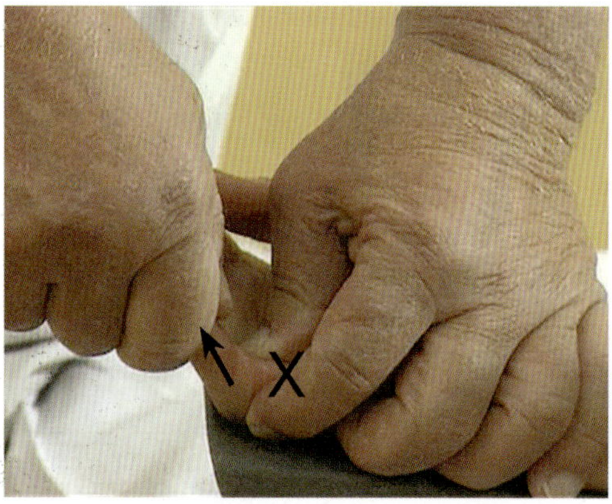

그림 1c – MCP 굴곡(flexion)시킨 위치에서 견인모빌리제이션

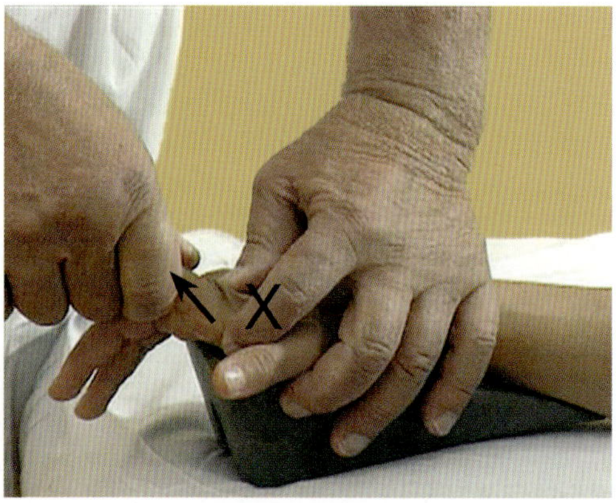

그림 1d – MCP 신전(extension)시킨 위치에서 견인모빌리제이션

■ 그림 1c : 굴곡 (Flexion) – 점진적 (Progression)

목적

- 먼쪽손가락뼈사이(DIP) – , 몸쪽손가락뼈사이(PIP) – 또는 손허리손가락(MCP) – 관절의 굴곡(flexion)움직임 증가를 위하여.

시작자세

- 환자의 손등을 치료쐐기 위에 놓은 자세.
- 관절의 Position은 제한된 굴곡움직임의 마지막 범위에 가깝게 위치시킴.

손의 위치와 고정

- **치료사의 고정하는 손(왼손)** : 치료사는 손으로 환자의 근위 관절파트너를 쐐기 위에 고정시킴, 손가락 또는 엄지두덩(thenar)으로 해당하는 관절틈에서 가장 가까운 근위부를 잡음.
- **치료사의 움직이는 손(오른손)** : 치료사는 손으로 환자 손가락을 잡고, 손가락으로 원하는 관절틈에서 가장 가까운 원위부를 잡음.

실행

- 원위 손가락뼈에 원위방향으로 Ⅲ 단계의 견인움직임을 적용함.

■ 그림 1d : MCP – 관절의 신전 (Extension) – 점진적 (Progression)

- 환자의 손바닥을 치료쐐기 위에 고정시키고, 손허리손가락(MCP)관절을 제한된 신전(extension)움직임의 마지막 범위에 가깝게 위치시킴. 원위 손가락뼈에 원위방향으로 III 단계의 견인움직임을 적용함.

손가락 관절 : 손바닥방향으로 미끄러뜨림(palmar glide)

굴곡의 제한 시 (for restricted flexion)

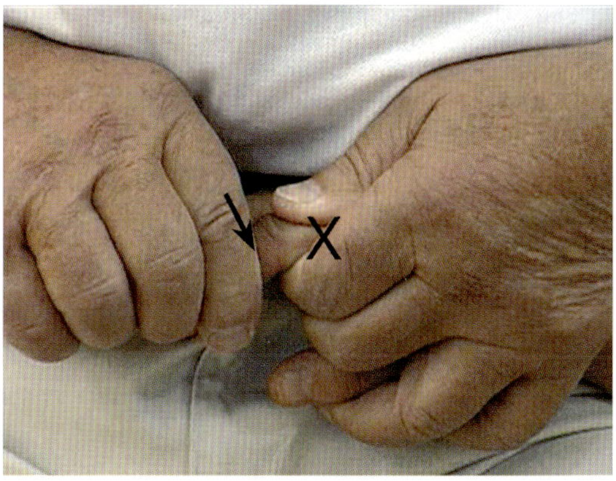

그림 2a - 편안위치에서 검진과 모빌리제이션

■ 그림 2a : 편안위치에서 검진과 모빌리제이션

목적

- 먼쪽손가락뼈사이(DIP)-, 몸쪽손가락뼈사이(PIP)- 또는 허리손가락(MCP)-관절의 손바닥 방향으로 미끄러짐-조인트플레이의 양과 질 및 마지막 느낌의 평가를 위하여.
- 먼쪽손가락뼈사이(DIP)-, 몸쪽손가락뼈사이(PIP)- 또는 손허리손가락(MCP)-관절의 굴곡움직임 증가를 위하여 (오목규칙).

시작자세

- 환자의 손바닥이 아래쪽을 향한 자세.
- 관절의 Position은 편안위치.

손의 위치와 고정

- **치료사의 고정하는 손(왼손)** : 치료사는 손으로 환자의 손과 손가락을 잡고, 환자의 손을 치료사의 몸에 고정시킴, 치료사는 손가락으로 원하는 관절틈에서 가장 가까운 근위부를 잡음.
- **치료사의 움직이는 손(오른손)** : 치료사는 손으로 환자의 손가락을 잡고, 손가락으로 해당하는 관절틈에서 가장 가까운 원위부를 잡음.

실행

- 원위 손가락뼈에 손바닥방향으로 II 또는 Ⅲ 단계의 미끄러뜨림-움직임을 적용함.

손가락 관절 : 손바닥방향으로 미끄러뜨림(palmar glide)

굴곡의 제한 시 (for restricted flexion) (계속)

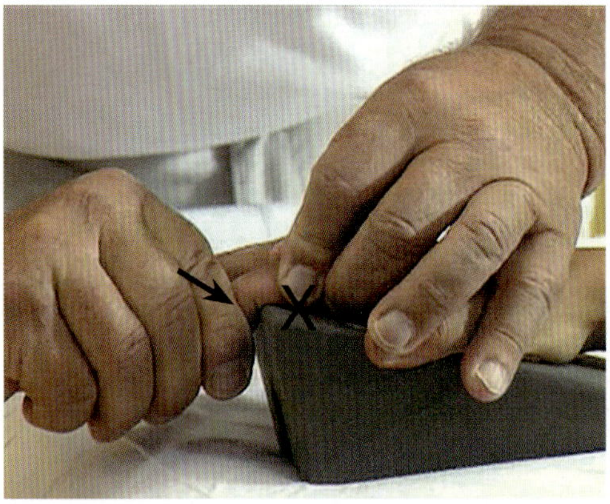

그림 2b – 편안위치에서 모빌리제이션

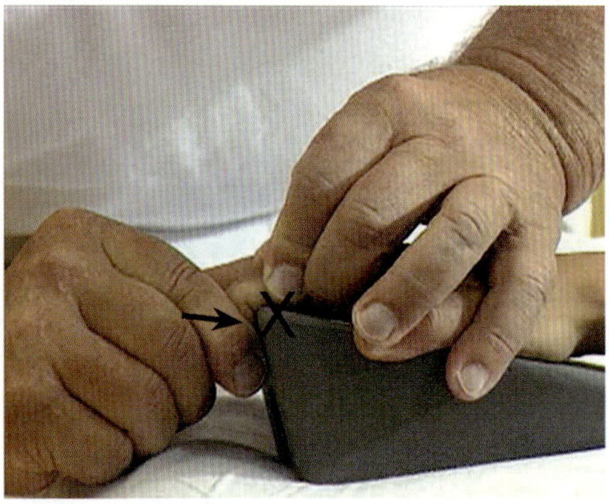

그림 2c – 굴곡(flexion)시킨 위치에서 모빌리제이션

■ 그림 2b : 편안위치에서 선택할 수 있는 대체 모빌리제이션 테크닉

목적

- 먼쪽손가락뼈사이(DIP)-, 몸쪽손가락뼈사이(PIP)- 또는 손허리손가락(MCP)-관절의 굴곡움직임 증가를 위하여 (오목규칙).

시작자세

- 환자의 손바닥을 치료쐐기 위에 놓은 자세.
- 관절의 Position은 편안위치.

손의 위치와 고정

- **치료사의 고정하는 손 (왼손)** : 치료사는 손으로 환자의 근위 관절파트너를 쐐기 위에 고정시킴,손가락 또는 엄지두덩(thenar)으로 해당하는 관절틈에서 가장 가까운 근위부를 잡음.
- **치료사의 움직이는 손 (오른손)** : 환자 손가락을 손으로 잡고, 손가락으로 원하는 관절틈에서 가장 가까운 원위부를 잡음.

실행

- 원위 손가락뼈에 손바닥방향으로 Ⅲ 단계의 미끄러뜨림-움직임을 적용함.

■ 그림 2c : 굴곡 (Flexion) – 점진적 (Progression)

- 해당하는 손가락관절을 제한된 굴곡(flexion)움직임의 마지막 범위에 가깝게 위치시킨 상태에서 손바닥방향으로 III 단계의 미끄러뜨림-움직임을 적용함.

손가락 관절 : 손등방향으로 미끄러뜨림(dorsal glide)

신전의 제한 시 (for restricted extension)

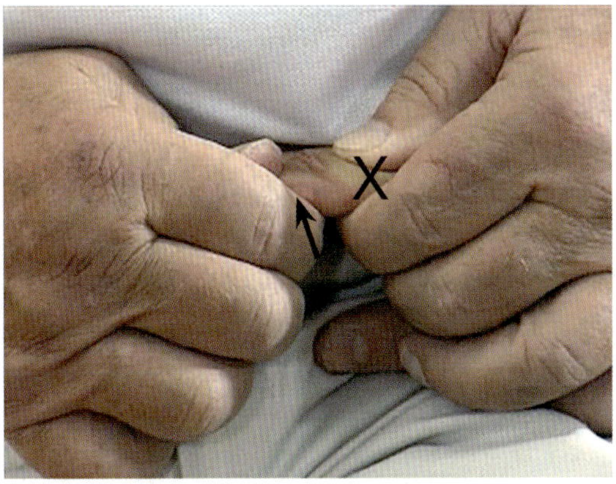

그림 2d – 편안위치에서 검진과 모빌리제이션

■ 그림 2d : 편안위치에서 검진과 모빌리제이션

목적

- 먼쪽손가락뼈사이(DIP)–, 몸쪽손가락뼈사이(PIP)– 또는 손허리손가락(MCP)–관절의 손등 방향으로 미끄러짐–조인트플레이의 양과 질 및 마지막 느낌의 평가를 위하여.
- 먼쪽손가락뼈사이(DIP)–, 몸쪽손가락뼈사이(PIP)– 또는 손허리손가락(MCP)–관절의 신전(extension)움직임 증가를 위하여 (오목규칙).

시작자세

- 환자의 손바닥이 아래쪽을 향한 자세.
- 관절의 Position은 편안위치.

손의 위치와 고정

- **치료사의 고정하는 손(왼손)** : 치료사는 손으로 환자의 손과 손가락을 잡고, 환자의 손을 치료사의 몸에 고정시킴, 치료사는 손가락으로 원하는 관절틈에서 가장 가까운 근위부를 잡음.
- **치료사의 움직이는 손(오른손)** : 치료사는 손으로 환자의 손가락을 잡고, 손가락으로 해당하는 관절틈에서 가장 가까운 원위부를 잡음.

실행

- 원위 손가락뼈에 손등방향으로 II 또는 Ⅲ 단계의 미끄러뜨림–움직임을 적용함.

손가락 관절 : 손등방향으로 미끄러뜨림(dorsal glide)

신전의 제한 시 (for restricted extension) 계속

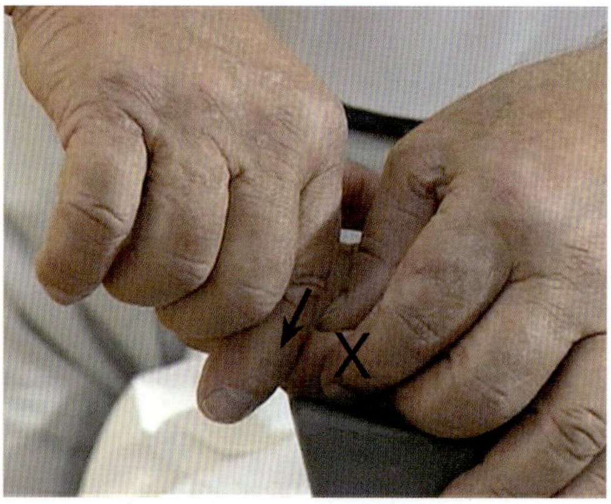

그림 2e – 편안위치에서 모빌리제이션

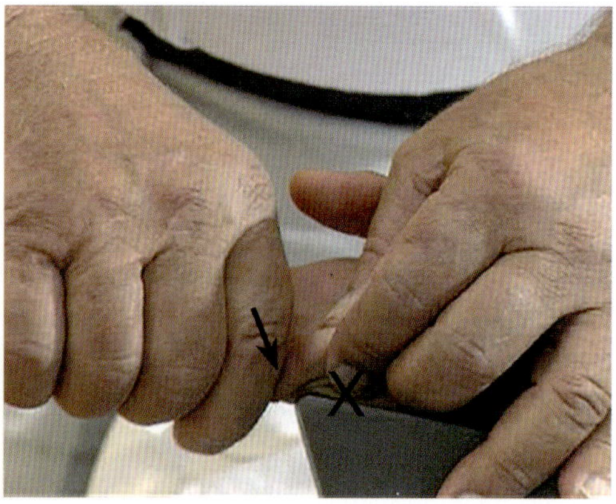

그림 2f – 신전(extension)시킨 위치에서 모빌리제이션

■ 그림 2e : 편안위치에서 모빌리제이션

목적

- 먼쪽손가락뼈사이(DIP)–, 몸쪽손가락뼈사이(PIP)– 또는 손허리손가락(MCP)–관절의 신전움직임 증가를 위하여 (오목규칙).

시작자세

- 환자의 손등을 치료쐐기 위에 놓은 자세.
- 관절의 Position은 편안위치.

손의 위치와 고정

- **치료사의 고정하는 손(왼손)** : 치료사는 손으로 환자의 근위 관절파트너를 쐐기 위에 고정시킴, 손가락 또는 엄지두덩(thenar)으로 해당하는 관절틈에서 가장 가까운 근위부를 잡음.
- **치료사의 움직이는 손(오른손)** : 환자 손가락을 손으로 잡고, 손가락으로 원하는 관절틈에서 가장 가까운 원위부를 잡음.

실행

- 원위 손가락뼈에 손등방향으로 Ⅲ 단계의 미끄러뜨림–움직임을 적용함.

■ 그림 2f : 신전(Extension) – 점진적(Progression)

- 해당하는 손가락관절을 제한된 신전(extension)움직임의 마지막 범위에 가깝게 위치시킨 상태에서 손등방향으로 III 단계의 미끄러뜨림–움직임을 적용함.

손가락 관절 : 노측방향으로 미끄러뜨림(radial glide)

굴곡과 신전의 제한 시 (for restricted flexion and extension)

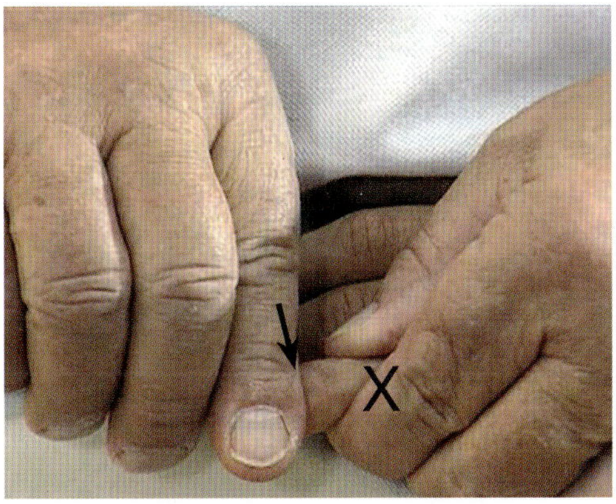

그림 3a - 편안위치에서 검진과 모빌리제이션

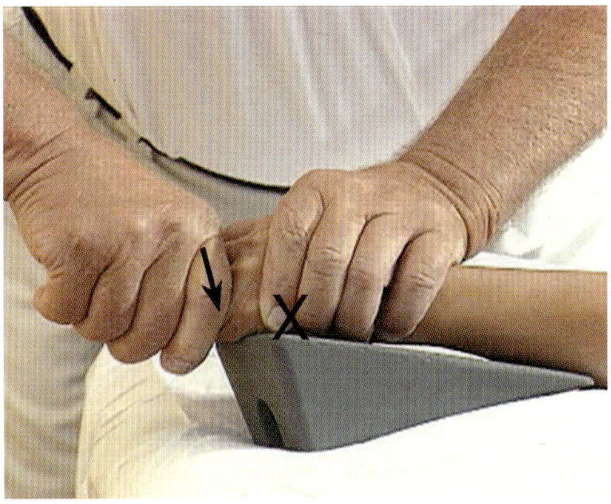

그림 3b - 편안위치에서 모빌리제이션

손가락 (Fingers)

■ 그림 3a : 편안위치에서 검진과 모빌리제이션

목적

- 먼쪽손가락뼈사이(DIP)-, 몸쪽손가락뼈사이(PIP)- 또는 손허리손가락(MCP)- 관절의 노측 방향으로 미끄러짐-조인트플레이의 양과 질 및 마지막 느낌의 평가를 위하여.
- DIP-, PIP- 또는 MCP-관절의 신전과 굴곡움직임 증가를 위하여(오목규칙).

시작자세

- 환자의 손바닥이 치료사의 몸쪽을 향한 자세.
- 관절의 Position은 편안위치.

손의 위치와 고정

- **치료사의 고정하는 손(왼손)** : 치료사는 손으로 환자의 손과 손가락을 잡고, 환자의 손을 치료사의 몸에 고정시킴. 치료사는 손가락으로 원하는 관절틈에서 가장 가까운 근위부를 잡음.
- **치료사의 움직이는 손(오른손)** : 치료사는 손으로 환자의 손가락을 잡고, 손가락으로 해당하는 관절틈에서 가장 가까운 원위부를 잡음.

실행

- 원위 손가락뼈에 노측 방향으로 II 또는 Ⅲ 단계의 미끄러뜨림-움직임을 적용함.

■ 그림 3b : 편안위치에서 모빌리제이션, 대체 테크닉

- 환자 손의 노측(radial)면을 치료쐐기 위에 놓은 상태에서 치료사의 손으로 환자 MCP-관절틈에서 가장 가까운 근위부를 잡아서 손허리뼈(metacarpal bone)를 쐐기 위에 고정시키고, 노측(radial)방향으로 III 단계의 미끄러뜨림-움직임을 적용함.
- 이 테크닉은 노측(radial) 미끄러짐-조인트플레이를 개선시키기 위하여 (오목규칙) MCP-관절을 편안위치 또는 굴곡(flexion), 신전(extension) 그리고 노측(radial) 굴곡시킨 상태 모두에서 적용할 수 있음.

손가락 관절 : 자측방향으로 미끄러뜨림(ulnar glide)

굴곡과 신전의 제한 시 (for restricted flexion and extension)

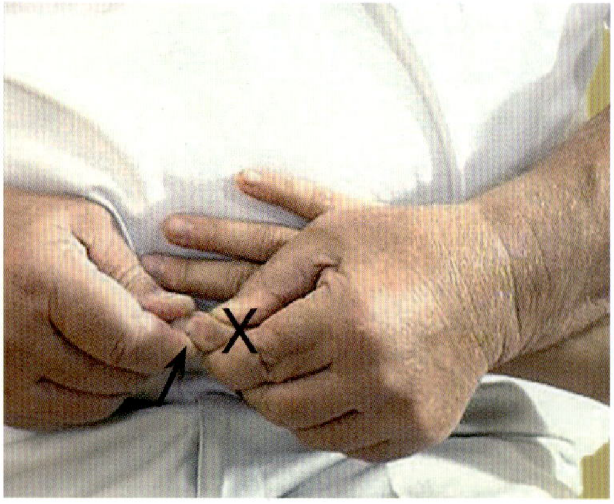

그림 3c – 편안위치에서 검진과 모빌리제이션

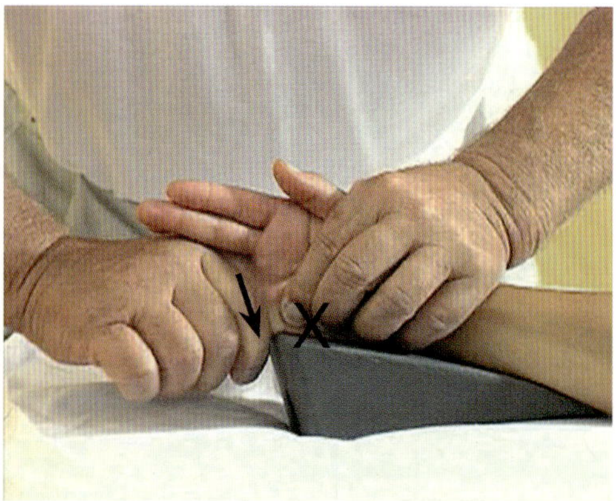

그림 3d – 편안위치에서 모빌리제이션

■ 그림 3c : 편안위치에서 검진과 모빌리제이션

목적

- 먼쪽손가락뼈사이(DIP)–, 몸쪽손가락뼈사이(PIP)– 또는 손허리손가락(MCP)–관절의 자측 방향으로 미끄러짐–조인트플레이의 양과 질 및 마지막 느낌의 평가를 위하여.
- DIP–, PIP– 또는 MCP– 관절의 신전과 굴곡움직임 증가를 위하여 (오목규칙).

시작자세

- 환자의 손바닥이 치료사의 몸쪽을 향한 자세.
- 관절의 Position은 편안위치.

손의 위치와 고정

- **치료사의 고정하는 손(왼손)** : 치료사는 손으로 환자의 손과 손가락을 잡고, 환자의 손을 치료사의 몸에 고정시킴, 치료사는 손가락으로 원하는 관절틈에서 가장 가까운 근위부를 잡음.
- **치료사의 움직이는 손(오른손)** : 치료사는 손으로 환자의 손가락을 잡고, 손가락으로 해당하는 관절틈에서 가장 가까운 원위부를 잡음.

실행

- 원위 손가락뼈에 자측 방향으로, II 또는 Ⅲ 단계의 미끄러뜨림–움직임을 적용함.

■ 그림 3d : 편안위치에서 선택할 수 있는 대체 모빌리제이션 테크닉

- 환자 손의 자측(ulnar)면을 치료쐐기 위에 놓은 상태에서 치료사의 손으로 환자 MCP–관절틈에서 가장 가까운 근위부를 잡아서 손허리뼈를 쐐기위에 고정시키고, 자측 방향으로 III 단계의 미끄러뜨림–움직임을 적용함.
- 이 테크닉은 자측(ulnar) 미끄러짐 조인트플레이를 개선시키기 위하여 (오목규칙) MCP–관절을 편안위치 또는 굴곡(flexion), 신전(extension) 그리고 자측(ulnar) 굴곡시킨 상태 모두에서 적용할 수 있음.

9장

손허리 (METACARPALS)

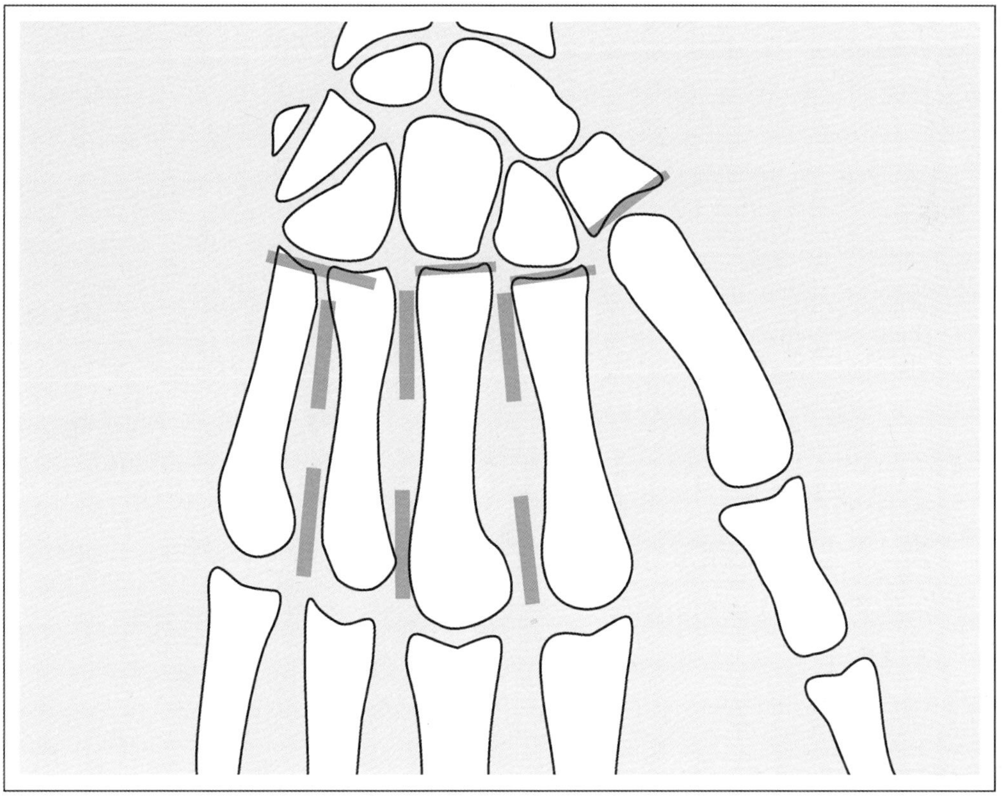

9 손허리 (중수, Metacarpals)

■ 기능해부학과 움직임 (Functional anatomy and movement)

움직임이 제한된 손에서는 먼저 손허리(metacarpals)를 치료하고 그 다음에 손가락을 치료한다.

■ 손의 정렬 *(metacarpus)*

손은 다섯 개의 손허리뼈(metacarpal bones)와 그에 해당하는 다섯 개의 손가락으로 구성된다. 각 손허리뼈는 원위부에 볼록(convex) 면인 골두와 근위부에 오목면(concave) 인 기저부(base)로 이루어진다. 손허리뼈들의 골두(caput) 사이는 관절을 이루지 않으며 심부손허리가로인대(transverse ligament)에 의하여 결합되어 있다.

2번째에서 5번째 손허리뼈 기저부와 손목뼈(carpal bone) 사이의 관절(artt. carpometacarpales; abbreviated CM)들과 손허리뼈 기저부 사이의 관절(artt. intermetacarpales; abbreviated IM)은 거의 편평한 구조를 이룬다. 이 관절들은 해부학적으로 단순, 그리고 역학적으로는 복합적인 편평 반관절이다(그림 13). 모든 이러한 편평관절면은 작은 곡선의 형태를 이루고 있으나 치료에는 단지 견인(traction)과 손바닥-손등방향(palmar-dorsal)으로 미끄러뜨림 테크닉들이 사용되므로 치료하는 동안 이러한 정도의 곡선은 고려하지 않아도 된다.

손허리뼈사이관절(IM)들은 1-5번 손목손허리뼈관절(carpometacarpal joint)들과 함께 하나의 공동 관절주머니(articular capsule)을 이룬다. 이러한 이유에 의하여 이 모든 관절을 합쳐서 "큰 손목손허리뼈관절(big carpometacarpal joint)"로 표기된다. 이 복합관절강(complex joint cavity)에는 제1 손목손허리뼈관절과 콩알뼈(pisiform)관절은 포함되지 않는다.

손등쪽의 볼록궁은 손가락의 모든 움직임 시 변형된다.

뼈의 촉진점 (Bony palpation)

- 제2-5 손허리뼈(metacarpals 2-5)
- 원위부의 손목뼈(carpal bone)들 [작은마름뼈(trapezoid), 알머리뼈(capitate), 갈고리뼈(hamate)]
- 제2-5 손목손허리뼈관절틈(2-5 carpometacarpal joint space)

인대 (Ligament)

- 손등쪽 뼈사이 인대(dorsal interosseous ligaments)
- 손바닥쪽 손허리뼈사이 인대(palmar metacarpal ligaments)
- 손등과 손바닥쪽 손목손허리뼈사이 인대(dorsal and palmar carpometacarpal ligaments)

뼈의 움직임과 축 (Bone movement axes)

자측(ulnar side)의 손허리뼈관절들(metacarpal joints)의 움직임은 노측(radial side)의 손허리뼈관절의 움직임보다 비교적 크다. 예를 들어, 제 5 손허리뼈와 갈고리뼈(hamate) 사이의 관절은 안장관절(saddle joint)로서 굴곡-신전((flexion-extension)과 자측-노측굴곡(ulnar-radial flexion) 뿐만 아니라 대립움직임(opposition)도 가능하다.

손허리뼈사이관절(intermetacarpal joint) :

- 이 관절들의 작은 움직임은 정해지지 않은 축을 중심으로 일어난다. 손허리뼈들이 3번 손허리뼈(metacarpal)를 기준으로 손바닥(palmar)방향으로 움직이면 손허리-가로활(횡궁, transverse metacarpal arch)의 만곡은 커진다.
- 손허리뼈들이 3번 손허리뼈를 기준으로 손등(dorsal)방향으로 움직이면 손허리-가로활(횡궁, transverse metacarpal arch)의 만곡은 작아진다

손목손허리뼈관절(carpometacarpal joint) :

- 굴곡-신전(flexion-extension) : 손목뼈(carpal bone)을 통과하는 횡축(radial-ulnar axis)을 중심으로
- 자측-노측굴곡(ulnar-radial flexion) : 손목뼈(carpal bone)을 통과하는 시상축(sagittal, dorsal-palmar axis)을 중심으로

마지막 느낌 (End feel)

- 뻣뻣함(firm)

관절움직임 (gliding)

- 오목규칙(concave rule)

치료면 (Treatment plane)

- 제2-5 근위 및 원위 손허리뼈사이관절(Intermetacarpal joint)의 치료면은 손허리뼈(metacarpal) 사이에, 손허리뼈와 수직으로 위치함.
- 손목손허리뼈관절(carpometacarpal joint)의 치료면은 손허리뼈(metacarpal)들의 기저부, 오목관절면에 위치함

영점위치 (Zero position)

- 제2-5 손목손허리뼈관절(carpometacarpal joint 2-5) : 설명없음

편안위치 (Resting position)

- 제2-5 손목손허리뼈관절(carpometacarpal joint 2-5) : 설명없음

잠긴위치 (close-packed-position)

- 서술없음

관절주머니 유형 (Capsular pattern)

- 제2-5 손목손허리뼈관절(carpometacarpal joint 2-5) : 모든 방향으로의 움직임성이 같은 크기로 제한된다.

엄지의 손목손허리뼈관절 (First carpometacarpal joint)
(art. carpometacarpalis pollicis)

제1 손허리뼈와 큰마름뼈(trapezium) 사이의 엄지 손목손허리뼈관절(artic. carpometa carpalis pollicis)은 해부학적, 역학적으로 단순 2축, 안장관절(변형되지 않은 안장형)이다. 그러나 기능적으로는 느슨한 관절주머니(articular capsule)로 인하여 마치 3축 절구관절(구관절, ball-and-socket joint)처럼 작용한다(원형).

뼈의 촉진점 (Bony palpation)
- 엄지의 손허리뼈 바닥부(중수골 기저부, base of metacarpal I)
- 큰마름뼈(trapezium)
- 제1 손목손허리뼈관절(first carpometacarpal joint)의 관절틈

인대 (Ligament)
- 관절주머니(articular capsule)를 모든 측면에서 강화함

뼈의 움직임과 축 (Bone movement axes)
큰마름뼈(trapezium)의 관절면은 다른 원위부 손목뼈(carpal bone)의 관절면과 평행하지 않는다. 왜냐하면 큰마름뼈(trapezium)는 손바닥(palmar)방향으로 90° 회전되어있다. 그러므로 엄지 손목손허리뼈관절(carpometacarpal joint)의 움직임을 설명할 때, 축 역시 90° 회전되어 있다고 기억하고 있어야 한다.

- 손바닥 방향으로 외전-내전(abduction-adduction): 제1 손허리뼈의, 뼈의 볼록 기저면과 함께, 기저부를 통과하는 노뼈-자뼈 축(radial-ulnar axis)을 중심으로 일어나는 움직임.
- 굴곡-신전(flexion-extension): 제 1 손허리뼈의, 뼈의 오목 기저면과 함께, 큰마름뼈(trapezium)를 통과하는 손등-손바닥 축(dorsal-palmar axis)을 중심으로 일어나는 움직임.
- 회전(rotation): 움직임의 축은 손허리뼈를 세로로 통과한다. 회전은 오직 수동적(passive)으로 일어난다.
- 대립움직임-반대립움직임(opposition-reposition): 대립움직임은 엄지의 외전과 굴곡움직임에 의하여 일어나며(abd + flexion), 반대립움직임은 엄지의 내전과 신전움직임에 의하여 일어난다(add + extension).

마지막 느낌 (End feel)

- 뻣뻣함(firm)

관절움직임 (미끄러짐, Gliding)

- 굴곡-신전(flexion-extension) : 오목규칙(concave rule)
- 외전-내전(abduction-adduction) : 볼록규칙(convex rule)

치료면 (Treatment palne)

- 굴곡-신전(flexion-extension) : 손허리뼈 기저부(base)의 오목관절면에 위치함
- 외전-내전(abduction-adduction) : 큰마름뼈(trapezium)의 오목관절면에 위치함

영점위치 (Zero position)

- 제 1 손허리뼈를 최대로 외전-내전 그리고 굴곡(flexion)과 신전(extension)시킨 위치의 중간위치

편안위치 (Resting position)

- 제 1 손허리뼈를 최대로 외전-내전 그리고 굴곡(flexion)과 신전(extension)의 중간위치

잠긴위치 (Close-packed-position)

- 최대로 대립(opposition)시킨 위치

관절주머니 유형 (Capsular pattern)

- 외전-신전(abduction-extension)

■ 손허리(중수)의 검진계획 (Metacarpal examination scheme)

(검진에 대한 더 자세한 정보는 3장과 4장 참조)

기능검진 (Test of function)

1. **능동과 수동 움직임 (마지막 느낌과 안정성검진 포함)**

CM 1 (제1 손목손허리뼈관절):	굴곡–신전 (flexion–extension)	전체 50°
	외전–내전 (abd–adduction)	전체 40°
CM 2–5 (제2–5 손목손허리뼈관절) :	굴곡–신전 (flexion–extension)	작은움직임
	외전–내전	
CM 5 (제5 손목손허리뼈관절) :	대립움직임 (opposition)	

2. **직선적 조인트플레이와 마지막 느낌**

CM 1 (제1 손목손허리뼈관절) :	견인–압박 (traction–compression)	(그림 7a)
	미끄러짐 (gliding)	
	자측 (ulnar) 방향으로	(그림 7c)
	노측 (radial) 방향으로	(그림 7e)
	손바닥 (palmar) 방향으로	(그림 7g)
	손등 (dorsal) 방향으로	(그림 7i)
CM 2–5 (제2–5 손목손허리뼈관절) :	견인–압박 (traction–compression)	(그림 6a)
	미끄러짐 (gliding)	
	손바닥 (palmar) 방향으로	
	손등 (dorsal) 방향으로	
IMC 2–5 (제2–5 손허리뼈사이관절) :	미끄러짐 (gliding)	(그림 5a)

3. **저항검진 (Resisted movements)** **작용부위**

CM 1 (제1 손목손허리뼈관절)

굴곡 :	긴엄지굽힘근 (장무지굴근, m. flexor pollicis longus)	IP, MCP
	짧은엄지굽힘근 (단무지굴근, mm. flexores pollicis brevis)	IP
신전 :	긴엄지폄근 (장무지신근, m. extensor pollicis longus)	IP, MCP
	단무지신근 (짧은엄지폄근, m. extensor pollicis brevis)	IP
외전 :	긴엄지벌림근 (장무지외전근, m. abductor pollicis longus)	
	짧은엄지벌림근 (단무지외전근, m. adductor pollicis brevis)	
내전 :	엄지모음근 (무지내전근, m. adductor pollicis)	
대립움직임 :	엄지맞섬근 (무지대립근, m. opponens pollicis)	
	짧은엄지굽힘근 (단무지굴근, mm. flexores pollicis brevis)	

CM 5 (제 5 손목손허리뼈관절) 대립움직임 :

새끼손가락 맞섬근 (소지대립근, m. opponens digiti minimi)

4. 연부조직의 수동적 움직임 (Passive soft tissue movement)
   생리적인 움직임
   부가적인 움직임
5. 부가적인 검진 (Additional tests)

실험치료 (Trial treatment)

CM 1 (제1 손목손허리뼈관절)	견인 (traction)	(그림 7b)
CM 2–5 (제2–5 손목손허리뼈관절)	견인 (traction)	(그림 6b)

■ 손허리(중수)에 적용하는 테크닉들 (Metacarpal techniques)

손을 위하여 추천하는 모빌리제이션 순서

1. 손목손허리뼈관절 견인 (carpometacarpal traction) ……(그림 6)
2. 몸쪽 손허리뼈관절 미끄러뜨림 (proximal metacarpal glide) ……(그림 5)
3. 손허리활 모빌리제이션 (meracarpal arch mobilization) ……(그림 4)

손허리활(Meracarpal arch)

움직임 제한 시 (for hypomobility)

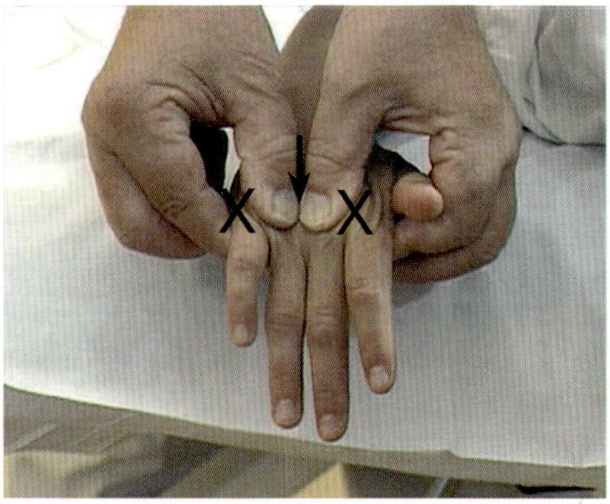

그림 4a – 검진과 모빌리제이션

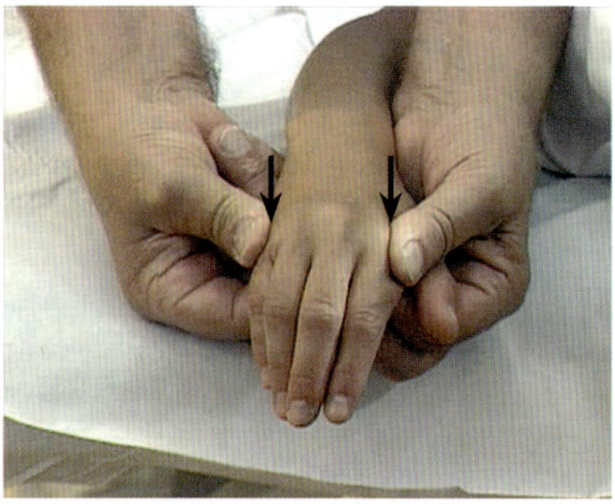

그림 4b – 검진과 모빌리제이션

■ 그림 4a : 손등 – 오목형으로 검진과 모빌리제이션

목적

- 손허리활(metacarpal arch)의 움직임의 양과 질 및 마지막 느낌의 평가를 위하여.
- 손허리활(metacarpal arch)의 움직임의 증가를 위한 먼쪽 인대결합(distal syndesmosis)의 신장, 먼쪽 인대결합의 또 다른 신장인 5b 참조.

시작자세

- 환자의 손바닥을 치료대 위에 편하게 놓은 자세.

손의 위치와 고정

- 치료사는 고정을 위하여 양손의 손가락을 환자손의 손바닥에 위치시키고, 움직임을 위하여 양쪽 엄지를 3번째 손허리뼈(metacarpal)의 손등면에 위치시켜서 잡음.

실행

- 치료사는 엄지로 환자 손등을, 손허리활(metacarpal arch)이 반대형태가 되도록, 아래방향으로 II 또는 III 단계로 누름 (손등 오목형).

■ 그림 4b : 손등 – 볼록형으로 검진과 모빌리제이션

- 치료사는 양손의 손가락으로 환자의 제3 손허리뼈(metacarpal)의 손바닥면을 고정하고, 한쪽 엄지로 제2 손허리뼈(metacarpal)와 다른 쪽 엄지로 제4, 5 손허리뼈를 눌러서 모빌리제이션 시킴.

몸쪽 손허리뼈사이(proximal intermetacarpal) : 손바닥방향으로 미끄러뜨림

움직임 제한 시 (for hypomobility)

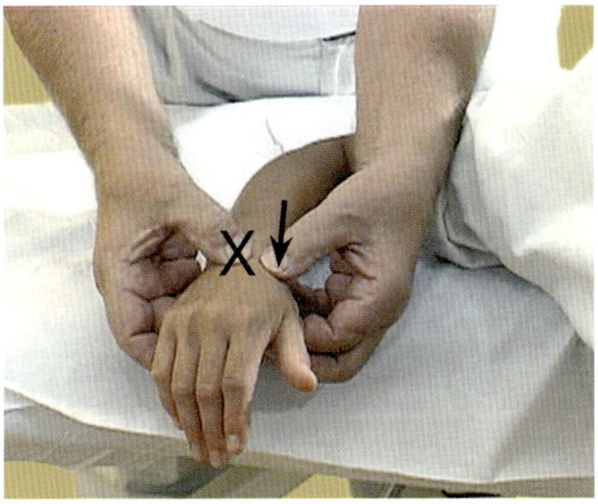

그림 5a – 편안위치에서 검진과 모빌리제이션

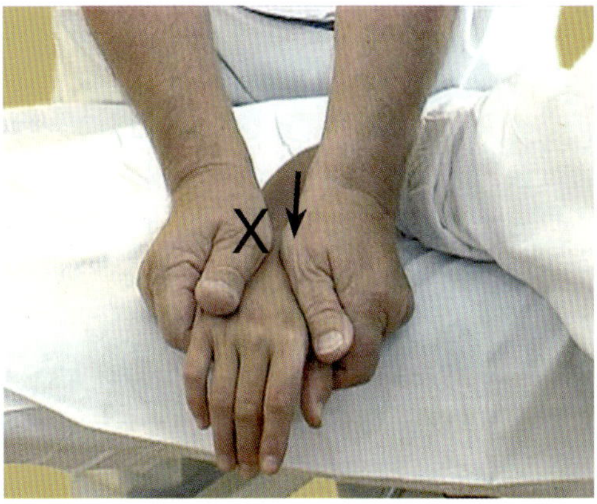

그림 5b – 편안위치에서 모빌리제이션

■ 그림 5a : 편한한위치에서 검진과 모빌리제이션

목적

- 손허리뼈(metacarpal)의 손바닥 방향으로 미끄러짐–조인트플레이의 양과 질 및 마지막 느낌의 평가를 위하여.
- 손허리뼈사이(intermetacarpal)의 움직임성 개선을 위하여.

시작자세

- 환자의 손바닥이 아래쪽을 향한 자세.

손의 위치와 고정

- **치료사의 고정하는 손(오른손)** : 치료사는 엄지와 손가락으로 환자 손의 자측(ulnar side)에서 손허리뼈(metacarpal)의 기저부를 잡음 (그림에서는 제3 손허리뼈).
- **치료사의 움직이는 손(왼손)** : 치료사는 엄지와 손가락으로 환자 손의 노측(radial side)에서 인접한 손허리뼈(metacarpal)의 기저부를 잡음 (그림에서는 제2 손허리뼈).

실행

- 치료사는 왼손을 아래쪽으로 밀어서, 손바닥방향으로 II 또는 III 단계의 미끄러뜨림(palmar glide)–움직임을 적용함.

■ 그림 5b : 편안위치에서 모빌리제이션

- 고정과 모빌리제이션을 위하여 엄지두덩(thenar)을 사용한 손잡음.
III 단계의 손바닥방향 미끄러뜨림–움직임을 적용함.

■ 선택할 수 있는 대체 테크닉 (그림 없음)

- 환자손의 손등이 아래로 향한 자세에서 손허리뼈사이(intermetacarpal)의 움직임성 개선을 위하여 손등방향으로 II 또는 III 단계의 미끄러뜨림–움직임을 적용함.

손목손허리뼈(Carpometacarpal) : 견인(traction)

통증과 움직임의 제한 시 (for pain and hypomobility)

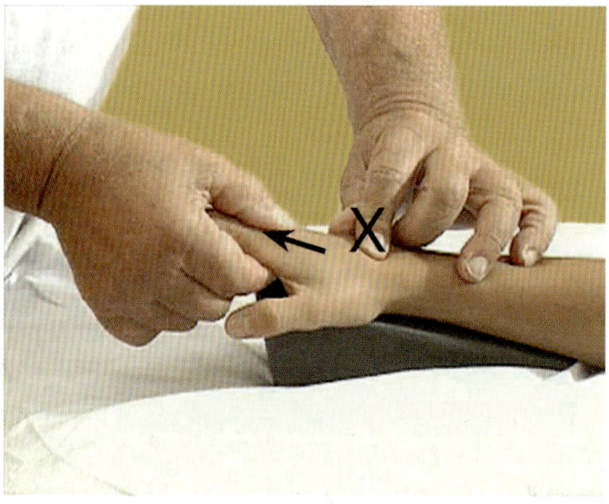

그림 6a – 편안위치에서 검진과 모빌리제이션

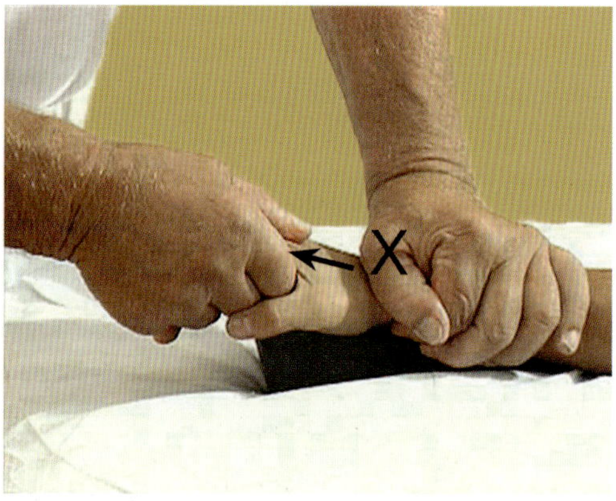

그림 6b – 편안위치에서 모빌리제이션

■ 그림 6a : 편안위치에서 검진과 모빌리제이션

목적

- 손목손허리뼈관절(carpometacarpal joint)의 견인-조인트플레이의 양과 질 및 마지막 느낌의 평가를 위하여.
- 손목손허리뼈관절(carpometacarpal joint)의 통증감소 또는 움직임 증가를 위하여.

시작자세

- 환자의 손바닥을 치료쐐기 위에 놓은 자세.
- 관절의 Position은 편안위치.

손의 위치와 고정

- **치료사의 고정하는 손(왼손)** : 치료사는 해당하는 손목뼈(carpal bone)의 관절틈에서 가까운 근위부를 잡음 [그림에서는 작은마름뼈(trapezoid)].
- **치료사의 움직이는 손(오른손)** : 치료사는 해당하는 손허리뼈(metacarpal bone)의 관절틈에서 가까운 원위부를 잡음 (그림에서는 제2 손허리뼈).

실행

- 치료사는 엄지로 관절틈을 촉진하며, 손허리뼈(metacarpal)에 I, II 또는 III 단계의 견인움직임을 적용함.

■ 그림 6b : 편안위치에서 모빌리제이션

- 치료사는 왼손 엄지두덩(thenar)으로 환자의 손목뼈(carpal bone)를 치료대 또는 치료쐐기 위에 고정함. 손목손허리뼈관절 움직임성 증가를 위하여 III 단계의 견인움직임을 적용함.
- 초보자들이 직선적-견인(traction)-매니플레이션을 연습하기에 적합함.

엄지의 손목손허리뼈(Thumb carpometacarpal) : 견인(traction)

통증과 움직임의 제한 시 (for pain and hypomobility)

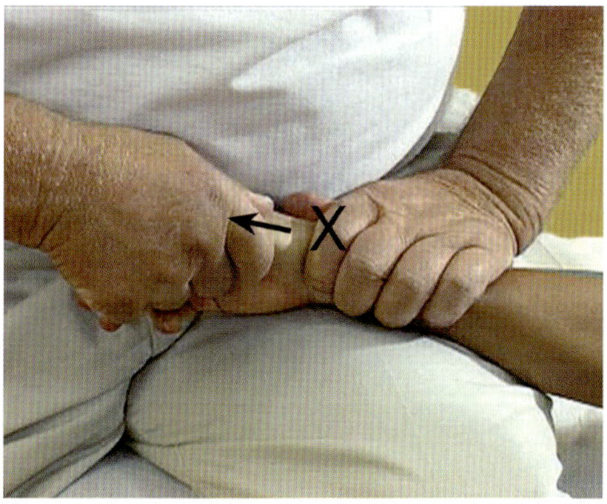

그림 7a – 편안위치에서 검진과 모빌리제이션

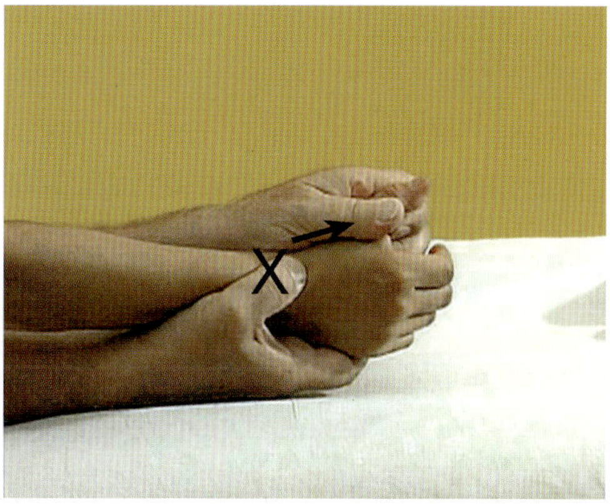

그림 7b – 편안위치에서 모빌리제이션

■ 그림 7a : 편안위치에서 검진과 모빌리제이션

목적

- 제1 손목손허리뼈관절(first carpometacarpal joint)의 원위방향으로의 견인–조인트 플레이의 양과 질 및 마지막 느낌의 평가를 위하여.
- 손목손허리뼈관절(carpometacarpal joint)의 통증감소 또는 움직임 증가를 위하여.

시작자세

- 환자손의 자측(ulnar)면이 아래쪽을 향한 자세.
- 관절 Position은 편안위치.

손의 위치와 고정

- **치료사의 고정하는 손(왼손)** : 치료사는 환자전완의 원위부를 잡고, 큰마름뼈를 관절틈에서 가장 가까운 근위부에서 감싸 잡음, 환자의 손을 치료사 몸에 고정시킴.
- **치료사의 움직이는 손(오른손)** : 치료사는 제1 손허리뼈의 관절틈에서 가까운 원위부를 잡음.

실행

- 제1 손허리뼈에 원위방향으로 I, II 또는 III 단계의 견인움직임을 적용함.

■ 그림 7b : 편안위치에서 모빌리제이션

- 엄지 손목손허리뼈관절의 전반적인 움직임성 개선을 위하여 원위방향으로 III 단계 견인움직임을 적용함. 치료사는 환자의 손을 자측(ulnar side)에서 감싸잡고, 엄지두덩과 손가락 끝으로 큰마름뼈를 고정함. 치료사는 왼손으로 제1 손허리뼈를 감싸 잡음.
- 초보자들이 직선적–견인(traction)–매니플레이션을 연습하기에 적합함.

■ 굴곡(flexion)과 신전(extension) – 점진적(progression) (그림 없음)

- 제1 손목손허리뼈관절(first carpometacarpal joint)을 굴곡(flexion) 또는 신전(extension)움직임의 마지막 범위에 가깝게 위치시킴.

엄지의 손목손허리뼈(Thumb carpometacarpal) : 자측방향으로 미끄러뜨림

굴곡의 제한 시 (for restricted flexion)

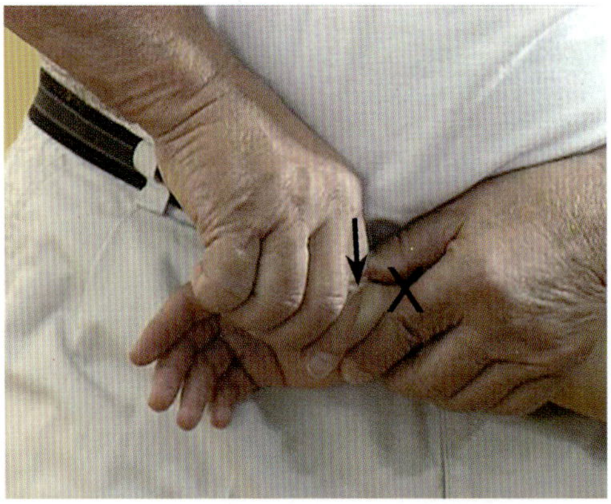

그림 7c – 편안위치에서 검진과 모빌리제이션

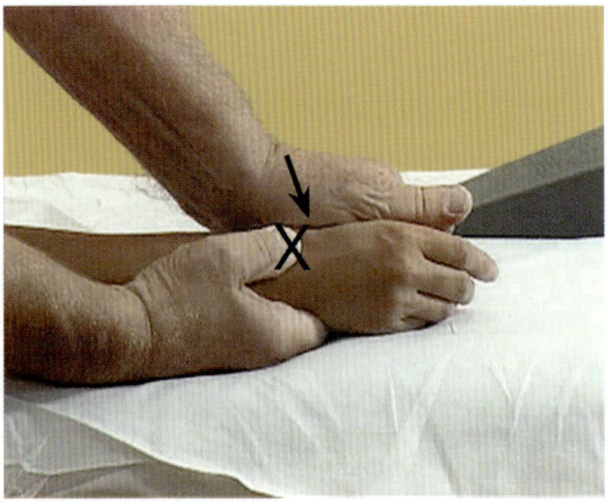

그림 7d – 편안위치에서 모빌리제이션

■ 그림 7c : 편안위치에서 검진과 모빌리제이션

목적

- 제1 손목손허리뼈관절(first carpometacarpal joint)의 자측(ulnar) 방향으로의 미끄러짐–조인트플레이의 양과 질 및 마지막 느낌의 평가를 위하여.
- 제1 손목손허리뼈관절의 굴곡움직임 증가를 위하여 (오목규칙).

시작자세

- 환자손의 자측(ulnar side)면이 아래쪽을 향한 자세.
- 관절 Position은 편안위치.

손의 위치와 고정

- **치료사의 고정하는 손(왼손)** : 치료사는 환자전완의 원위부를 잡고, 큰마름뼈를 관절틈에서 가장 가까운 근위부에서 감싸 잡음, 환자의 손을 치료사 몸에 고정시킴.
- **치료사의 움직이는 손(오른손)** : 치료사는 제1 손허리뼈의 관절틈에서 가까운 원위부를 잡음.

실행

- 제1 손허리뼈에 자측(ulnar)방향으로 II 또는 III 단계의 미끄러뜨림–움직임을 적용함.

■ 그림 7d : 편안위치에서 모빌리제이션

- 엄지 손목손허리뼈관절의 굴곡움직임 개선을 위하여 자측방향으로 III 단계의 미끄러뜨림움직임을 적용함. 환자손의 자측면을 치료대 위에 놓은 상태에서 치료사는 환자의 손을 자측(ulnar side)에서 감싸 잡고, 엄지두덩과 손가락 끝으로 큰마름뼈(trapezium)를 고정함. 치료사는 왼손으로 제1 손허리뼈를 감싸 잡음.

■ 굴곡(flexion) 움직임 – 점진적(progression) (그림 없음)

- 제1 손목손허리뼈관절을 굴곡움직임의 마지막 범위에 가깝게 위치시킴.

엄지의 손목손허리뼈(Thumb carpometacarpal) : 노측방향으로 미끄러뜨림

신전움직임의 제한 시 (for restricted extension)

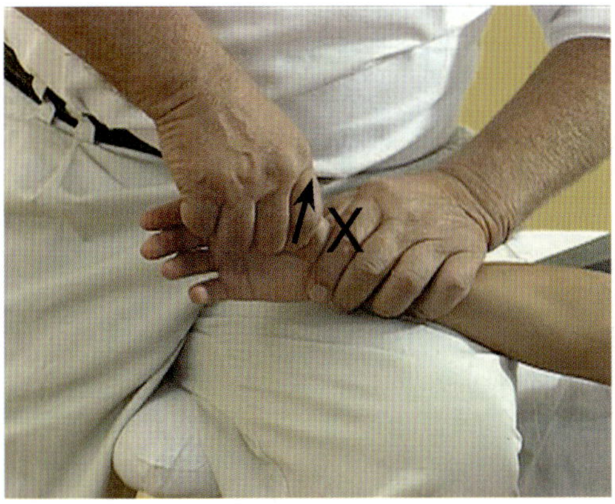

그림 7e – 편안위치에서 검진과 모빌리제이션

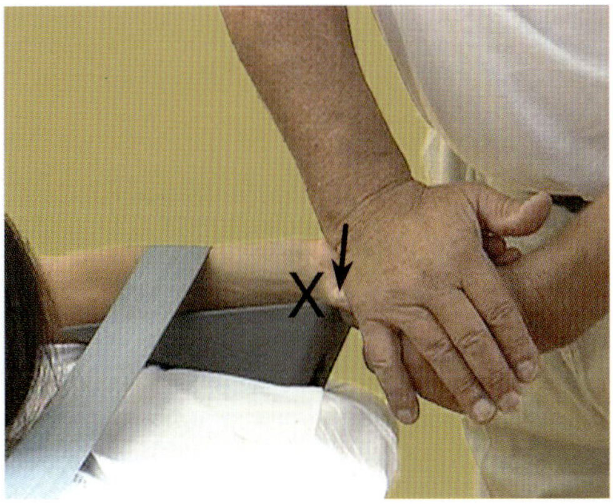

그림 7f – 편안위치에서 모빌리제이션

■ 그림 7e : 편안위치에서 검진과 모빌리제이션

목적

- 제1 손목손허리뼈관절(first carpometacarpal joint)의 노측(radial)방향으로의 미끄러짐-조인트플레이의 양과 질 및 마지막 느낌의 평가를 위하여.
- 제1 손목손허리뼈관절의 신전움직임 증가를 위하여 (오목규칙).

시작자세

- 환자손의 자측(ulnar)면이 아래쪽을 향한 자세.
- 관절 Position은 편안위치.

손의 위치와 고정

- **치료사의 고정하는 손(왼손)** : 치료사는 환자전완의 원위부를 잡고, 큰마름뼈를 관절틈에서 가장 가까운 근위부에서 감싸 잡음, 환자의 손을 치료사 몸에 고정시킴.
- **치료사의 움직이는 손(오른손)** : 치료사는 제1 손허리뼈의 관절틈에서 가까운 원위부를 잡음.

실행

- 제1 손허리뼈에 노측방향으로 II 또는 III 단계의 미끄러뜨림-움직임을 적용함.

■ 그림 7f : 편안위치에서 모빌리제이션

- 엄지 손목손허리뼈관절의 신전움직임의 개선을 위하여 노측방향으로 III 단계의 미끄러뜨림움직임을 적용함. 환자는 치료대 위에 바로 눕고, 손목의 노측면과 전완의 원위부가 치료쐐기 위에(전완을 밸트로 고정), 환자손이 신전되어 쐐기의 가장자리를 벗어나게 위치시킴. 치료사는 왼손의 엄지와 손가락으로 환자의 제1 손허리뼈를 잡음. 치료사는 오른손으로 손잡음을 보완하며 몸을 기울여 자신의 신전시킨 팔에 체중을 실음.

■ 신전(extension) 움직임 – 점진적(progression) (그림 없음)

- 제1 손목손허리뼈관절을 신전움직임의 마지막 범위에 가깝게 위치시킴.

엄지의 손목손허리뼈(Thumb carpometacarpal) : 손바닥방향으로 미끄러뜨림

내전움직임의 제한 시 (for restricted adduction)

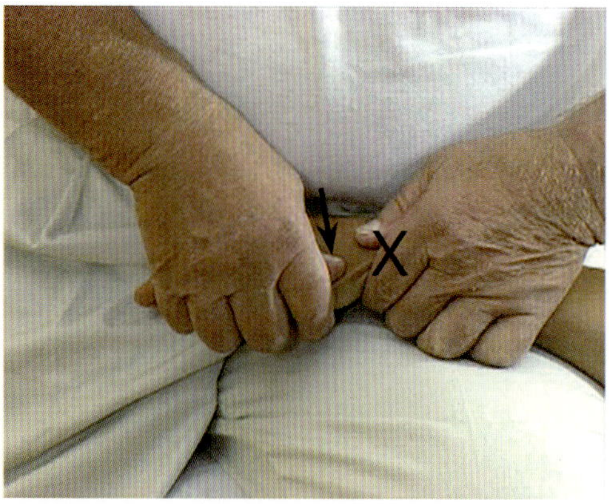

그림 7g - 편안위치에서 검진과 모빌리제이션

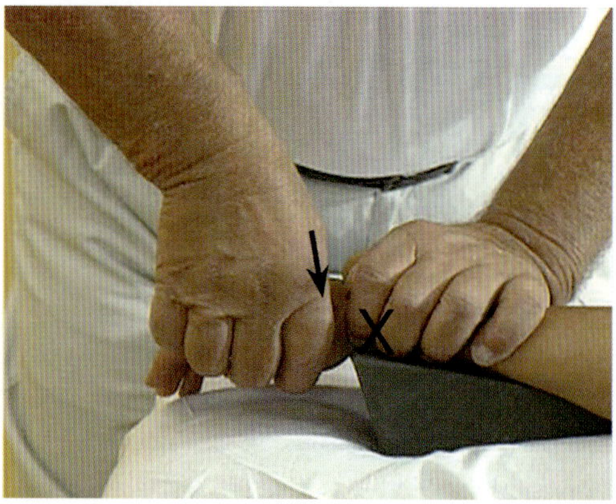

그림 7h - 편안위치에서 모빌리제이션

■ 그림 7g : 편안위치에서 검진과 모빌리제이션

목적

- 제1 손목손허리뼈관절(first carpometacarpal joint)의 손바닥(palmar)방향으로의 미끄러짐-조인트플레이의 양과 질 및 마지막 느낌의 평가를 위하여.
- 제1 손목손허리뼈관절의 내전(adduction)움직임 증가를 위하여 (볼록규칙).

시작자세

- 환자손의 손바닥(palmar)면이 아래쪽을 향한 자세.
- 관절 Position은 편안위치.

손의 위치와 고정

- **치료사의 고정하는 손(왼손)** : 치료사는 환자전완의 원위부를 잡고, 큰마름뼈를 관절틈에서 가장 가까운 근위부에서 감싸 잡음, 환자의 손을 치료사 몸에 고정시킴.
- **치료사의 움직이는 손(오른손)** : 치료사는 제1 손허리뼈의 관절틈에서 가까운 원위부를 잡음.

실행

- 제1 손허리뼈에 손바닥방향으로 II 또는 III 단계의 미끄러뜨림-움직임을 적용함.

■ 그림 7h : 편안위치에서 모빌리제이션

- 엄지 손목손허리뼈관절의 내전움직임의 개선을 위하여 손바닥방향으로 III 단계의 미끄러뜨림을 적용함. 환자는 치료대 위에 바로 눕고, 환자 손의 큰마름뼈를 포함한 손바닥면을 치료쐐기 위에 놓은 상태에서 치료사는 왼손의 엄지와 손가락으로 환자의 제1 손허리뼈를 감싸 잡음. 치료사는 오른손으로 손잡음을 보강하며 몸을 기울여 자신의 신전시킨 팔에 체중을 실음.

■ 내전(adduction)움직임 - 점진적(progression) (그림 없음)

- 제1 손목손허리뼈관절을 내전 움직임의 마지막 범위에 가깝게 위치시킴. 움직임의 제한이 심할 경우에는 관절이 외전시킨 자세가 될 수 있음에 주의할 것.

엄지의 손목손허리뼈(Thumb carpometacarpal) : 손등방향으로 미끄러뜨림

외전움직임의 제한 시 (for restricted abduction)

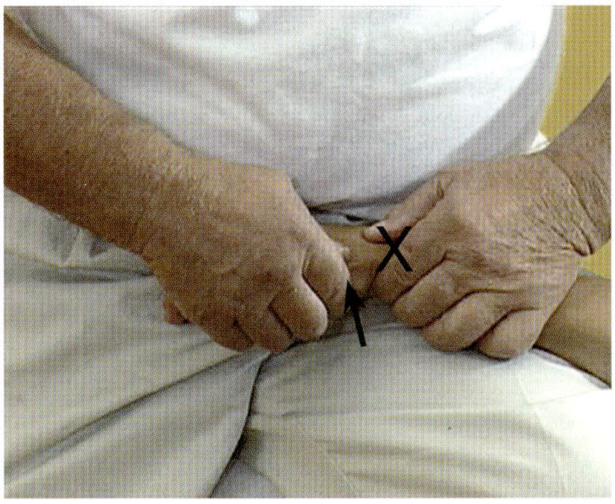

그림 7i – 편안위치에서 검진과 모빌리제이션

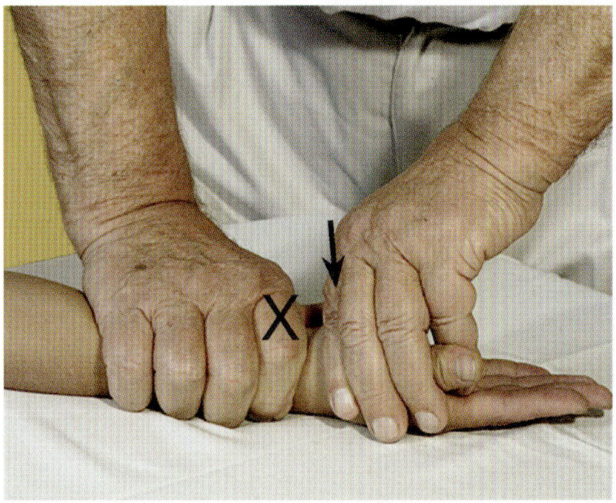

그림 7j – 편안위치에서 모빌리제이션

■ 그림 7i : 편안위치에서 검진과 모빌리제이션

목적

- 제1 손목손허리뼈관절(first carpometacarpal joint)의 손등(dorsal)방향으로의 미끄러짐–조인트플레이의 양과 질 및 마지막 느낌의 평가를 위하여.
- 제1 손목손허리뼈관절의 외전(abduction)움직임 증가를 위하여 (볼록규칙).

시작자세

- 환자손의 손바닥(palmar)면이 아래쪽을 향한 자세.
- 관절 Position은 편안위치.

손의 위치와 고정

- **치료사의 고정하는 손(왼손)** : 치료사는 환자전완의 원위부를 잡고, 큰마름뼈를 관절틈에서 가장 가까운 근위부에서 감싸 잡음. 환자의 손을 치료사 몸에 고정시킴.
- **치료사의 움직이는 손(오른손)** : 치료사는 제1 손허리뼈의 관절틈에서 가까운 원위부를 잡음.

실행

- 제1 손허리뼈에 손등(dorsal)방향으로 II 또는 III 단계의 미끄러뜨림–움직임을 적용함.

■ 그림 7j : 편안위치에서 모빌리제이션

- 엄지 손목손허리뼈관절의 외전움직임의 개선을 위하여 손등방향으로 III 단계의 미끄러뜨림움직임을 적용함. 환자 손의 손등면을 치료대 위에 놓은 상태에서 치료사는 왼손으로 환자의 제1 손허리뼈를 감싸 잡음. 치료사는 자신의 제2 손허리–손가락관절(meca carpal–phalangeal joint II)을 환자 엄지의 손목손허리뼈관절틈에서 가장 가까운 원위부에 놓고, 몸을 기울여 자신의 신전시킨 팔에 체중을 실음.

■ 외전(abduction) 움직임 – 점진적(progression) (그림 없음)

- 제 1 손목손허리뼈관절을 외전(abduction)움직임의 마지막 범위에 가깝게 위치시킴.

■ Notes

10장

손목 (WRIST)

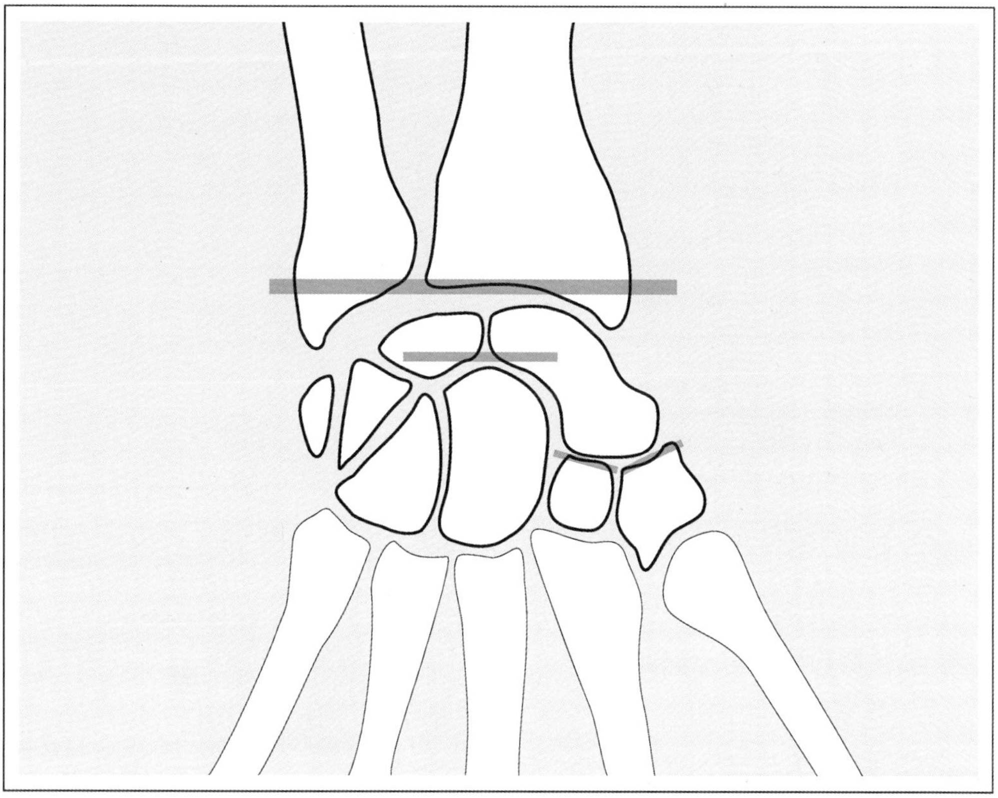

10 손목 (수근, Wrist)

(Carpus)

■ 기능해부학과 움직임 (Functional anatomy and movement)

전체 손목관절(wrist joint)은 2열로 놓여진 8개의 손목뼈(carpal bone) 및 노뼈(radius)와 자뼈(ulna)의 원위부 그리고 관절디스크로 구성된다(참조; 그림 13).

근위부열을 노뼈(radius)측에서부터 나열하면 :

- 손배뼈(os scaphoideum)
- 반달뼈(os lunatum)
- 세모뼈(os triquetrum)
- 콩알뼈(os pisiform)

원위부열을 노뼈(radius)측에서 부터 나열하면

- 큰마름뼈(os trapezium)
- 작은마름뼈(os trapezoideum)
- 알머리뼈(os capitatum)와 갈고리뼈(os hamatum)

관절디스크는 노뼈(radius)와 자뼈(ulna)의 원위부 끝과 함께 노손목관절(radiocarpal joint)의 아래면을 형성한다. 관절디스크는 노손목관절의 모든 움직임 시와 아래팔(forearm)의 엎침(pronation)과 뒤침(supination) 움직임에 관여한다.

손목관절은 3개의 관절로 나누어진다.

■ 노손목관절 (radiocarpal joint)

(art radiocarpalis)

노손목관절(radiocarpal joint)은 해부학적과 역학적으로 단순 2축 난형관절(변형된 구형)이다. 볼록관절면은 손배뼈(scaphoideum), 반달뼈(lunatum), 그리고 세모뼈(triquetrim)와 그 사이에 위치하며 자주 석회질이 침전하는 뼈사이인대(interosseous ligament)들로 구성된다. 그러므로 이 세 개의 뼈들은 한관절면으로 작용한다. 손배뼈(scaphoideum)와 반달뼈(lunatum)의 노측부는 노뼈(radius)와 관절하며, 세모뼈(triquetrim)와 반달뼈(lunatum)의 자뼈부(ulnar part)는 관절디스크와 관절한다. 오목관절면은 노뼈(radius)와 관절디스크에 의하여 구성된다.

■ 손목뼈사이관절 (intercarpal joint)

(art. mediocarpalis)

손목뼈사이관절(intercarpal joint)은 해부학적으로 단순, 역학적으로 복합관절이며 손목뼈(carpal bone)의 근위부열과 원위부열 사이의 관절들이다. 주상골(scaphoideum)은 원위부가 볼록이며 큰마름뼈(trapezium)와 작은마름뼈(trapezoid)가 함께 구성하는 오목관절면과 관절한다. 손배뼈(scaphoideum)의 자뼈측(ulnar side)과 반달뼈(lunatum) 그리고 세모뼈(triquetrim)는 오목관절면을 구성하며 이는 알머리뼈(capitatum)와 갈고리뼈(hamatum)가 함께 구성하는 볼록관절면과 관절한다.

■ 콩알뼈관절 (pisiforme joint)

(art. ossis pisiformis)

콩알뼈관절(pisiforme joint)은 해부학적으로 단순, 역학적으로는 복합관절이다. 콩알뼈는 자쪽손목굽힘근(flexor carpi ulnaris)의 건에 연결된 종자뼈이다. 콩알뼈의 근위부 방향으로 미끄러짐은 콩알갈고리인대(pisohamate ligament)와 콩알손허리인대(pisometacarpal ligament)에 의하여 방지된다. 콩알뼈는 새끼손가락벌림근(abductor digiti minimi)의 기시부이다. 그러므로 콩알뼈는 새끼손가락벌림근(abductor digiti minimi)과 자쪽손목굽힘근이 동시에 수축하면 고정되어진다.

뼈의 촉진점 (Body palpation)

- 손배뼈(scaphoideum), 반달뼈(lunatum), 세모뼈(triquetrim), 콩알뼈(pisiform), 노뼈(radius)
- 자뼈(ulna)와 관절디스크(discus articularis)
- 손목뼈(carpal bone)의 근위부열과 노뼈(radius)사이 및 근위부열과 자뼈(ulna)사이의 관절틈
- 손목뼈 근위부열의 손목뼈사이관절(intercarpal joint)
- 큰마름뼈(trapezium), 작은마름뼈(trapezoid), 알머리뼈(capitatum), 갈고리뼈(hamatum)와 갈고리돌기(hamulus)
- 손목뼈 근위부열과 원위부열 사이의 관절틈
- 손목뼈 원위부열의 손목뼈사이관절

인대 (Ligament)

- 손목뼈사이인대 (intercarpal ligaments): 등쪽(배측)-, 바닥쪽(장측)-, 뼈사이(골간)
- 노손목인대(radiocarpal ligament): 깊은(심부)
- 곁인대(측부인대): 노측(radial sede)과 자측(ulnar side)
- 자손목인대(ulnocarpal ligament): 손바닥쪽
- 노손목인대(radiocarpal ligament): 손등과 손바닥쪽
- 콩알갈고리인대와 콩알손허리인대(lig pisohamate & pisometacarpeum)

뼈의 움직임과 축 (Bone movement and axes)

- **손등방향으로 굴곡(= 신전,** extension)**과 손바닥방향으로 굴곡(= 굴곡,** flexion): 손목관절의 움직임은 반달뼈(lunatum)를 지나는 횡축을 중심으로 노손목관절(radiocarpal joint)에서 시작하여, 알머리뼈(capitatum)와 손배뼈(scaphoideum)를 지나는 횡축을 중심으로 한 손목뼈사이관절(intercarpal joint)로 연결된다. 손목관절굴곡과 신전움직임의 약 1/2은 노손목관절에서 일어나며, 나머지 1/2의 움직임은 손목뼈사이관절에서 일어난다.

  손등(dorsal)방향으로 굴곡(flexion)시 알머리뼈(capitatum)의 근위부는 반달뼈(lunatum)를 기준으로 볼 때 손바닥(palmar)방향으로 움직인다. 같은 형태의 움직임이 노뼈(radius)를 기준으로 볼 때 반달뼈(lunatum)에서 나타난다. 손배뼈(scaphoideum)의 근위부 역시 노뼈(radius)를 기준으로 볼 때 손바닥방향으로 움직인다. 손배뼈(scaphoideum)의 원위부는 두 개의 마름뼈(trapezii)를 기준으로 볼 때 상대적으로 손바닥방향으로 움직인다. 왜냐하면 두 개의 마름뼈(trapezii)는 손배뼈(scaphoideum) 위에서 손등(dorsal)방향으로 미끄러지기 때문이다. 손바닥(palmar)방향으로 굴곡(flexion) 시 이러한 움직임들은 반대로 일어난다.

– **자측굴곡**(ulnar flexion) : 주로 노손목관절(radiocarpal joint)에서 알머리뼈(capitatum)를 통과하는 시상축을 중심으로 일어난다. 손목뼈(carpal bone) 근위부열이 노뼈(radius)를 기준으로 볼 때 노측(radial) 방향으로 움직이다. 느슨한 노측(radius side) 곁(측부)인대는 이러한 움직임을 허용한다.

– **노측굴곡**(radial flexion) : 일차적인 움직임은 위에 서술한 축을 중심으로 일어나며 손목뼈(carpal bone) 근위부열이 노뼈(radius)를 기준으로 자측(ulnar)방향으로 미끄러진다. 인대의 팽팽함에 의하여 노측굴곡(=자측미끄러짐)은 자측굴곡(=노측미끄러짐) 보다 적다. 완전한 노측굴곡이 일어나려면 두 개의 마름뼈(trapezii)가 손배뼈(scaphoideum) 위에서 손등방향으로 미끄러져야만 한다. 이러한 움직임에 의하여 두 개의 마름뼈(trapezii)와 노뼈(radius)의 간격이 좁아지며, 이러한 현상은 손목관절의 신전움직임에서도 비슷하게 일어난다.

마지막 느낌 (End feel)

– 뻣뻣함(firm)

관절움직임 (미끄러짐, Gliding)

– 아래의 예외를 제외한 모든 손목뼈(carpal bone) 관절에는 볼록규칙
– 손배뼈(scaphoideum)를 기준으로 한 두 개의 마름뼈(trapezii)의 움직임은 오목규칙

치료면 (Treatment plane)

– 해당하는 관절의 오목관절면 위에 위치함

영점위치 (Zero position)

– 노뼈(radius)와 3번째 손허리뼈(metacarpal)를 지나는 종축이 일직선상에 위치함

편안위치 (Resting position)

– 가볍게 손바닥방향으로 굴곡 및 자측굴곡(ulnar flexion)시킨 상태

잠긴위치 (Close-packed-position)

– 최대로 손등(dorsal)방향으로 굴곡(flexion)시킨 상태

관절주머니 유형 (Capsular pattern)

– 모든 방향으로 움직임이 같은 크기로 제한됨

■ 손목의 검진계획 (Wrist examination scheme)

(검진에 대한 더 자세한 정보는 3장과 4장 참조)

기능검진 (Test of function)

1. 능동과 수동 움직임, (마지막 느낌과 안정성검진 포함)

손바닥방향으로 굴곡 (palmar flexion)	90°
손등방향으로 굴곡 (dorsal flexion)	80°
노측굴곡 (radial flexion)	20°
자측굴곡 (ulnar flexion)	30°

2. 직선적 조인트플레이와 마지막 느낌

견인–압박 (traction– compression)	(그림 8a)
미끄러뜨림	
손바닥 (palmar) 방향으로	(그림 9a)
손등 (dorsal) 방향으로	(그림 10a)
노측 (radial) 방향으로	(그림 11a)
자측 (ulnar) 방향으로	(그림 12a)
손목뼈 하나하나	(그림 14a)

3. 저항움직임 (resisted movement)

손바닥방향으로 굴곡 (palmar flexion)	부가적인 기능
노쪽손목굽힘근 (요측수근굴근, flexor carpi radialis)	요측굴곡
자쪽손목굽힘근 (척측수근굴근, flexor carpi ulnaris)	척측굴곡
긴손바닥근 (장장근, palmaris longus)	
신전 (extension)	
긴노쪽손목폄근 (장요측수근신근, extensor carpi radialis longus)	요측굴곡
짧은노쪽손목폄근 (단요측수근신근, extensor carpi radialis brevis)	
자쪽손목폄근 (척측수근신근, extensor carpi ulnaris)	척측굴곡
노측굴곡 (요측굴곡, radial flexion)	
노쪽손목굽힘근 (요측수근굴근, flexor carpi ulnaris)	굴곡 (flexion)
긴노쪽손목폄근 (장요측수근신근, extensor carpi radialis longus)	신전 (extension)
자측굴곡 (척측굴곡, ulnar flexion)	
자쪽손목굽힘근 (척측수근굴근, flexor carpi ulnaris)	굴곡 (flexion)
자쪽손목폄근 (척측수근신근, extensor carpi ulnaris)	신전 (extension)

4. 연부조직의 수동적 움직임 (Passive soft tissue movements)

생리적인 움직임

부가적인 움직임

5. 부가적인 검진 (Additional tests)

실험치료 (Trial treatment)

견인 (traction)	(그림 8b)

■ 손목에 적용하는 테크닉들 (Wrist techniqes)

■ 일반적인 테크닉

■ 세밀한 테크닉

알머리뼈-반달뼈 (capitatum-lunatum)

반달뼈-노뼈 (lunatum-radius)

손배뼈-노뼈 (scaphoideum-radius)

마름뼈-손배뼈 (Trapezii-scaphoideum)

세모뼈-자뼈 (triquetrim-ulna)

손목관절 : 견인(traction)

통증과 움직임의 제한 시 (for pain and hypomobility)

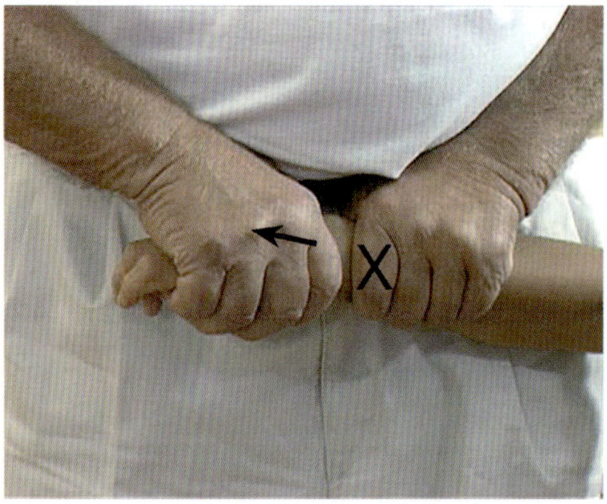

그림 8a – 편안위치에서 검진과 모빌리제이션

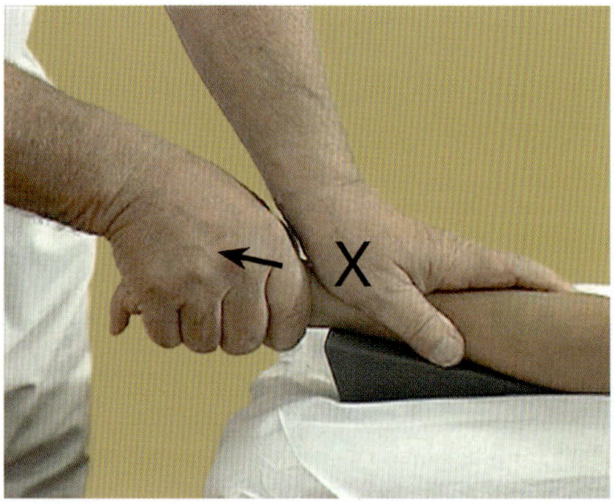

그림 8b – 편안위치에서 모빌리제이션

■ 그림 8a : 편안위치에서 검진과 모빌리제이션

목적

- 손목관절의 견인-조인트플레이의 양과 질 및 마지막 느낌의 평가를 위하여.
- 손목관절의 통증감소 또는 움직임성 증가를 위하여.

시작자세

- 환자손의 손바닥(palmar) 면이 아래쪽을 향한 자세.
- 관절 Position은 편안위치.

손의 위치와 고정

- **치료사의 고정하는 손(왼손)** : 치료사는 환자아래팔(forearm)의 관절틈에서 가장 가까운 근위부를 잡고, 환자의 전완을 치료사 몸에 고정시킴.
- **치료사의 움직이는 손(오른손)** : 치료사는 환자손의 관절틈에서 가까운 원위부를 잡음.

실행

- 관절의 원위파트너에 원위방향으로 I, II 또는 III 단계의 견인움직임을 적용함.
- 손잡음을 변경하여 손목뼈의 근위부열과 노뼈(radius) 사이 또는 손목뼈의 근위부열과 원위부열 사이를 좀 더 세밀하게 견인할 수 있음.

■ 그림 8b : 편안위치에서 모빌리제이션

- 환자 아래팔을 치료쐐기 위에 놓고 손목관절에 III 단계의 견인움직임을 적용함, 치료사의 손으로 환자 아래팔의 원위부 앞면(ventral side)을 쐐기 위에 고정함(치료사의 엄지두덩(thenar)으로 목적하는 손목관절틈에서 가까운 근위부를 잡아서).
- 초보자들이 직선적-견인(traction)-매니플레이션을 연습하기에 적합함.

손목관절 : 견인(traction)

손바닥과 손등방향으로 굴곡의 제한 시 (for restricted palmar and dorsal flexion)

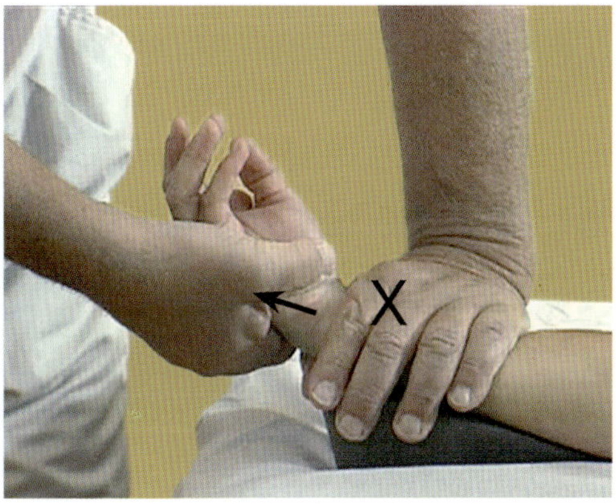

그림 8c – 손바닥방향굴곡(palmar flexion)시킨 상태에서 모빌리제이션

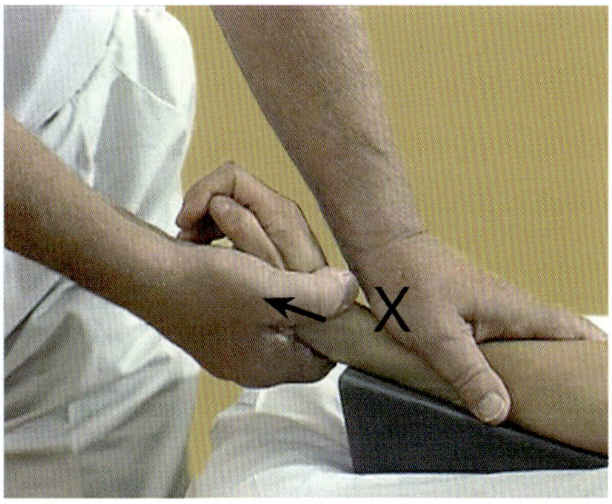

그림 8d – 손등방향굴곡(dorsal flexion)시킨 상태에서 모빌리제이션

■ 그림 8c : 손바닥굴곡(palmar flexion) – 점진적(progression)

목적

- 손목관절의 손바닥방향으로 굴곡움직임(palmar flexion) 증가를 위하여.

시작자세

- 환자아래팔(forearm)의 뒷면을 치료쐐기 위에 놓은 자세.
- 관절의 Position은 제한된 손바닥방향굴곡(palmar flexion) 움직임의 마지막 범위에 가깝게 위치.

손의 위치와 고정

- **치료사의 고정하는 손(왼손)** : 환자아래팔의 원위부를 쐐기 위에 고정시킴, 필요할 경우에는 손목뼈의 근위열을 함께, 아래팔의 해당하는 손목관절에서 가장 가까운 원위부를 잡음.
- **치료사의 움직이는 손(오른손)** : 환자손의 해당하는 손목관절틈에서 가장 가까운 원위부를 잡음.

실행

- 관절의 원위파트너에 원위방향으로 III 단계의 견인움직임을 적용함.
- 손잡음을 변경하여 손목뼈 근위부열과 노뼈(radius) 사이 또는 손목뼈의 근위부열과 원위부열 사이를 좀 더 세밀하게 견인할 수 있음.

■ 그림 8d : 손등방향으로 굴곡(dorsal flexion) – 점진적(progression)

- 손등방향굴곡(dorsal flexion)움직임의 마지막 범위에 가깝게 위치시킨 상태에서 손목관절에 원위방향으로 III 단계의 견인움직임을 적용함.
- 환자아래팔의 원위부 앞면(ventral side)을 치료쐐기 위에 놓은 자세.

손목관절 : 손바닥방향으로 미끄러뜨림(palmar glide)

손등방향으로 굴곡제한 시 (for restricted dorsal flexion)

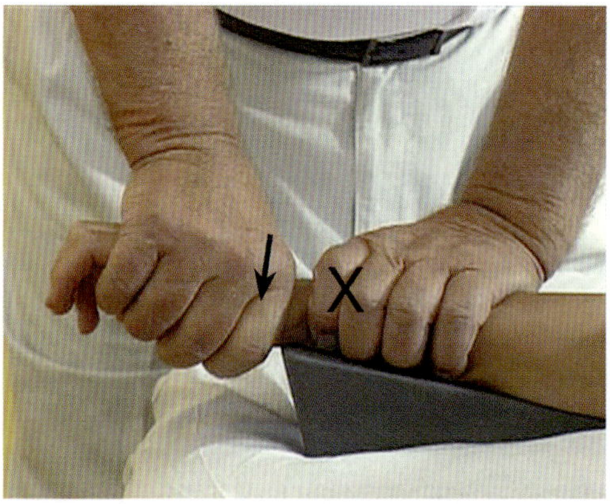

그림 9a – 편안위치에서 검진과 모빌리제이션

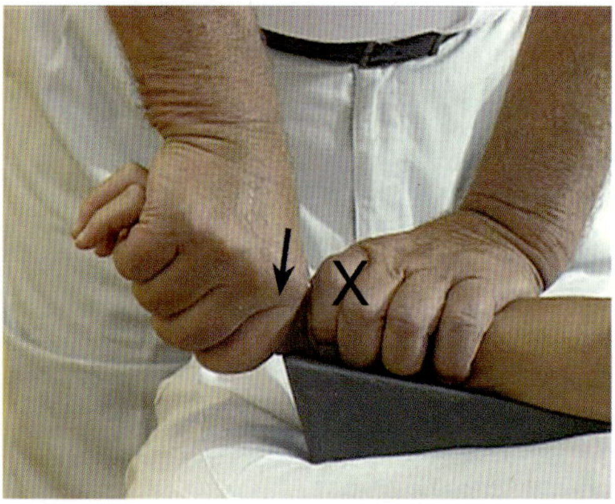

그림 9b – 손등방향굴곡(dorsal flexion)시킨 상태에서 모빌리제이션

■ 그림 9a : 편안위치에서 검진과 모빌리제이션

목적

- 손목관절의 손바닥(palmar)방향으로 미끄러짐–조인트플레이의 양과 질의 평가를 위하여.
- 손등방향으로 굴곡움직임(dorsal flexion) 증가를 위하여 (볼록규칙).

시작자세

- 환자아래팔(forearm)의 원위부 앞면(ventral side)을 치료쐐기 위에 놓은 자세.
- 관절 Position은 편안위치.

손의 위치와 고정

- **치료사의 고정하는 손(왼손)** : 환자아래팔의 원위부를 쐐기 위에 고정시킴, 필요할 경우에는 손목뼈의 근위열을 함께, 아래팔의 해당하는 손목관절에서 가장 가까운 원위부를 잡음.
- **치료사의 움직이는 손(오른손)** : 환자손의 해당하는 손목관절틈에서 가장 가까운 원위부를 잡음.

실행

- 관절의 원위파트너에 손바닥방향으로 II 또는 III 단계의 미끄러뜨림–움직임을 적용함.
- 손잡음을 변경하여 손목뼈 근위부열과 노뼈(radius) 사이 또는 손목뼈의 근위부열과 원위부열 사이를 좀 더 세밀하게 미끄러뜨릴 수 있음.

■ 그림 9b : 손등방향으로 굴곡(dorsal flexion) – 점진적(progression)

- 해당하는 손목관절을 손등방향굴곡(dorsal flexion)움직임의 마지막 범위에 가깝게 위치시킨 상태에서 손바닥방향으로 III 단계의 미끄러뜨림–움직임을 적용함 (볼록규칙).

손목관절 : 손등방향으로 미끄러뜨림(dorsal glide)
손바닥방향으로 굴곡제한 시 (for restricted palmar flexion)

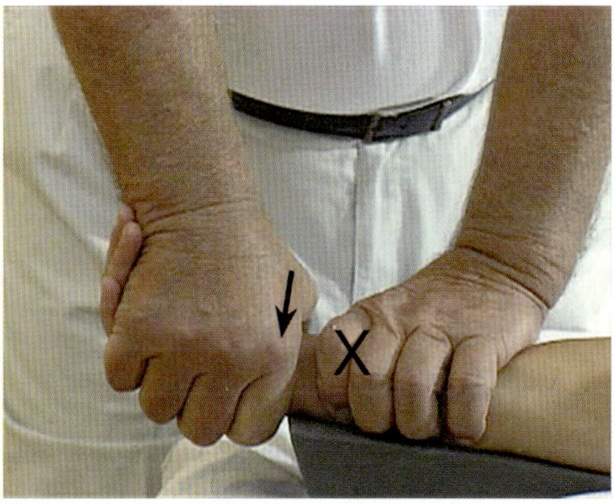

그림 10a – 편안위치에서 검진과 모빌리제이션

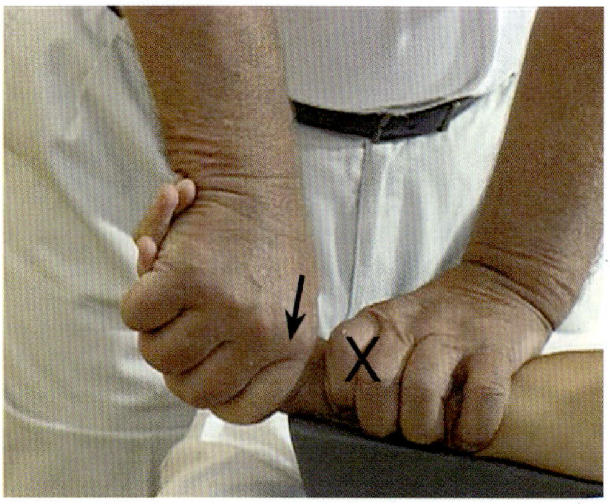

그림 10b – 손바닥방향굴곡(palmar flexion)시킨 상태에서 모빌리제이션

■ 그림 10a : 편안위치에서 검진과 모빌리제이션

목적

- 손목관절의 손등(dorsal)방향으로 미끄러짐-조인트플레이의 양과 질의 평가를 위하여.
- 손바닥방향으로 굴곡움직임(palmar flexion) 증가를 위하여 (볼록규칙).

시작자세

- 환자아래팔(forearm)의 원위부 뒷면(posterior side)을 치료쐐기 위에 놓은 자세.
- 관절 Position은 편안위치.

손의 위치와 고정

- **치료사의 고정하는 손(왼손)** : 환자아래팔의 원위부를 쐐기 위에 고정시킴, 필요할 경우에는 손목뼈의 근위열을 함께, 아래팔의 해당하는 손목관절에서 가장 가까운 원위부를 잡음.
- **치료사의 움직이는 손(오른손)** : 환자손의 해당하는 손목관절에서 가장 가까운 원위부를 잡음.

실행

- 관절의 원위파트너에 손등방향으로 II 또는 III 단계의 미끄러뜨림-움직임을 적용함.
- 손잡음을 변경하여 손목뼈 근위부열과 노뼈(radius) 사이 또는 손목뼈의 근위부열과 원위부열 사이를 좀 더 세밀하게 미끄러뜨릴 수 있음.

■ 그림 10b : 손바닥방향으로 굴곡(plamar flexion) – 점진적(progression)

- 해당하는 손목관절을 손바닥방향굴곡(palmar flexion)움직임의 마지막 범위에 가깝게 위치시킨 상태에서 손등방향으로 III 단계의 미끄러뜨림-움직임을 적용함 (볼록규칙).

손목관절 : 노측방향으로 미끄러뜨림(radial glide)

자측굴곡의 제한 시 (for restricted ulnar flexion)

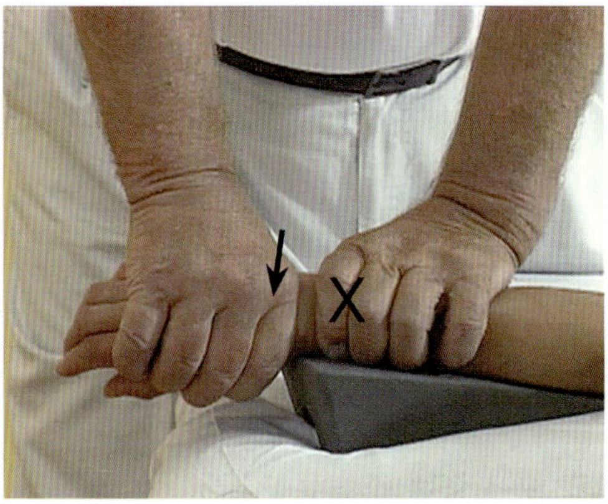

그림 11a – 편안위치에서 검진과 모빌리제이션

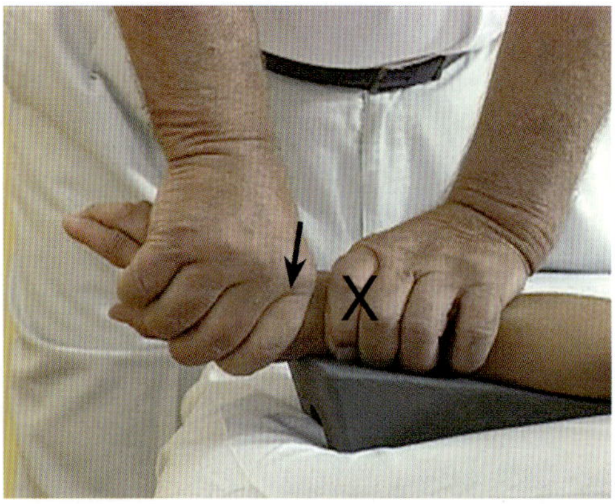

그림 11b – 자측굴곡(ulnar flexion)시킨 상태에서 모빌리제이션

■ 그림 11a : 편안위치에서 검진과 모빌리제이션

목적

- 손목관절의 노측(radial)방향으로 미끄러짐–조인트플레이의 양과 질의 평가를 위하여.
- 자측방향으로 굴곡움직임(ulnar flexion) 증가를 위하여 (볼록규칙).

시작자세

- 환자아래팔(forearm)의 원위부 노측면(radial side)을 치료쐐기 위에 놓은 자세.
- 관절 Position은 편안위치.

손의 위치와 고정

- **치료사의 고정하는 손(왼손)** : 환자아래팔의 원위부를 쐐기 위에 고정시킴, 필요할 경우에는 손목뼈의 근위열을 함께, 아래팔의 해당하는 손목관절에서 가장 가까운 원위부를 잡음.
- **치료사의 움직이는 손(오른손)** : 환자손의 해당하는 손목관절틈에서 가장 가까운 원위부를 잡음.

실행

- 관절의 원위파트너에 노측(radial)방향으로 II 또는 III 단계의 미끄러뜨림–움직임을 적용함.

■ 그림 11b : 자측방향으로 굴곡(ulnar flexion) – 점진적(progression)

- 해당하는 손목관절을 자측방향굴곡(ulnar flexion)움직임의 마지막 범위에 가깝게 위치시킨 상태에서 노측(radial)방향으로 III 단계의 미끄러뜨림–움직임을 적용함 (볼록규칙).

손목관절 : 자측방향으로 미끄러뜨림(ulnar glide)

노측굴곡의 제한 시 (for restricted radial flexion)

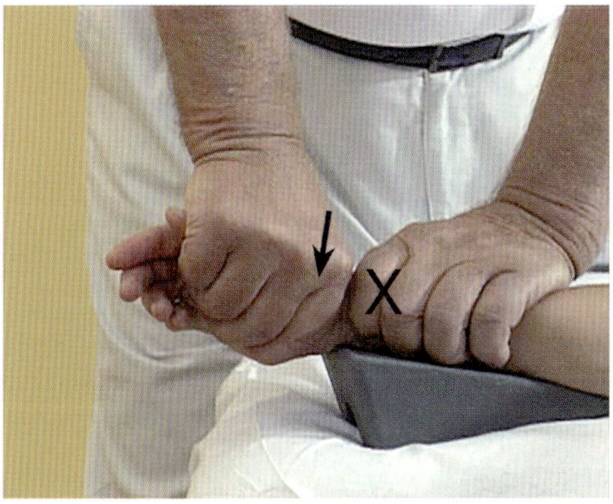

그림 12a – 편안위치에서 검진과 모빌리제이션

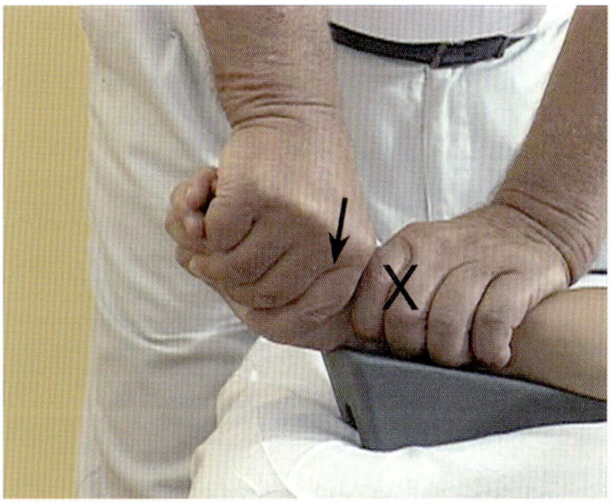

그림 12b – 노측굴곡(radial flexion)시킨 상태에서 모빌리제이션

■ 그림 12a : 편안위치에서 검진과 모빌리제이션

목적

- 손목관절의 자측(ulnar)방향으로 미끄러짐–조인트플레이의 양과 질의 평가를 위하여.
- 노측방향으로 굴곡움직임(radial flexion) 증가를 위하여 (볼록규칙).

시작자세

- 환자아래팔(forearm)의 원위부 자측면(ulnar side)을 치료쐐기 위에 놓은 자세.
- 관절 Position은 편안위치.

손의 위치와 고정

- **치료사의 고정하는 손(왼손)** : 환자아래팔의 원위부를 쐐기 위에 고정시킴, 필요할 경우에는 손목뼈의 근위열을 함께, 아래팔(전완)의 해당하는 손목관절에서 가장 가까운 원위부를 잡음.
- **치료사의 움직이는 손(오른손)** : 환자손의 해당하는 손목관절틈에서 가장 가까운 원위부를 잡음.

실행

- 관절의 원위파트너에 자측(ulnar)방향으로 II 또는 III 단계의 미끄러뜨림–움직임을 적용함.

■ 그림 12b : 노측방향으로 굴곡(radial flexion) – 점진적(progression)

- 해당하는 손목관절을 노측방향굴곡(radial flexion)움직임의 마지막 범위에 가깝게 위치시킨 상태에서 자측(ulnar)방향으로 III 단계의 미끄러뜨림–움직임을 적용함 (볼록규칙).

손목관절의 미끄러짐 검진 (Wrist glide tests)

추천 순서 (Recommended sequence)

■ 그림 13: 손목관절의 미끄러짐 검진 시 추천하는 순서

한손으로 고정하고 다른 손으로 움직인다.

알머리뼈 (capitatum) 주위의 움직임 ······························(그림 14a)

알머리뼈(capitatum)를 고정하고 움직임:

1. 작은마름뼈(trapezoid)
2. 손배뼈(caphoideum)
3. 반달뼈(lunatum)

알머리뼈(capitatum)를 고정하고 움직임:

4. 갈고리뼈(hamatum) ··························(그림 14a,15a 또는 16a)

손목관절 노측면의 움직임

손배뼈(scaphoideum)를 고정하고 움직임:

5. 큰 · 작은마름뼈(trapezium–trapezoid) ···(그림 15c)

노손목관절 (radiocarpal joint) 의 움직임

노뼈(radius)를 고정하고 움직임:

6. 손배뼈(scaphoideum) ························(그림 15a)
7. 반달뼈(lunatum) ·······························(그림 14a,15a 또는 16a)

자뼈(ulna)를 디스크와 함께 고정하고 움직임:

8. 세모뼈(triquetrim) ·····························(그림 16a)

손목관절 자뼈 (ulna) 면의 움직임

세모뼈(triquetrim)를 고정하고 움직임:

9. 갈고리뼈(hamatum) ··························(그림 14a,15a, 또는 16a)
10. 콩알뼈(pisiform) [손목을 손바닥방향으로 굴곡시킨 상태에서]

두 개의 마름뼈(trapezium and trapezoid)사이와, 반달뼈(lunatum)–손배뼈(scaphoideum), 세모뼈(triquetrim)–반달뼈(lunatum)사이의 움직임도 검사할 수 있음.

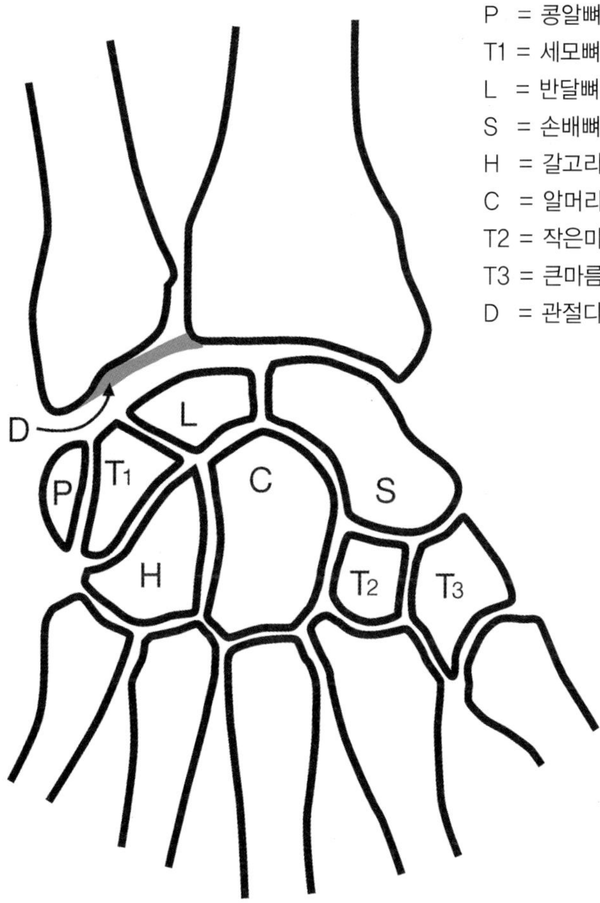

P = 콩알뼈 (pisisorm)
T1 = 세모뼈 (triquetral)
L = 반달뼈 (lunate)
S = 손배뼈 (scaphoid)
H = 갈고리뼈 (hamate)
C = 알머리뼈 (capitate)
T2 = 작은마름뼈 (trapezoid)
T3 = 큰마름뼈 (trapezium)
D = 관절디스크 (articular disc)

그림 13
손등(dorsal) 쪽에서 본 오른쪽 손목

손목관절 : 손바닥과 손등방향 미끄러뜨림(palmar & dorsal glide)

검진 (Test)

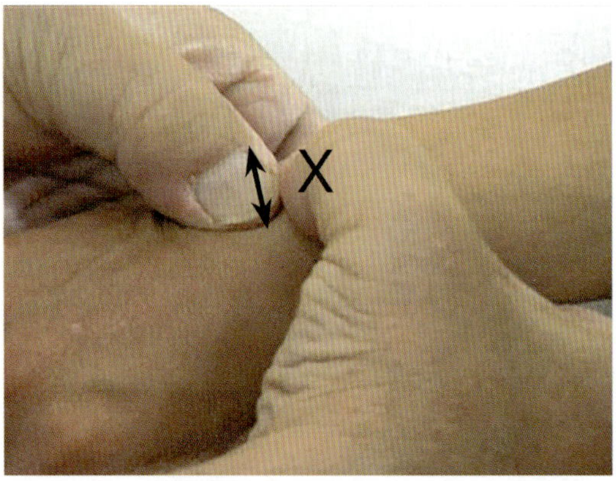

그림 14a – 손목관절의 세밀한 검진(specific wrist joint tests)

■ 그림 14a : 편안위치에서 검진, 근위부 고정

목적

– 손목관절 하나하나(세밀한)의 손바닥방향과 손등방향으로 미끄러짐–조인트플레이 양과 질 및 마지막 느낌의 평가를 위하여.

시작자세

– 환자아래팔(forearm)의 앞면(palmar side)을 치료대 위에 놓은 자세.

– 관절 Position은 편안위치.

손의 위치와 고정

– **치료사의 고정하는 손(오른손)** : 치료사는 손가락으로 환자의 근위 관절파트너를 잡고 자신의 손을 치료대 위에 고정시킴.

– **치료사의 움직이는 손(왼손)** : 환자손가락을 손으로 잡고, 손가락으로 원하는 관절틈에서 가장 가까운 원위부를 잡음.

실행

– 손바닥 또는 손등방향으로 미끄러뜨림–움직임을 적용함, 움직임이 쉽게 일어나도록 하기 위하여 I 단계의 견인을 동시에 적용함.

■ 편안위치에서 원위부 또는 외측고정 (그림 없음)

– 8개 손목뼈 사이의 모든 관절은 근위부, 원위부 또는 외측을 고정하고 같은 방법으로 검진할 수 있음: 하나의 손목뼈를 고정하고 인접한 손목뼈를 손등 또는 손바닥방향으로 움직임.

알머리뼈 – 반달뼈 (Capitate-lunate) : 손바닥방향 미끄러뜨림 (palmar glide)

손등방향굴곡의 제한 시 (for restricted dorsal flexion)

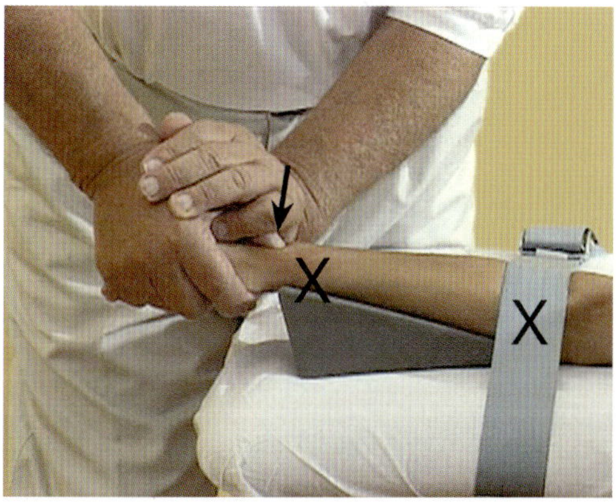

그림 14b – 편안위치에서 모빌리제이션

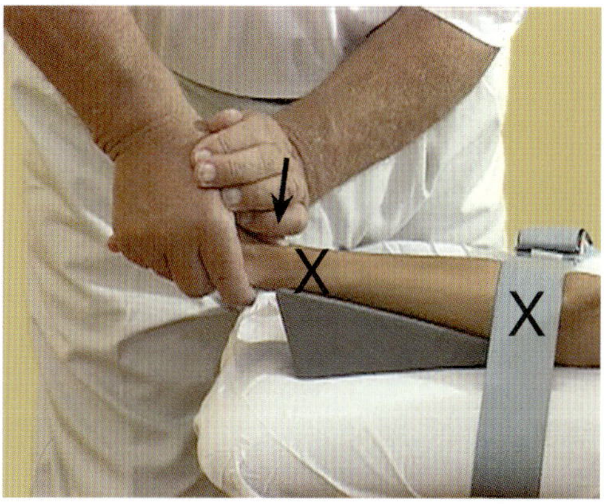

그림 14c – 손등방향굴곡(dorsal flexion)시킨 상태에서 모빌리제이션

■ 그림 14b : 편안위치에서 모빌리제이션

목적

– 손목관절의 손등방향으로 굴곡움직임(dorsal flexion) 증가를 위하여 (볼록규칙).

시작자세

– 환자아래팔(forearm)의 원위부 앞면(anterior side)과 반달뼈(lunate)를 치료쐐기 위에 놓은 자세.

– 관절 Position은 편안위치.

손의 위치와 고정

– **고정** : 반달뼈(lunate)를 쐐기 위에 고정시킴, 벨트로 환자아래팔의 근위부를 고정함.

– **치료사의 움직이는 손** : 치료사는 오른손 엄지를 환자의 알머리뼈(capitate) 위에 놓은 상태로 환자의 손과 엄지의 위치를 유지함, 왼손으로 오른손의 손잡음을 도움.

실행

– 알머리뼈(capitate)에 손바닥방향으로 III 단계의 미끄러뜨림–움직임을 적용함.

■ 그림 14c : 손등방향으로 굴곡(dorsal flexion) – 점진적(progression)

– 손목관절을 손등방향굴곡(dorsal flexion)움직임의 마지막 범위에 가깝게 위치시킨 상태에서 알머리뼈(capitate)에 III 단계의 손바닥방향 미끄러뜨림–움직임을 적용함 (볼록규칙).

■ 반달뼈–노뼈 (Lunate-radius) 모빌리제이션 (그림 없음)

– 노뼈(radius)를 고정하고 반달뼈(lunatum)에 손바닥방향으로 III 단계의 미끄러뜨림–움직임을 적용함 (볼록규칙).

알머리뼈–반달뼈(Capitate–lunate) : 손등방향 미끄러뜨림(dorsal glide)

손바닥방향굴곡의 제한 시 (for restricted palmar flexion)

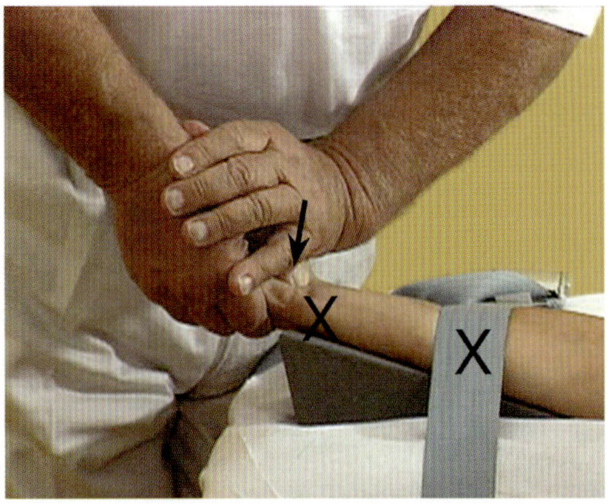

그림 14d – 편안위치에서 모빌리제이션

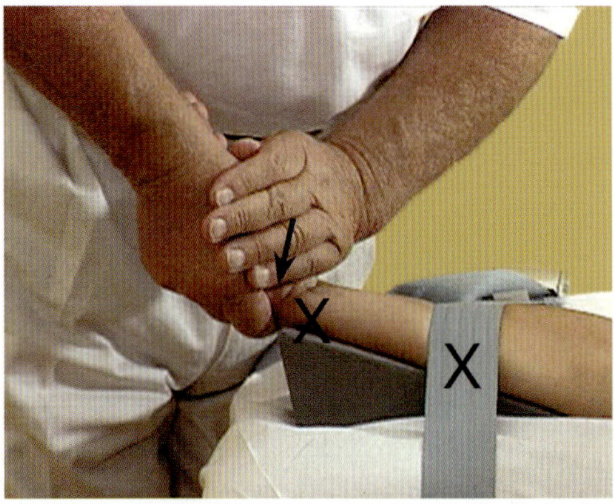

그림 14e – 손바닥방향굴곡(palmar flexion)시킨 상태에서 모빌리제이션

■ 그림 14d : 편안위치에서 모빌리제이션

목적

– 손목관절의 손바닥방향으로 굴곡움직임(palmar flexion) 증가를 위하여(볼록규칙).

시작자세

– 환자아래팔(forearm)의 원위부 뒷면(posterior side)과 반달뼈(lunate)를 치료쐐기 위에 놓은 자세.

– 관절 Position은 편안위치.

손의 위치와 고정

– **고정** : 반달뼈(lunate)를 쐐기 위에 고정시킴, 벨트로 환자아래팔의 근위부를 고정함.

– **치료사의 움직이는 손** : 치료사는 오른손 엄지를 환자의 알머리뼈(capitate) 위에 놓은 상태로 환자의 손과 엄지의 위치를 유지함, 왼손으로 오른손의 손잡음을 도움.

실행

– 알머리뼈에 손등방향으로 III 단계의 미끄러뜨림–움직임을 적용함.

■ 그림 14e : 손바닥방향으로 굴곡(palmar flexion) – 점진적(progression)

– 손목관절을 손바닥방향굴곡(palmarl flexion)움직임의 마지막 범위에 가깝게 위치시킨 상태에서 손바닥방향으로 III 단계의 미끄러뜨림–움직임을 적용함 (볼록규칙).

■ 반달뼈–노뼈(Lunate–radius) 모빌리제이션 (그림 없음)

– 노뼈(요골, radius)를 고정하고 반달뼈에 손등방향으로 III 단계의 미끄러뜨림–움직임을 적용함 (볼록규칙).

손배뼈 – 노뼈 (Scaphoid-radius) : 손바닥방향 미끄러뜨림 (palmar glide)

손등방향굴곡의 제한 시 (for restricted dorsal flexion)

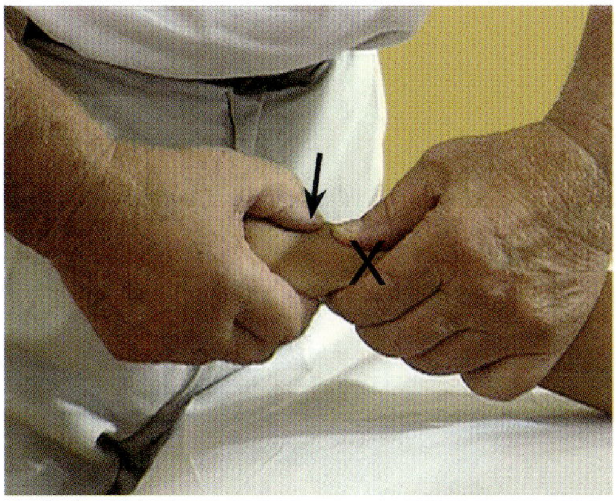

그림 15a – 편안위치에서 검진과 모빌리제이션

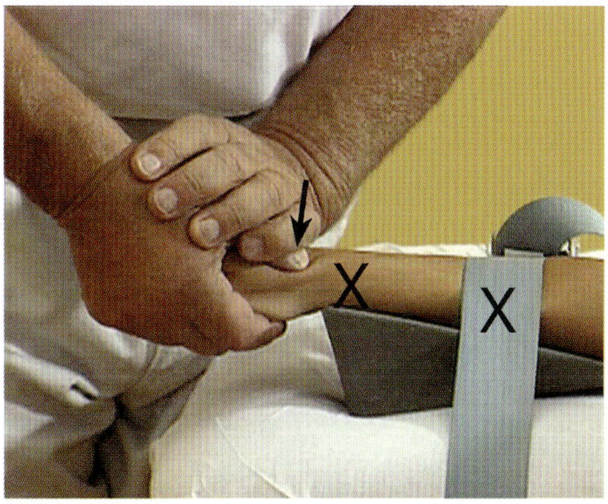

그림 15b – 편안위치에서 모빌리제이션

■ 그림 15a : 편안위치에서 검진과 모빌리제이션

목적

- 노뼈(radius)를 기준으로 한 손배뼈(scaphoid)의 손바닥방향으로 미끄러짐–조인트 플레이 양과 질 및 마지막 느낌의 평가를 위하여.
- 손목관절의 손등방향 및 노측방향 굴곡움직임 증가를 위하여 (볼록규칙).

시작자세

- 환자아래팔(forearm)의 앞면(anterior side)이 아래쪽을 향한 자세.
- 관절 Position은 편안위치.

손의 위치와 고정

- **치료사의 고정하는 손(왼손)** : 치료사는 환자아래팔의 원위부를 잡고, 손가락으로 손배뼈–노뼈 관절틈에서 가장 가까운 근위부를 잡음.
- **치료사의 움직이는 손(오른손)** : 치료사는 자신의 손으로 환자의 손을 지지하고, 엄지와 집게손가락으로 손배뼈(scaphoid)를 감싸 잡음.

실행

- 손배뼈(scaphoid)에 손바닥방향으로 II 또는 III 단계의 미끄러뜨림–움직임을 적용함.

■ 그림 15b : 편안위치에서 모빌리제이션

- 환자아래팔의 원위부 앞면(anterior side)을 치료쐐기 위에 놓음, 노뼈(radius)의 원위부는 쐐기 위에 고정됨, 벨트로 환자 아래팔의 근위부를 고정함, 치료사는 오른손 엄지를 환자의 손배뼈 위에 위치시킨 상태로 환자의 손과 엄지를 지지함, 왼손으로 손잡음을 도우며, 손배뼈에 손바닥방향으로 III 단계의 미끄러뜨림–움직임을 적용함.

■ 마름뼈–손배뼈 (Trapezii-scaphoid) ; 손바닥방향굴곡의 제한 시 손바닥방향 미끄러뜨림 (그림 없음)

- 손배뼈(scaphoid)를 고정하고, 마름뼈(trapezii)에 손바닥방향으로 III 단계의 미끄러뜨림–움직임을 적용함 (오목규칙).

마름뼈-손배뼈(Trapezii-scaphoid) : 손등방향 미끄러뜨림(dorsal glide)

손등방향굴곡의 제한 시 (for restricted dorsal flexion)

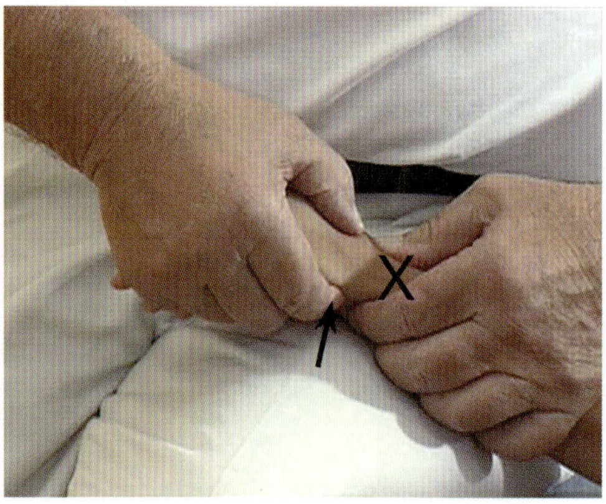

그림 15c - 편안위치에서 검진과 모빌리제이션

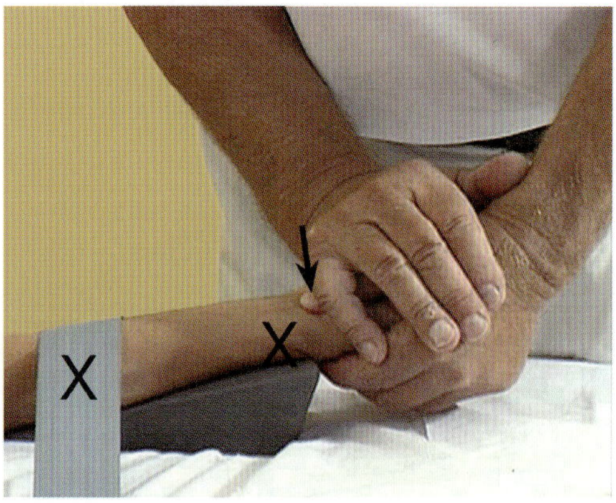

그림 15d - 편안위치에서 모빌리제이션

■ 그림 15c : 편안위치에서 검진과 모빌리제이션

목적

- 손배뼈(scaphoid)를 기준으로 한 마름뼈(대, 소능형골, trapezii)의 손등방향으로 미끄러짐-조인트플레이 양과 질 및 마지막 느낌의 평가를 위하여.
- 손목관절의 손등방향으로 굴곡움직임(dorsal flexion) 증가를 위하여 (오목규칙).

시작자세

- 환자아래팔(forearm)의 앞면(anterior side)이 아래쪽을 향한 자세.
- 관절 Position은 편안위치.

손의 위치와 고정

- **치료사의 고정하는 손(왼손)** : 치료사는 환자아래팔의 원위부를 자신의 몸에 지지하고, 손가락으로 환자의 손배뼈(scaphoid)를 감싸 잡음.
- **치료사의 움직이는 손(오른손)** : 치료사는 자신의 손으로 환자의 손을 지지하고, 엄지와 집게손가락으로 마름뼈(능형골, trapezii)를 감싸 잡음.

실행

- 마름뼈에 손바닥방향으로 II 또는 III 단계의 미끄러뜨림-움직임을 적용함.

■ 그림 15d : 편안위치에서 모빌리제이션

- 환자아래팔의 원위부 뒷면을 치료쐐기 위에 놓음, 노뼈의 원위부와 손배뼈는 쐐기 위에 고정됨, 벨트로 환자 아래팔의 근위부를 고정함, 치료사는 왼손 엄지를 환자의 마름뼈 위에 위치시킨 상태로 환자의 손과 엄지를 지지함, 오른손으로 손잡음을 도우며, 마름뼈에 손등방향으로 III 단계의 미끄러뜨림-움직임을 적용함.

■ 손배뼈-노뼈(scaphoid-radius) ; 손바닥방향굴곡의 제한 시 손등방향 미끄러뜨림 (그림 없음)

- 노뼈(radius)를 고정하고, 손배뼈(scaphoid)에 손바닥방향으로 III 단계의 미끄러뜨림-움직임을 적용함 (볼록규칙).

세모뼈 – 자뼈 (Triquetral–ulna) : 손바닥방향 미끄러뜨림 (palmar glide)

손등방향굴곡의 제한 시 (for restricted dorsal flexion)

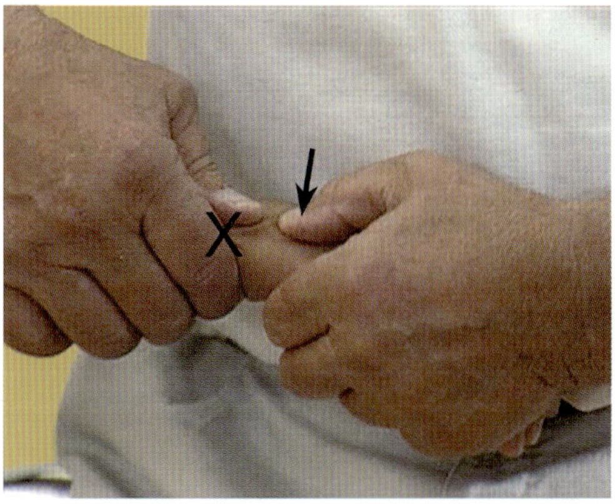

그림 16a – 편안위치에서 검진과 모빌리제이션

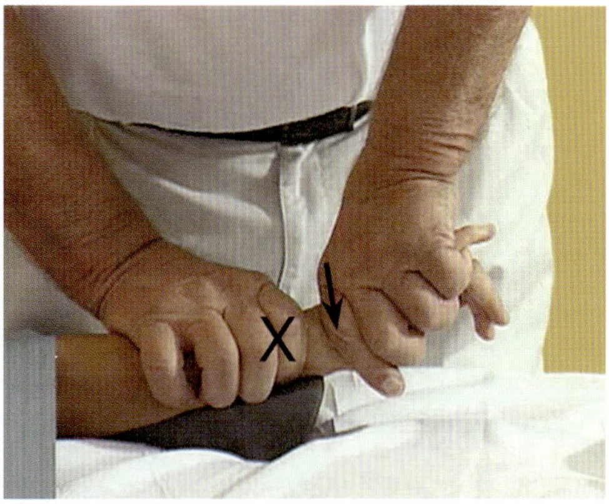

그림 16b – 편안위치에서 모빌리제이션

■ 그림 16a : 편안위치에서 검진과 모빌리제이션

목적

- 자뼈(ulna)를 기준으로 한 세모뼈(triquetral)의 손바닥방향으로 미끄러짐–조인트플레이 양과 질 및 마지막 느낌의 평가를 위하여.
- 세모뼈와 자뼈 사이의 관절디스크움직임을 개선하기 위하여, 관절디스크움직임의 제한으로 인하여 아래팔의 엎침, 뒤침 및 손목관절의 모든 움직임에 제한이 나타날 수 있음.
- 손목관절의 손등방향 굴곡움직임(dorsal flexion) 증가를 위하여 (볼록규칙).

시작자세

- 환자 손의 손바닥이 아래쪽을 향한 자세.
- 관절 Position은 편안위치.

손의 위치와 고정

- **치료사의 고정하는 손(오른손)** : 치료사는 환자아래팔의 원위부를 자신의 몸에 지지하고, 손가락으로 환자 자뼈(ulna)의 머리부위를 감싸 잡음.
- **치료사의 움직이는 왼손** : 치료사는 자신의 손으로 환자의 손을 지지하고, 엄지와 집게손가락으로 세모뼈(triquetral)를 감싸 잡음.

실행

- 세모뼈에 손바닥방향으로 II 또는 III 단계의 미끄러뜨림–움직임을 적용함.

■ 그림 15d : 편안위치에서 모빌리제이션

- 환자아래팔의 원위부 앞면을 쐐기 위에 놓음, 자뼈의 원위부는 쐐기 위에 고정됨, 벨트로 환자 아래팔의 근위부를 고정함, 치료사는 자신의 오른손 제 II 손허리손가락관절(MCP Joint)을 환자의 세모뼈 위에 위치시킨 상태로 환자의 손을 지지함, 세모뼈에 손바닥방향으로 III 단계의 미끄러뜨림–움직임을 적용함.

■ 갈고리뼈–세모뼈 (Hamate–triquetral) ; 손바닥방향 미끄러뜨림 (그림 없음)

- 세모뼈를 고정하고, 갈고리뼈에 손바닥방향으로 III 단계의 미끄러뜨림–움직임을 적용함.

■ 갈고리뼈–세모뼈 (Hamate–triquetral) ; 손등방향 미끄러뜨림 (그림 없음)

- 환자의 아래팔을 뒤침(supination)시킨 상태에서 세모뼈를 고정하고, 갈고리뼈에 손등방향으로 III 단계의 미끄러뜨림–움직임을 적용함.

■ Notes

11장

아래팔 (FOREARM)

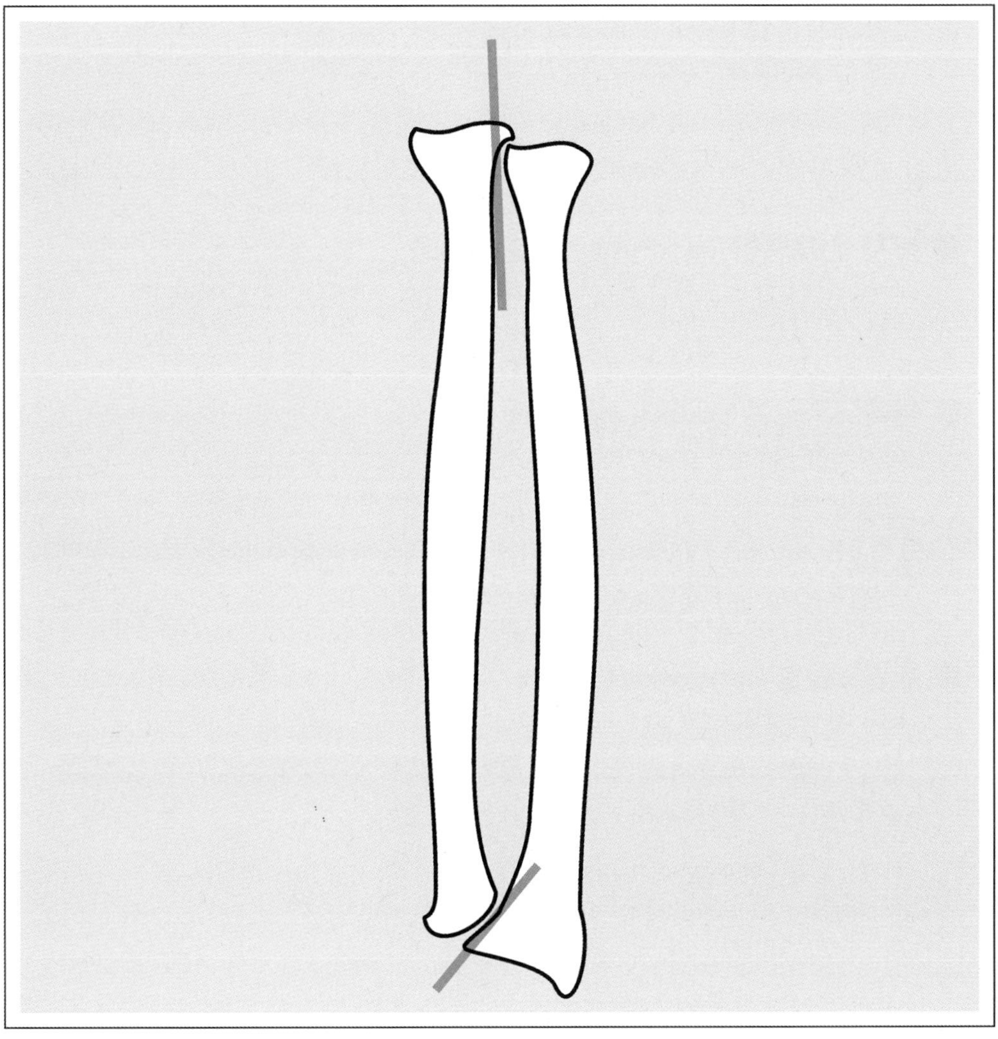

11 아래팔 (전완, Forearm)

■ 기능해부학과 움직임 (Functional anatomy and movement)

아래팔(forearm)은 노뼈(radius), 자뼈(ulna) 그리고 아래팔뼈사이막(전완 골간막, antebrachial interosseous membrane)으로 이루어진다. 노뼈의 넓어진 원위부 끝은 손목과 주 연결을 이루며 자뼈의 넓어진 근위부 끝은 위팔(상완, upper arm)과 주 연결을 이룬다.

■ 먼쪽노자관절 (distal radioulnar joint)

(art. radio-ulnaris distalis)

먼쪽노자관절(distal radioulnar joint)은 해부학적, 역학적으로 단순 2축 관절(중쇠, 변형된 난형)이다. 자뼈머리(ulnar head)가 노뼈의 원위부 끝에 위치한 절흔내에서 움직인다.

■ 노자 인대결합 (Radio-ulnar syndesmosis)

노자 인대결합은 아래팔 뼈사이막(antebrachial interosseous membrane)과 함께 노뼈와 자뼈의 뼈사이모서리(골간연, interosseous border) 사이 전체에 걸쳐있다.

■ 몸쪽노자관절 (proximal radioulnar joint)

(art. radio-ulnaris proximalis)

몸쪽노자관절(proximal radioulnar joint)은 해부학적으로 팔꿉관절(elbow)에 속한다. 이 관절은 2축 바퀴관절(중쇠, 변형된 난형)이다. 노뼈머리(radius head)가 자뼈의 노뼈 절흔 내에서(in the radial notch of the ulna) 움직인다.

■ 위팔노관절 (humeroradial joint)

(art. humeroradialis)

위팔노관절(humeroradial joint)은 해부학적으로 팔꿉관절(elbow)에 속하지만 기능적으로는 아래팔에 속하므로 여기에 서술하였다.

위팔노관절(humeroradial joint)은 3축 절구관절(구관절, 변형되지 않은 구형관절, spheroid, unmodified ovoid)이다. 굴곡과 신전 시 노뼈의 얕은 오목관절면(concave)이 위팔뼈 작은머리(capitulum of humerus)의 볼록관절면(convex)을 따라 움직인다. 아래팔의 뒤침(supination)와 엎침(pronation)시에도 이러한 관절움직임이 일어난다. 제 12장: 팔꿉관절에서 위팔노관절(humeroradial joint)의 검진과 치료를 설명하였다.

뼈의 촉진점 (Bony palpation)

- 노뼈(radius)의 근위부 (노뼈머리, radial head)
- 노뼈거친면(radial tuberosity)
- 노뼈의 원위부와 노뼈붓돌기(distal radius and styloid process)
- 자뼈의 원위부와 자뼈붓돌기(distal ulna and styloid process)
- 먼쪽노자관절(distal radioulnar joint)의 관절틈
- 몸쪽노자관절(proximal radioulnar joint)의 관절틈
- 위팔노관절(humeroradial joint)의 관절틈

인대 (Ligament)

- 노뼈머리띠인대(annular ligament)는 원위부가 좁은 원뿔 형태이며, 단지 자뼈(ulna)에만 부착되어 있어 노뼈머리(radius head)의 자유로운 움직임이 가능하다.
- 노쪽곁인대(radial collateral ligament)

뼈의 움직임과 축 (Bone movement axes)

- 엎침(pronation)과 뒤침(supination): 노뼈가 자뼈 주위를 회전하며, 이로 인하여 아래팔에서 뒤틀림(torsion)이 일어난다. 움직임의 축은 아래팔을 사선으로 지나가며, 노뼈머리(radius head)와 자뼈머리(ulnar head)를 통과한다.
- 외전(수동움직임): 자뼈를 기준으로 볼 때 노뼈가 원위방향으로 미끄러짐
- 내전(수동움직임): 자뼈를 기준으로 볼 때 노뼈가 근위방향으로 미끄러짐.

마지막 느낌 (End feel)

- 엎침(pronation): 딱딱함. 노뼈가 자뼈에 부딪히게 되면 엎침움직임은 정지되며, 뼈와 뼈사이에서 일어나는 마지막 느낌은 딱딱하다.
- 뒤침(supination): 뻣뻣함(firm). 뒤침움직임은 연부조직, 특히 인대의 신장에 의하여 정지되며, 이때의 마지막 느낌은 뻣뻣하다.

관절움직임 (미끄러짐, Gliding)

- 먼쪽노자관절(distal radioulnar joint): 오목규칙(Concave Rule)
- 몸쪽노자관절(proximal radioulnar joint): 볼록규칙(Convex Rule)
- 위팔노관절(humeroradial joint): 오목규칙(Concave Rule)

치료면 (Treatment plane)

- 먼쪽노자관절(distal radioulnar joint) : 노뼈(radius)의 오목관절면에 위치함.
- 몸쪽노자관절(proximal radioulnar joint) : 자뼈(ulnar)의 오목관절면에 위치함.
- 위팔노관절(humeroradial joint) : 노뼈의 오목관절면에 위치함.

영점위치 (Zero position)

- 먼쪽과 몸쪽노자관절(distal and proximal radioulnar joint) : 위팔뼈(humerus)가 상체와 평행된 상태에서 팔꿉관절(elbow)을 직각으로 굴곡시킨 위치. 손목관절은 영점위치(zero position), 손은 시상면에 위치함.
- 위팔노관절(humeroradial joint) : 위팔과 아래팔이 전두면에 위치한 상태에서 아래팔은 최대로 뒤침(supination)시키고 팔꿉관절은 신전시킨 위치.

편안위치 (Resting position)

아래팔의 모든 관절이 동시에 편안위치에 놓여질 수 없음.

- 먼쪽노자관절(distal radioulnar joint) : 약 10° 뒤침(supination)
- 몸쪽노자관절(proximal radioulnar joint) : 약 35° 뒤침(supination)과 팔꿉관절(elbow)을 70° 굴곡시킨 상태
- 위팔노관절(humeroradial joint) : 최대로 뒤침(supination)과 팔꿉관절을 최대로 신전시킨 상태

잠긴위치 (close-packed-position)

- 먼쪽과 몸쪽노자관절(distal and proximal radioulnar joint) : 최대로 엎침(pronation) 또는 뒤침(supination)시킨 상태
- 위팔노관절(humeroradial joint) : 팔꿉관절을 90° 굴곡시킨 상태

관절주머니 유형 (Capsular pattern)

- 엎침(pronation)와 뒤침(supination)움직임이 같은 크기로 제한됨, 이는 일반적으로 팔꿉관절의 굴곡과 신전이 심하게 제한되었을 때 나타남.

■ 아래팔의 검진계획 (Forearm examination scheme)

(검진에 대한 더 자세한 정보는 3장과 4장 참조)

기능검진 (Test of function)

1. 능동과 수동 움직임 (마지막 느낌과 안정성검진 포함)

엎침 (pronation)	80°
뒤침 (supination)	90°

2. 직선적 조인트플레이와 마지막 느낌

견인–압박 (traction–compression)	(그림 17 참조)
미끄러짐 (gliding)	
먼쪽노자관절 (distal radioulnar joint)	
전방	(그림 17a)
후방	(그림 18a)
몸쪽노자관절 (proximal radioulnar joint)	
전방	(그림 19a)
후방	(그림 19d)
위팔노관절 (humeroradial joint)	
양측방향	(그림 20)
후방	(그림 21a)

3. 저항검진 (Resisted movements)	**부가적인 기능**
엎침 (pronation)	
원엎침근 (원회내근, pronator teres)	굴곡 (flexion)
네모엎침근 (방형회내근, pronator quadratus)	
위팔노근 (상완요근, brachioradialis)	굴곡 : 뒤침 (회외, supination) 시킨 상태에서 영점위치로
뒤침 (supination)	
뒤침근 (회외근, supinatior)	신전 (extension)
위팔두갈래근 (상완이두근, biceps brachii)	굴곡 (flexion)
위팔노근 (상완요근, brachioradialis)	굴곡 : 엎침 (회내, pronation) 시킨 상태에서 영점위치로

4. 연부조직의 수동적 움직임 (Passive soft tissue movements)

생리적인 움직임

부가적인 움직임

5. 부가적인 검진 (Additional tests)

실험치료 (Trial treatment)

먼쪽노자관절 (distal radioulnar joint)	
전후방 미끄러뜨림	(그림 17b,18b)
몸쪽노자관절 (proximal radioulnar joint)	
전후방 미끄러뜨림	(그림 19b,19e)
위팔노관절 (humeroradial joint)	
후방 미끄러뜨림	(그림 21b)
견인 (traction)	(그림 22)

■ 아래팔에 적용하는 테크닉들 (Forearm techniques)

먼쪽노자관절 (distal radioulnar joint)

몸쪽노자관절 (proximal radioulnar joint)

위팔노관절 (humeroradial joint)

노자관절 (radioulnar joint)

먼쪽노자관절(Distal radioulnar joint) : 앞쪽방향으로 미끄러뜨림

움직임 제한 시(for hypomobility)

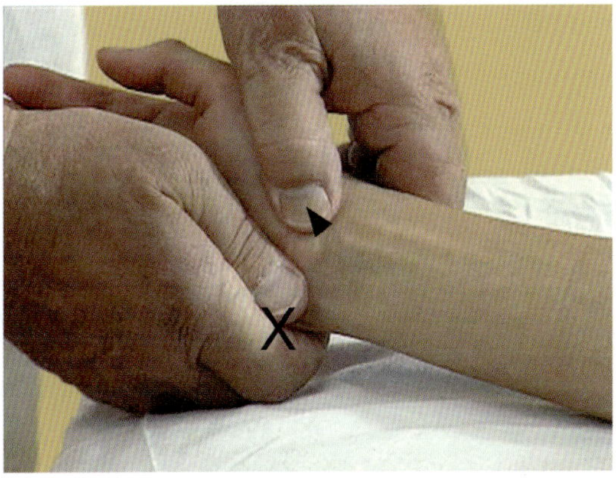

그림 17a – 편안위치에서 검진과 모빌리제이션

■ 그림 17a : 편안위치에서 검진과 모빌리제이션

목적

- 노자관절(radioulnar joint)의 앞쪽방향으로 미끄러짐–조인트플레이의 양과 질 및 마지막 느낌의 평가를 위하여.
- 엎침(pronation) 움직임의 개선을 위하여 (오목규칙).

시작자세

- 환자의 팔꿉관절(elbow)은 가볍게 굴곡시키고, 아래팔(forearm)의 뒷면(posterior side)을 치료대 위에 놓은 자세.
- 관절의 Position은 편안위치.

손의 위치와 고정

- **치료사의 고정하는 손(오른손)** : 환자의 손을 자측방면(ulnar side)에서 지지하고, 자뼈(ulna)의 관절틈에서 가까운 원위부를 감싸서 잡음.
- **치료사의 움직이는 손(왼손)** : 환자의 손을 노측방면(radial side)에서 지지하고, 노뼈(radius)의 관절틈에서 가까운 원위부를 감싸 잡음.

실행

- 노뼈(radius)에 앞쪽방향으로 II 또는 III 단계의 미끄러뜨림–움직임을 적용함.

참조

- 수동 엎침(pronation)움직임의 검진 시 팔꿉관절을 신전시킨 상태에서 보다 굴곡시킨 상태에서 엎침(pronation)움직임이 크다면, 이는 뒤침근(supinator)의 단축에 관련된 것임.

먼쪽노자관절(Distal radioulnar joint) : 앞쪽방향으로 미끄러뜨림

엎침움직임의 제한 시 (for resticted pronation)

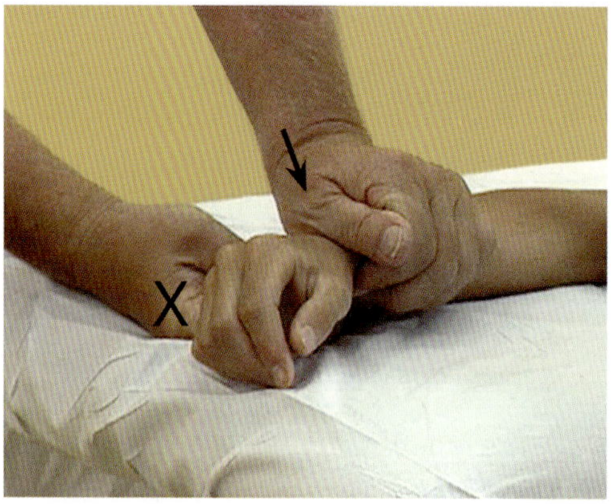

그림 17b – 편안위치에서 모빌리제이션

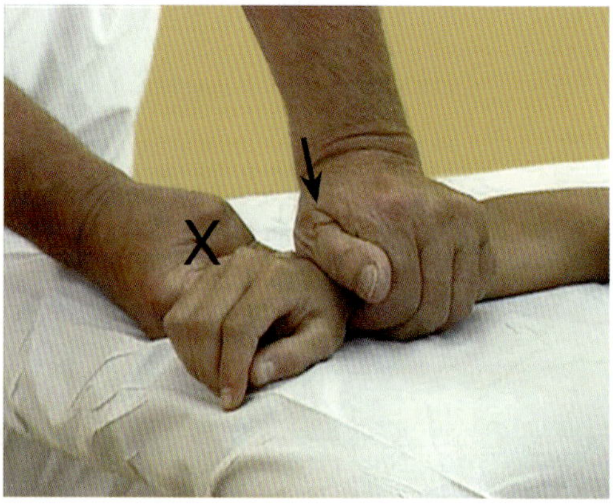

그림 17c – 엎침(pronation)시킨 상태에서 모빌리제이션

■ 그림 17b : 편안위치에서 모빌리제이션

목적

– 아래팔(forearm)의 엎침(pronation)움직임 개선을 위하여 (오목규칙).

시작자세

– 환자의 팔꿉관절(elbow)은 가볍게 굴곡시키고, 아래팔의 자측면(ulnar side)을 치료대 위에 놓은 자세.

– 관절의 Position은 편안위치.

손의 위치와 고정

– **치료사의 고정하는 손(오른손)** : 치료사는 엄지와 손가락으로 환자의 자뼈머리(ulna head)를 감싸 잡고 자신의 아래팔을 치료대 위에 지지함.

– **치료사의 움직이는 손(왼손)** : 환자 아래팔의 원위부를 노측방면(radial side)에서 지지하고, 엄지두덩(thenar)으로 노뼈(radius)의 관절틈에서 가까운 원위부를 감싸 잡음, 치료사는 자신의 아래팔을 치료면(Treatment plane)과 일직선이 되도록 위치시킴.

실행

– 왼손을 아랫방향으로 눌러서 앞쪽방향으로 III 단계의 미끄러뜨림–움직임을 실행함.

■ 그림 17c : 엎침(pronation) 움직임 – 점진적(progression)

– 아래팔을 엎침(pronation)움직임의 마지막 범위에 가깝게 위치시킨 상태에서 앞쪽방향으로 III 단계의 미끄러뜨림–움직임을 적용함.

먼쪽노자관절(Distal radioulnar joint) : 뒤쪽방향으로 미끄러뜨림

움직임의 제한 시 (for hypomobility)

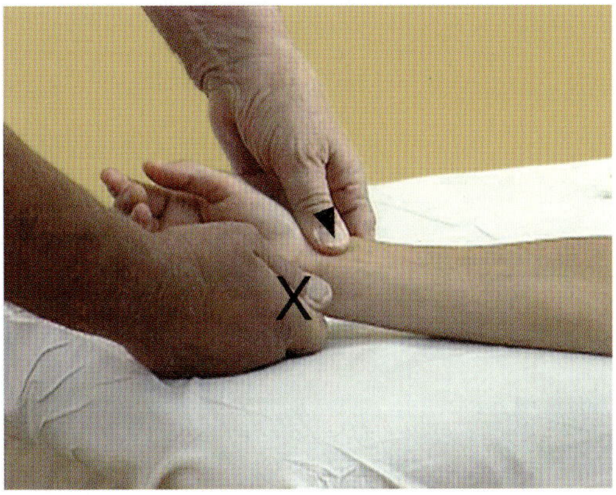

그림 18a – 편안위치에서 검진과 모빌리제이션

■ 그림 18a : 편안위치에서 검진과 모빌리제이션

목적

– 노자관절(radioulnar joint)의 뒤쪽방향으로 미끄러짐–조인트플레이의 양과 질 및 마지막 느낌의 평가를 위하여.

– 아래팔(forearm)의 뒤침(supination)움직임 개선을 위하여 (오목규칙).

시작자세

– 환자의 팔꿉관절(elbow)은 가볍게 굴곡시키고, 아래팔의 뒷면(posterior side)을 치료대 위에 놓은 자세.

– 관절의 Position은 편안위치. 어깨를 너무 많이 외전시키지 않도록 주의할 것, 환자의 손이 수평면상에서 움직이면 이 테크닉을 관절의 Position이 편안위치에서 실행하는 것이 어렵다.

손의 위치와 고정

– **치료사의 고정하는 손(오른손)** : 환자의 손과 아래팔의 원위부를 자측방면(ulnar side)에서 지지하고, 자뼈(ulna)의 관절틈에서 가까운 원위부를 감싸 잡음.

– **치료사의 움직이는 손(왼손)** : 환자의 손과 아래팔의 원위부를 노측방면(radial side)에서 지지하고, 노뼈(radius)의 관절틈에서 가까운 원위부를 잡음.

실행

– 노뼈(radius)에 뒤쪽방향으로 II 또는 III 단계의 미끄러뜨림–움직임을 적용함.

참조

– 수동 뒤침(supination), 팔꿉관절(elbow)을 신전시킨 상태에서 보다 굴곡시킨 상태에서 뒤침(supination)움직임이 크다면, 이는 원엎침근(pronator teres)의 단축에 관련된 것임.

먼쪽노자관절(Distal radioulnar joint) : 뒤쪽방향으로 미끄러뜨림

뒤침움직임의 제한 시 (for resticted supination)

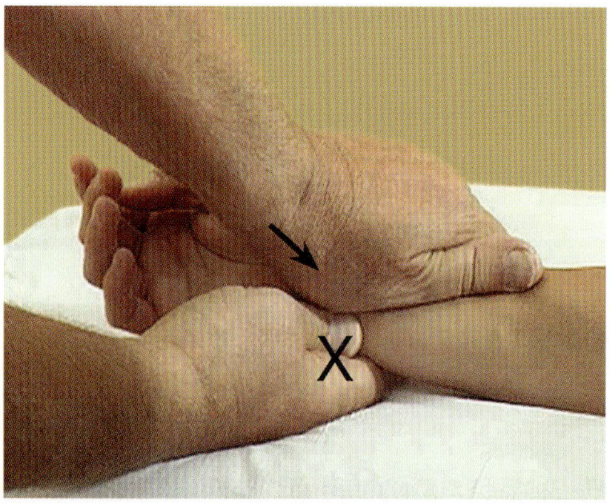

그림 18b – 편안위치에서 모빌리제이션

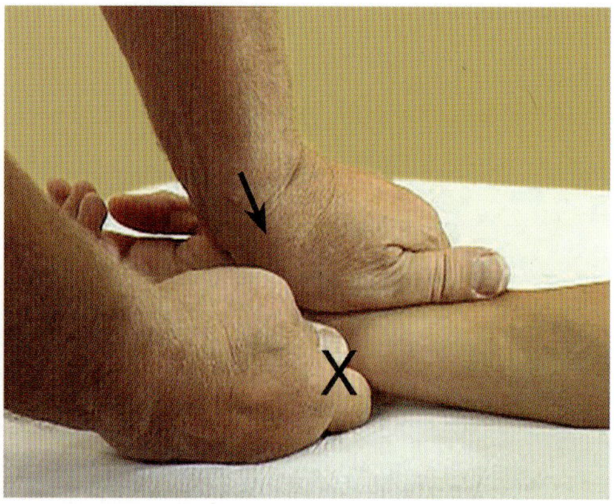

그림 18c – 뒤침(supination)시킨 상태에서 모빌리제이션

■ 그림 18b : 편안위치에서 모빌리제이션

목적

– 아래팔(forearm)의 뒤침(supination)움직임 개선을 위하여 (오목규칙).

시작자세

– 환자의 팔꿉관절(elbow)은 가볍게 굴곡시키고, 아래팔의 자측면(ulnar side)을 치료대 위에 놓은 자세.

– 관절의 Position은 편안위치.

손의 위치와 고정

– **치료사의 고정하는 손(오른손)** : 치료사는 엄지와 손가락으로 환자의 자뼈머리(ulna head)를 감싸 잡고 자신의 아래팔을 치료대 위에 지지함.

– **치료사의 움직이는 손(왼손)** : 환자 아래팔의 원위부를 노측방면(radial side)에서 지지하고, 엄지두덩(thenar)으로 노뼈(radius)의 관절틈에서 가까운 원위부를 감싸 잡음, 치료사는 자신의 아래팔을 치료면(Treatment plane)과 일직선이 되도록 위치시킴.

실행

– 왼손을 뒤쪽방향으로 밀어서 노뼈(radius)에 뒤쪽방향으로 III 단계의 미끄러뜨림–움직임을 적용함.

■ 그림 18c : 뒤침(supination) 움직임– 점진적(progression)

– 아래팔을 뒤침(supination)움직임의 마지막 범위에 가깝게 위치시킨 상태에서 노뼈(radius)에 뒤쪽방향으로 III 단계의 미끄러뜨림–움직임을 적용함.

몸쪽노자관절(Proximal radioulnar joint) : 앞쪽방향으로 미끄러뜨림

뒤침움직임 제한 시 (for restricted supination)

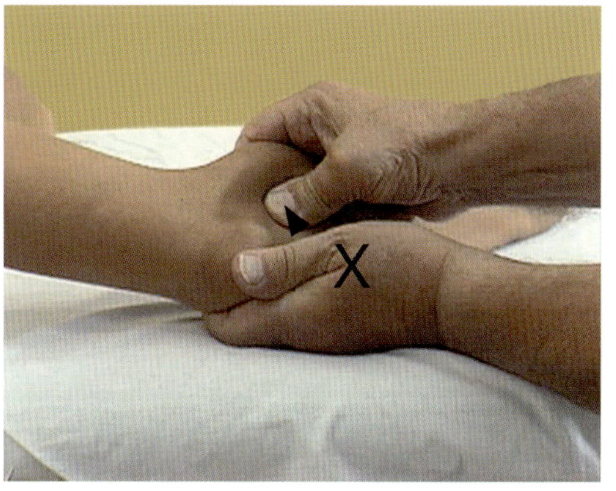

그림 19a – 편안위치에서 검진과 모빌리제이션

■ 그림 19a : 편안위치에서 검진과 모빌리제이션

목적

- 몸쪽노자관절(proximal radioulnar joint)의 앞쪽방향으로 미끄러짐-조인트플레이의 양과 질 및 마지막 느낌의 평가를 위하여.
- 아래팔(forearm)의 뒤침(supination)움직임 개선을 위하여 (볼록규칙).

시작자세

- 환자의 어깨관절을 외전, 팔꿉관절(elbow)은 굴곡시키고, 아래팔의 자측면(ulnar side)을 치료대 위에 놓은 자세.
- 관절의 Position은 편안위치.

손의 위치와 고정

- **치료사의 고정하는 손(왼손)** : 환자 아래팔의 근위부를 자측방면(ulnar side)에서 지지하고, 자뼈(ulna)의 근위부를 감싸 잡음.
- **치료사의 움직이는 손(오른손)** : 환자 아래팔의 근위부를 노측방면(radial side)에서 지지하고, 노뼈(radius)의 관절틈에서 가까운 근위부를 감싸 잡음.

실행

- 노뼈(radius)에 앞쪽방향으로 II 또는 III 단계의 미끄러뜨림-움직임을 적용함.

몸쪽노자관절(Proximal radioulnar joint) : 앞쪽방향으로 미끄러뜨림

뒤침움직임 제한 시 (for restricted supination) 계속

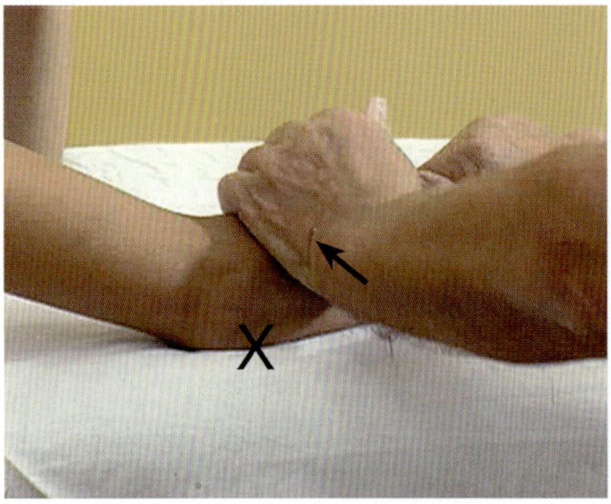

그림 19b – 편안위치에서 모빌리제이션

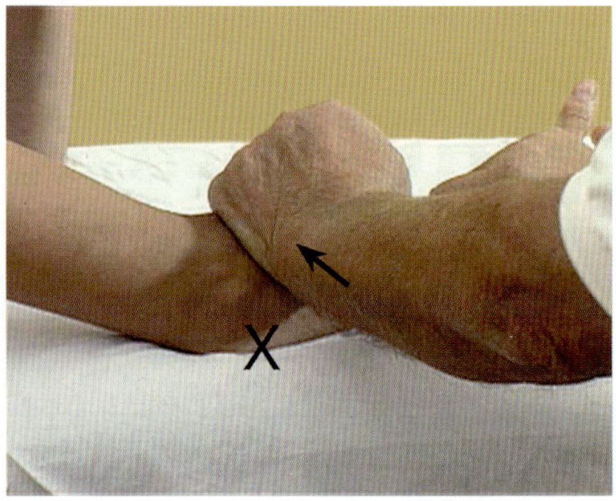

그림 19c – 뒤침(supination)시킨 상태에서 모빌리제이션

■ 그림 19b : 편안위치에서 모빌리제이션

목적

- 아래팔(forearm)의 뒤침(supination)움직임 개선을 위하여 (볼록규칙).

시작자세

- 환자의 어깨관절을 외전, 팔꿉관절(elbow)은 굴곡시키고, 아래팔의 자측면(ulnar side)을 치료대 위에 놓은 자세.
- 관절의 Position은 편안위치.

손의 위치와 고정

- **치료사의 고정하는 손(오른손)** : 환자 아래팔을 자측 또는 노측방면(ulnar or radial side)에서 지지하고, 환자의 아래팔을 치료대 위에 고정시킴.
- **치료사의 움직이는 손(왼손)** : 치료사는 새끼두덩(hypothenar eminence)을 관절틈 가까이에 위치시킨 상태로 환자 노뼈(radius)의 근위부를 손과 손가락으로 잡음, 치료사는 자신의 아래팔을 치료면(Treatment plane)과 일직선이 되도록 위치시킴.

실행

- 노뼈(radius) 근위부에 앞쪽방향으로 III 단계의 미끄러뜨림–움직임을 적용함. 치료사는 움직임을 치료면상에 유지하기 위하여 자신의 아래팔과 치료대의 간격을 유지하여야 함. 만약 치료사의 아래팔을 들어서 아래쪽으로 누르면 몸쪽노자관절(proximal radioulnar joint)에 압박을 가하게 됨.

■ 그림 19c : 뒤침(supination) 움직임– 점진적(progression)

- 아래팔 뒤침(supination)움직임의 마지막 범위에 가깝게 위치시킨 자세에서.

몸쪽노자관절(Proximal radioulnar joint) : 뒤쪽방향으로 미끄러뜨림

엎침움직임 제한 시 (for restricted pronation)

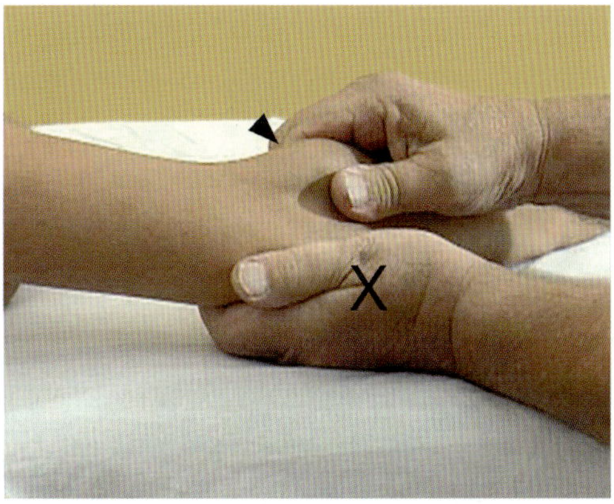

그림 19d – 편안위치에서 검진과 모빌리제이션

■ 그림 19d : 편안위치에서 검진과 모빌리제이션

목적

- 몸쪽노자관절(proximal radioulnar joint)의 뒤쪽방향으로 미끄러짐–조인트플레이의 양과 질 및 마지막 느낌의 평가를 위하여.
- 아래팔(forearm)의 엎침(pronation)움직임 개선을 위하여 (볼록규칙).

시작자세

- 환자의 어깨관절을 외전, 팔꿉관절(elbow)은 굴곡시키고, 아래팔의 자측면(ulnar side)을 치료대 위에 놓은 자세.
- 관절의 Position은 편안위치.

손의 위치와 고정

- **치료사의 고정하는 손(왼손)** : 환자 아래팔의 근위부를 자측방면(ulnar side)에서 지지하고, 자뼈(ulna)의 근위부를 감싸서 잡음.
- **치료사의 움직이는 손(오른손)** : 환자 아래팔의 근위부를 노측방면(radial side)에서 지지하고, 노뼈(radius)의 관절틈에서 가까운 근위부를 감싸 잡음.

실행

- 노뼈(radius)에 뒤쪽방향으로 II 또는 III 단계의 미끄러뜨림–움직임을 적용함.

몸쪽노자관절(Proximal radioulnar joint) : 뒤쪽방향으로 미끄러뜨림

엎침움직임 제한 시 (for restricted pronation) 계속

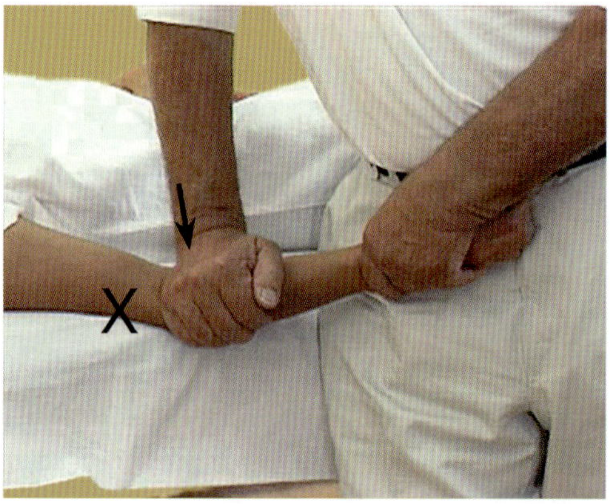

그림 19e – 편안위치에서 모빌리제이션

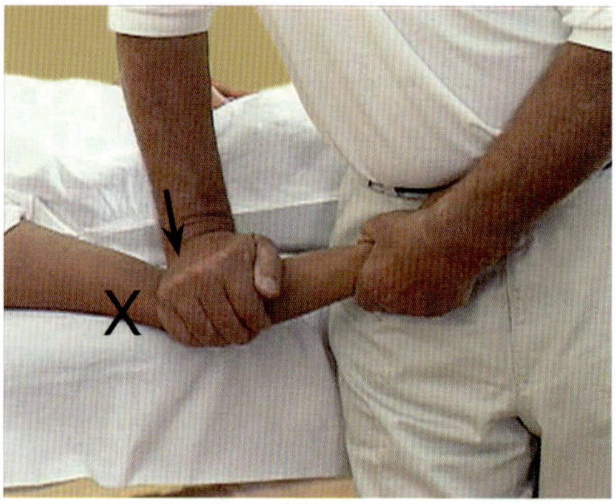

그림 19f – 엎침(pronation)시킨 상태에서 모빌리제이션

■ 그림 19e : 편안위치에서 모빌리제이션

목적

- 아래팔(forearm)의 엎침(pronation)움직임 개선을 위하여 (볼록규칙).

시작자세

- 환자 팔의 뒷면과 자뼈(ulna)의 근위부를 치료대 위에 놓은 자세, 아래팔은 신전시킨 상태로 치료대의 가장자리를 벗어나게 위치시킴.
- 관절의 Position은 편안위치.

손의 위치와 고정

- **고정** : 자뼈(ulna)를 치료대에 고정시킴
- **움직이는 손** : 치료사는 오른손의 새끼두덩(hypothenar eminence)을 관절틈 가까이에 위치시킨 상태로 양손으로 환자의 노뼈(radius)를 잡음, 치료사는 자신의 아래팔을 치료면(Treatment plane)과 일직선이 되도록 위치시킴.

실행

- 치료사는 자신의 팔을 신전시킨 상태에서 무릎을 구부리며, 체간을 기울여 노뼈(radius) 근위부에 뒤쪽방향으로 III 단계의 미끄러뜨림–움직임을 적용함.

■ 그림 19f : 엎침(pronation) 움직임 – 점진적(progression)

- 아래팔을 엎침(pronation)움직임의 마지막 범위에 가깝게 위치시킨 자세에서.

위팔노관절(Humeroradial joint)

검진 (test)

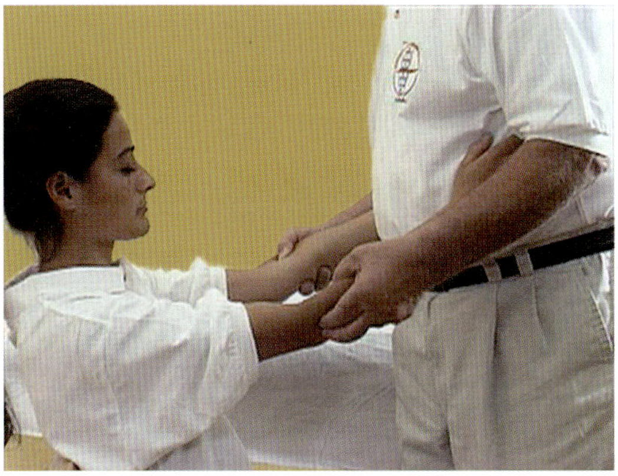

그림 20 – 양측검진(test bilateral)

■ 그림 20 : 양측검진 (test bilateral)

목적

- 위팔뼈작은머리(capitulum of humerus)를 기준으로 노뼈머리(radius head)의 위치 검진을 위하여.
- 위팔노관절(humeroradial joint)의 움직임 검진을 위하여.

시작자세

- 환자는 양쪽 팔을 앞쪽(ventral)으로 신전시킨 자세.

손의 위치와 고정

- **고정** : 치료사는 환자의 아래팔(forearm)을 자신의 아래팔(forearm)과 몸 사이에 유지함, 환자는 양쪽 팔을 편안한 상태로 유지하여 관절주위의 연부조직이 검진에 방해를 주지 않도록 함.
- **움직이는 손** : 치료사는 환자의 아래팔의 근위부를 노측(radial) 면에서 잡고, 위팔노관절(humeroradial joint)의 관절틈을 치료사의 양쪽 집게손가락으로 촉진함.

실행

- **위치검진** : 위팔뼈작은머리(capitulum of humerus)와 노뼈머리(radius head)의 간격을 촉진함, 관절틈의 모든 면(뒤쪽 면, 외측 면, 앞쪽 면)을 촉진하여 감지함.
- **움직임성 검진** : 환자의 팔꿉관절(elbow)을 굴곡(flexion)과 신전(extension) 및 외전(abduct)과 내전(adduct) 시키면서 관절틈을 촉진함.

노뼈 – 위팔(Radius–humerus) : 뒤쪽방향으로 미끄러뜨림(posterior glide)

신전움직임의 제한 시 (for resticted extension)

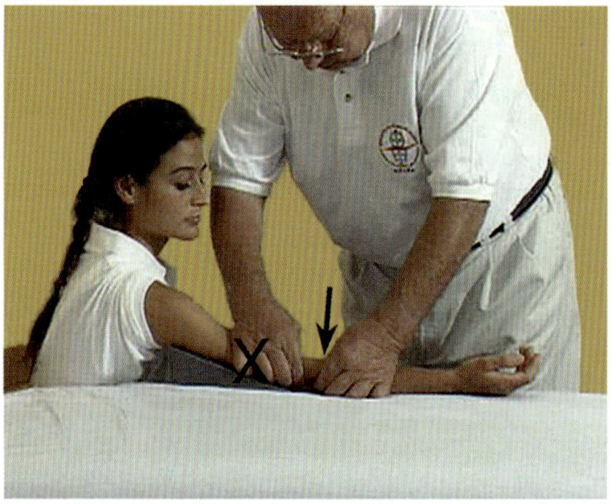

그림 21a – 편안위치에서 검진

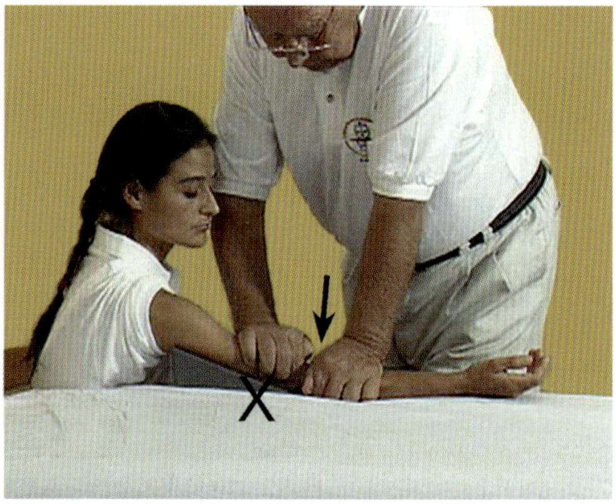

그림 21b – 현재의 편안위치(momentary resting position)에서 모빌리제이션

■ 그림 21a : 편안위치에서 검진

목적

– 위팔노관절(humeroradial joint)의 뒤쪽방향으로 미끄러짐–조인트플레이의 양과 질 및 마지막 느낌의 평가를 위하여. 제한된 위팔노관절의 뒤쪽방향으로 미끄러짐은 팔꿉관절(elbow)의 신전(extension)에 영향을 미친다 (오목규칙).

시작자세

– 환자의 팔꿉관절(elbow)을 최대로 신전시킨 상태에서, 환자의 위팔과 아래팔(arm and forearm)의 뒷면(dorsal side)을 치료대 위에 놓은 자세.

손의 위치와 고정

– **치료사의 고정하는 손(오른손)** : 위팔뼈(humerus)의 원위부를 잡고, 이를 치료대 위에 고정함.

– **치료사의 움직이는 손(왼손)** : 치료사는 환자 노뼈(radius)의 근위부를 잡고, 엄지와 손가락으로 노뼈머리(radius head)를 감싸 잡음.

실행

– 노뼈의 근위부에 뒤쪽방향으로 II 또는 III 단계의 미끄러뜨림–움직임을 적용함.

■ 그림 21b : 현재의 편안위치(momentary resting position)에서 모빌리제이션

– 팔꿉관절의 신전(extension)움직임 개선을 위하여 노뼈에 III 단계의 뒤쪽방향 미끄러뜨림–움직임을 적용함. 팔꿉관절을 신전움직임의 마지막 범위에 가깝게 위치시킴. 위팔노관절(humeroradial joint)의 편안위치(resting position)는 팔꿉관절을 완전히 신전시킨 상태임으로, 팔꿉관절의 신전움직임 제한 시 환자는 편안위치를 취할 수 없음.

■ 앞쪽방향(ventral glide)으로 미끄러뜨림 모빌리제이션 (그림 없음)

– 팔꿉관절의 굴곡움직임 개선을 위하여 노뼈에 앞쪽방향으로 III 단계의 미끄러뜨림–움직임을 적용함.

노자관절(Radioulnar joint) : 원위방향으로 미끄러뜨림(distal glide)

팔꿉관절과 아래팔의 움직임 제한 시 (for elbow and forearm hypomobility)

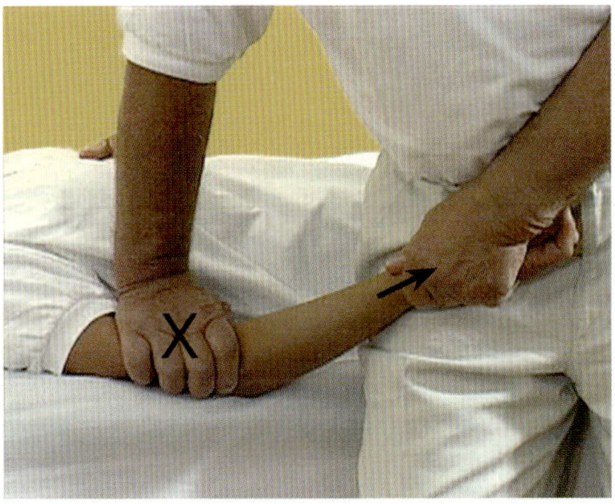

그림 22 – 편안위치에서 모빌리제이션

■ 그림 22 : 편안위치에서 모빌리제이션

목적

- 아래팔(forearm)의 엎침(pronation)과 뒤침(supination)움직임 및 팔꿉관절(elbow)의 굴곡과 신전움직임의 개선을 위하여, 자뼈(ulna)를 기준으로 노뼈(radius)의 원위방향으로 미끄러뜨림에 의하여 인대결합(syndesmosis)이 스트레칭(신장)된다.
- 노뼈(radius)를 원위방향으로 움직여 위팔뼈(humerus)를 기준으로 근위부로 치우친 노뼈(radius)의 잘못된 위치를 교정하기 위하여, *그림 20*의 위치검진 테크닉 참조.
- 위팔노관절(humeroradial joint)의 견인을 위하여.

시작자세

- 팔꿉관절(elbow)을 굴곡시킨 상태에서, 환자위팔(upper arm)과 자뼈(ulna) 근위부의 뒷면을 치료대 위에 놓은 자세.
- 관절의 Position은 편안위치.

손의 위치와 고정

- **치료사의 고정하는 손(오른손)** : 위팔뼈(humerus)의 원위부를 잡고, 이를 치료대 위에 고정시킴, 손가락으로 노자관절틈(radioulnar joint space)을 촉진함.
- **치료사의 움직이는 손(왼손)** : 치료사는 환자 아래팔(forearm)의 원위부를 노측(radial)면에서 지지하고, 노뼈(radius)의 원위부를 감싸 잡음.

실행

- 치료사는 몸을 가볍게 왼쪽으로 돌리고 당김으로서 자뼈(ulna)를 기준으로 노뼈(radius)에 원위방향으로 III 단계의 미끄러뜨림-움직임을 적용함.
- 초보자들이 직선적-견인(traction)-매니플레이션을 연습하기에 적합함.

■ 점진적(progression) 인 모빌리제이션 (그림 없음)

- 팔꿉관절(elbow)을 뒤침(supination) 또는 엎침(pronation), 굴곡 또는 신전움직임의 마지막 범위에 가깝게 위치시킨 자세에서.

노자관절(Radioulnar joint) : 근위방향으로 미끄러뜨림(proximal glide)

팔꿉관절과 아래팔의 움직임 제한 시 (for elbow and forearm hypomobility)

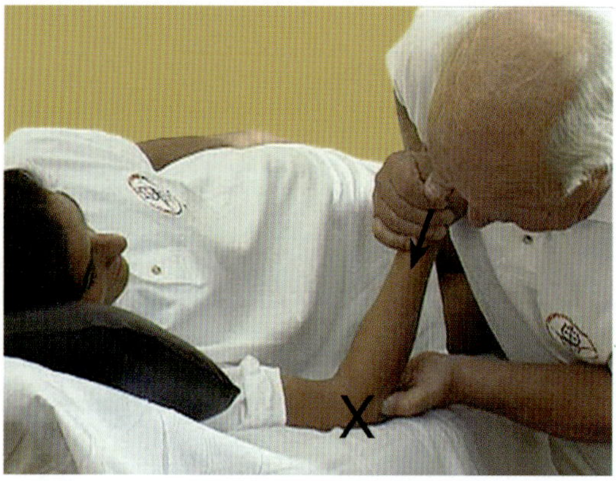

그림 23 – 편안위치에서 모빌리제이션

■ 그림 23 : 편안위치에서 모빌리제이션

목적

- 아래팔의 엎침과 뒤침 움직임 및 팔꿉관절의 굴곡과 신전움직임 개선을 위하여.
- 노뼈(radius)를 근위방향으로 움직여 위팔뼈(humerus)를 기준으로 원위부로 치우친 노뼈의 잘못된 위치를 교정하기 위하여, *그림 20*의 위치검진 테크닉 참조.

시작자세

- 팔꿉관절(elbow)을 굴곡시킨 상태에서, 환자위팔(upper arm)과 자뼈(ulna) 근위부의 뒷면을 치료대 위에 놓은 자세.
- 관절의 Position은 편안위치.

손의 위치와 고정

- **치료사의 고정하는 손(왼손)** : 위팔뼈(humerus)를 잡고, 이를 치료대 위에 고정시킴, 손가락으로 노자관절틈(radioulnar joint space)을 촉진함.
- **치료사의 움직이는 손(오른손)** : 환자 아래팔의 원위부를 노측면에서 지지하고, 환자 노뼈(radius)의 원위부와 엄지에 치료사의 엄지두덩(thenar)을 접촉시켜 이를 감싸 잡음. 환자의 손은 치료사의 어깨에 편안하게 놓음.

실행

- 치료사는 노뼈를 장축방향으로 밀어서 자뼈를 기준으로 한 노뼈에 근위방향으로 III 단계의 미끄러뜨림-움직임을 적용함. 치료사의 어깨를 사용하여 부가적인 힘을 사용함.

■ 어린이들의 노뼈(radius)-아탈구를 교정하기위하여 (그림 없음)

- 어린이들의 노뼈(radius)-아탈구를 교정하기 위한 테크닉. 어린이의 손목과 아래팔을 악수하는 자세 또는 엄지두덩을 엄지두덩으로 잡음, 아래팔을 엎침(pronation) 또는 뒤침(supination) 방향으로 움직이면서 노뼈(radius)를 근위방향으로 움직임.

■ 점진적(progression)인 모빌리제이션 (그림 없음)

- 팔꿉관절(elbow)을 뒤침(supination) 또는 엎침(pronation), 굴곡 또는 신전움직임의 마지막 범위에 가깝게 위치시킨 자세에서.

12장

팔꿉관절 (ELBOW)

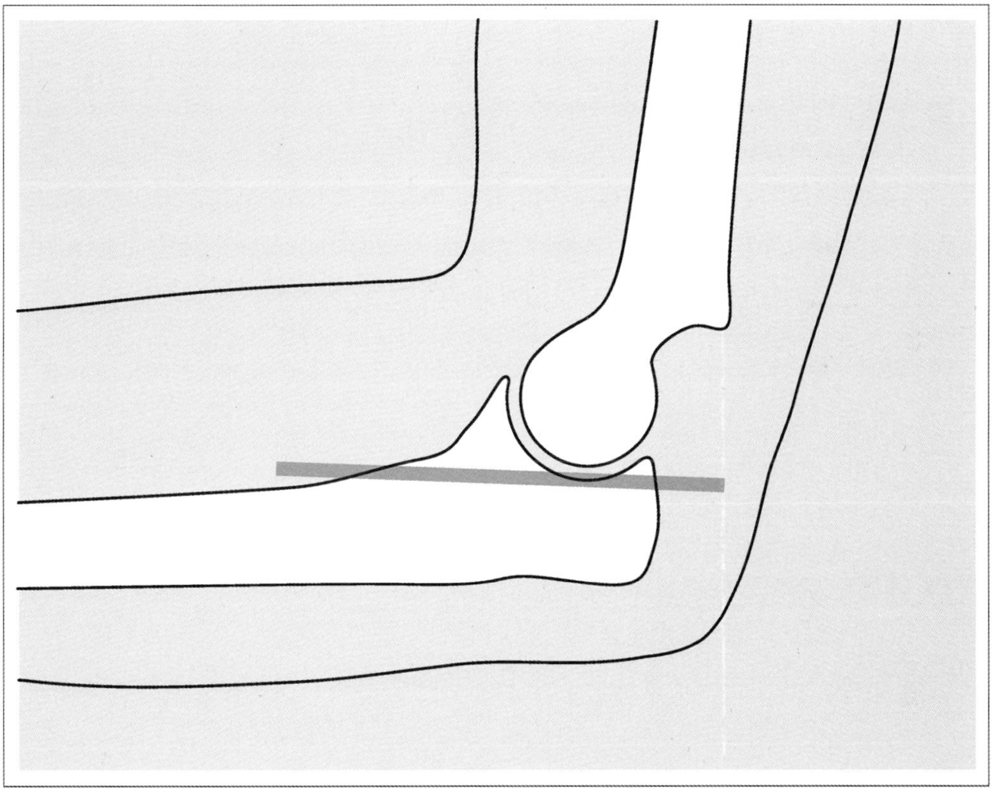

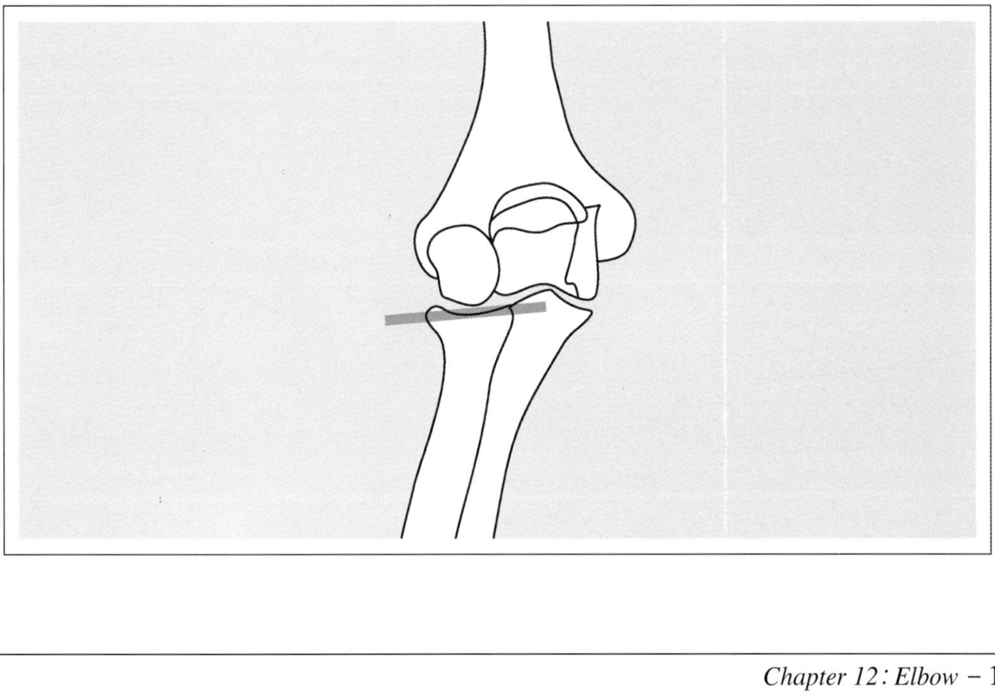

팔꿉관절 (Elbow)

12 팔꿉관절 (Elbow)

■ 기능해부학과 움직임 (Functional anatomy and movement)

팔꿉관절(elbow, art. cubiti)은 해부학적으로 단순관절이며 역학적으로는 복합관절로 3개의 관절로 나누어진다.

■ 위팔자관절 (humeroulnar joint)

(art. humero-ulnaris)

위팔자관절(humeroulnar joint)은 2축 안장관절이다. 자뼈(ulna)의 두꺼운 근위부는 반구-스패너형의 오목한 도르래패임(incisura trochlearis)으로 위팔뼈(humerus)의 위팔뼈도르래(trochlea humeri)를 감싸고 움직인다.

■ 위팔노관절 (humeroradial joint)

(art. humero-radialis)

위팔노관절(humeroradial joint)은 해부학적으로 팔꿉관절(elbow)에 속하지만 기능적으로 아래팔에 속하므로 그곳에서 서술하였다 [제 11장: 아래팔(forearm) 참조].

■ 몸쪽노자관절 (proximal radioulnar joint)

(art. radio-ulnaris proximalis)

몸쪽노자관절(proximal radioulnar joint)은 해부학적으로 팔꿉관절에 속하지만 기능적으로 아래팔에 속하므로 그곳에서 서술하였다 [제 11장: 아래팔(forearm) 참조].

뼈의 촉진점 (Bony palpation)

- 위팔뼈(humerus)와 가쪽관절융기위능선(외측과상능, lateral supracondylar crest)과 가쪽위관절융기(lateral epicondyle)
- 위팔뼈작은머리(capitulum of the humerus)
- 안쪽위관절융기(medial epicondyle)
- 팔꿈치오목(olecranon fossa)
- 팔꿈치머리(olecranon)
- 위팔자관절의 관절틈(humeroulnar joint space)
- 자뼈거친면(ulnar tuberocity)
- 자뼈의 갈고리돌기(ulnar coronoid process)

인대 (Ligament)

- 자쪽곁인대(ulnar collateral lig)
- 노쪽곁인대(radial collateral lig)

뼈의 움직임과 축 (Bone movement and axes)

- 굴곡(flexion)-신전(extension): 굴곡과 신전을 위한 횡축은 위팔뼈도르래(상완골활차, trochlea humeri)를 통과하며 위팔(upper arm)의 세로축(종축)과 가벼운 경사를 이룬다. 그러므로 최대신전(extension)시 아래팔(forearm)이 외측으로 벗어나는 바깥굽음(valgus) 또는 carrying angle이 생성되며 각도는 7°에서 20°까지 나타난다. 어린이와 많은 여성들에게서 팔꿈치머리(olecranon)가 작게 형성된 경우 5°에서 15°까지의 과신전(hyper extension)은 정상이다.
- 외전-내전: 위팔자관절(humeroulnar joint)은 안장관절이다 그러므로 팔꿉관절(elbow)을 굴곡시킨 상태에서 자뼈(ulna)의 근위부를 통과하는 전후방축을 중심으로 일어나는 가벼운 외전과 내전움직임이 가능하다. 외전과 내전움직임은 단지 수동으로만 일어날 수 있다.

마지막 느낌 (End feel)

- 굴곡(flexion): 딱딱한 마지막 느낌. 굴곡움직임은 자뼈의 갈고리돌기(coronoid process)와 위팔뼈(humerus)의 갈고리오목(fossa coronoidea)의 부딪힘에 의하여 정지된다. 능동적인 굴곡은 위팔과 아래팔 전면의 연부조직의 접근에 의하여 정지된다.
- 신전(extension): 딱딱함. 신전움직임은 자뼈의 팔꿈치머리(olecranon)와 위팔뼈(humerus)의 팔꿈치오목(olecranon fossa)의 뼈의 부딪힘에 의하여 정지된다.

관절움직임 (미끄러짐, Gliding)

- 자뼈-위팔뼈(ulna-humerus): 오목규칙
- 노뼈-위팔뼈(radius-humerus): 오목규칙

치료면 (Treatment plane)

- 자뼈(ulna)의 오목관절면에 위치함
- 노뼈(radius)의 오목관절면에 위치함

영점위치 (Zero position)

- 위팔(upper arm)과 아래팔(forearm)이 전두면에 위치한 상태에서 아래팔은 최대로 뒤침(supination) 시키고 팔꿉관절(elbow)은 신전시킨 위치.

편안위치 (Resting position)

- 위팔자관절(humeroulnar joint) : 팔꿉관절을 약 70° 굴곡과 아래팔을 약 10° 뒤침(supination)시킨 상태
- 위팔노관절(humeroradial joint) : 팔꿉관절의 최대신전과 아래팔을 최대로 뒤침(supination)시킨 상태

잠긴위치 (Close-packed-position)

- 위팔자관절(humeroulnar joint) : 팔꿉관절은 신전, 아래팔을 뒤침(supination)시킨 상태
- 위팔노관절(humeroradial joint) : 팔꿉관절은 약 90° 굴곡, 아래팔을 약 5° 뒤침(supination)시킨 상태

관절주머니 유형 (Capsular pattern)

- 굴곡(flexion)-신전(extension) : 움직임의 제한은 굴곡의 제한이 90°일 경우 신전의 제한은 단지 10°의 비율로 나타남

■ 팔꿉관절의 검진계획 (Elbow examination scheme)

(검진에 대한 더 자세한 정보는 3장과 4장 참조)

기능검진 (Test of function)

1. 능동과 수동 움직임 (마지막 느낌과 안정성검진 포함)

굴곡 (flexion)	150°
신전 (extension)	0°–15°

2. 직선적 조인트플레이와 마지막 느낌

견인–압박 (traction–compression)	(그림 24a)
미끄러짐 (gliding)	
노뼈 (radius)	(그림 26)
자뼈 (ulna)	(그림 27)

3. 저항검진 (Resisted movements)	**부가적인 기능**
굴곡 (flexion)	
위팔두갈래근 (biceps brachii)	뒤침 (supination)
위팔근 (brachialis)	
위팔노근 (brachioradialis)	(아래의 검진계획 참조)
신전 (extension)	
위팔세갈래근–긴갈래 (triceps brachii–long head)	어깨관절의 내전과 신전
팔꿈치근 (anconeus)	

4. 연부조직의 수동적 움직임 (Passive soft tissue movements)

생리적인 움직임

부가적인 움직임

5. 부가적인 검진 (Additional tests)

실험치료 (Trial treatment)

견인 (traction)	(그림 24b)

■ 팔꿉관절에 적용하는 테크닉들 (Elbow techniques)

팔꿉관절(Elbow) : 견인(traction)

통증과 움직임의 제한 시 (for pain and hypomobility)

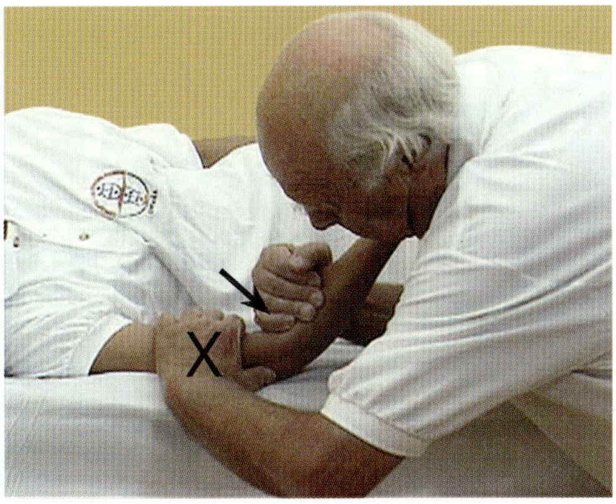

그림 24a – 편안위치에서 검진과 모빌리제이션

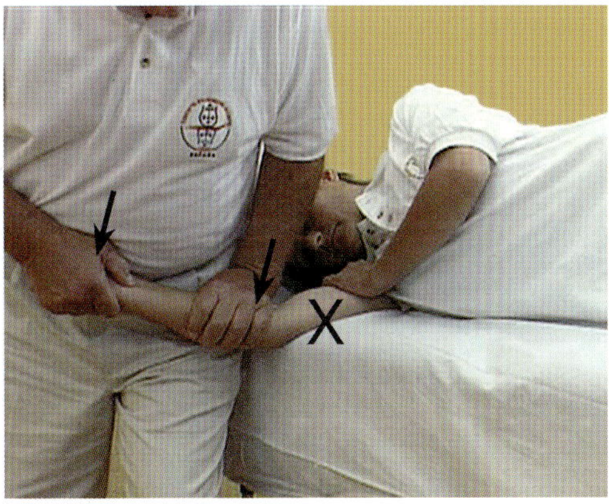

그림 24b – 편안위치에서 모빌리제이션

■ 그림 24a : 편안위치에서 검진과 모빌리제이션

목적

- 위팔자관절(humeroulnar joint)의 뒤쪽방향으로 견인–조인트플레이의 양과 질 및 마지막 느낌의 평가를 위하여.
- 위팔자관절(humeroulnar joint)의 통증감소 또는 움직임성 증가를 위하여.

시작자세

- 환자위팔(upper arm)의 뒷면을 치료대 위에 놓은 자세.
- 관절 Position은 편안위치.

손의 위치와 고정

- **치료사의 고정하는 손(왼손)** : 치료사는 환자위팔의 원위부를 앞면에서 잡고 이를 치료대 위에 고정시킴, 손가락으로 위팔자관절틈(humeroulnar joint space)을 촉진함.
- **치료사의 움직이는 손(오른손)** : 환자아래팔의 근위부를 자측면(ulnar side)에서 잡고, 환자 자뼈(ulna)의 근위부를 감싸 잡음.

실행

- 아래팔(forearm)과 거의 직각방향으로, 자뼈(ulna)에 뒤쪽방향으로 I, II 또는 III 단계의 견인(posterior traction) 움직임을 적용함.

■ 그림 24b : 편안위치에서 모빌리제이션

- 환자위팔(upper arm)의 뒷면을 치료대 위에 놓은 자세.
- 위팔의 확실한 고정을 위하여 환자의 어깨가 치료대 위에 위치하도록 옆으로 눕게하거나, 치료쐐기 또는 벨트를 사용함.
- 치료사는 양손으로 환자의 아래팔을 앞면에서 잡고 왼손의 새끼두덩을 관절틈 가까이에 위치시킴, 환자의 아래팔을 치료사의 몸에 지지함, 치료사는 무릎을 구부리며 체중을 자신의 왼쪽 팔에 실어서 뒤쪽방향으로 III 단계의 견인움직임을 적용함.
- 초보자들이 직선적–견인(traction)–매니플레이션을 연습하기에 적합함.

팔꿉관절(Elbow) : 견인(traction)

굴곡과 신전움직임의 제한 시 (for restricted flexion and extension)

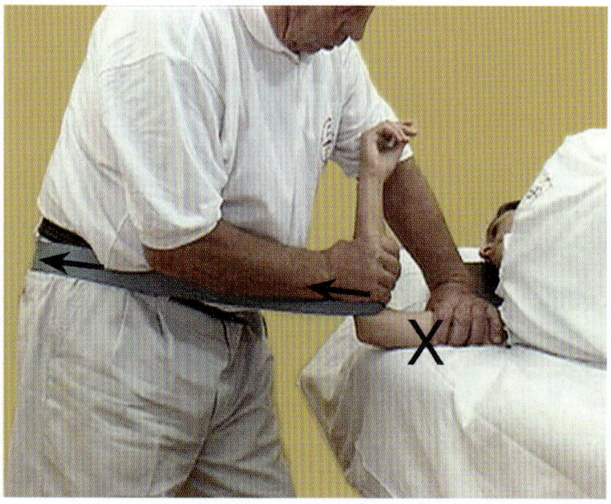

그림 25a – 굴곡시킨 상태에서 모빌리제이션

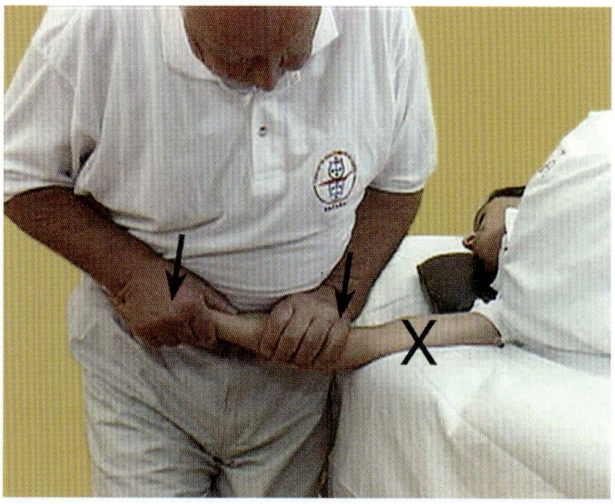

그림 25b – 신전시킨 상태에서 모빌리제이션

■ 그림 25a : 굴곡(flexion) – 점진적(progression)

목적

– 위팔자관절(humeroulnar joint)의 굴곡(flexion)움직임 증가를 위하여.

시작자세

– 환자위팔(upper arm)의 뒷면을 치료대 위에 편하게 놓은 자세, 위팔뼈(humerus)의 고정을 위하여 환자가 옆(lateral)으로 눕고 벨트를 사용할 수 있음.

– 관절 Position은 굴곡움직임의 마지막위치에 가깝게.

손의 위치와 고정

– **치료사의 고정하는 손(왼손)**: 환자의 위팔뼈(humerus)를 치료대 위에 고정함.

– **치료사의 움직이는 손(오른손)**: 벨트로 환자자뼈(ulna)의 관절틈에서 가장 가까운 원위부와 치료사의 몸을 감아서 건다, 치료사는 환자아래팔의 원위부를 잡음.

실행

– 치료사는 체간을 뒤쪽으로 기울여, 아래팔(forearm)과 거의 직각방향으로 자뼈(ulna)에 뒤쪽–원위방향으로 III 단계의 견인(traction) 움직임을 적용함, 치료사의 체간과 왼손은 일치되어 움직여야 함.

■ 그림 25b : 신전 (extension) – 점진적 (progression)

– 환자위팔(upper arm)의 뒷면을 치료대 위에 편하게 놓은 자세.

– 위팔의 확실한 고정을 위하여 환자의 어깨가 치료대 위에 위치하도록 옆으로 눕게하거나, 치료쐐기 또는 벨트를 사용함.

– 치료사는 양손으로 환자의 아래팔을 앞면에서 잡고 왼손의 새끼두덩을 관절틈 가까이에 위치시킴, 환자의 아래팔을 치료사의 몸에 지지함, 치료사는 무릎을 구부리며 체중을 자신의 왼쪽 팔에 실어서 뒤쪽방향으로 III 단계의 견인움직임을 적용함.

– 관절 Position은 신전움직임의 마지막위치에 가깝게.

팔꿉관절(Elbow) : 노측방향으로 미끄러뜨림(radial glide)

굴곡과 신전움직임의 제한 시 (for restricted flexion and extension)

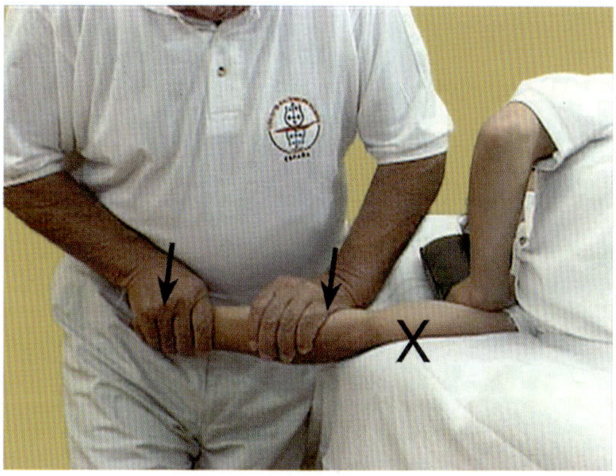

그림 26 – 편안위치에서 검진과 모빌리제이션

■ 그림 26 : 편안위치에서 검진과 모빌리제이션

목적

– 위팔자관절(humeroulnar joint)의 노측방향 미끄러짐의 양과 질 및 마지막 느낌의 평가를 위하여.

– 팔꿉관절(elbow)의 굴곡(flexion)과 신전(extension)움직임 증가를 위하여.

시작자세

– 환자위팔뼈(humerus)의 외측면(lateral side)을 치료대 또는 쐐기 위에 놓은 자세.

– 관절 Position은 편안위치.

손의 위치와 고정

– **고정**: 환자의 위팔뼈(humerus)를 치료대 위에 고정함.

– **치료사의 움직이는 손**: 치료사는 양손으로 환자의 아래팔을 자측면(ulnar side)에서 잡고 왼손의 새끼두덩(hypothenar eminence)을 관절틈 가까이에 위치시킴, 환자의 아래팔을 치료사의 몸에 지지함.

실행

– 치료사는 무릎을 구부리며 체중을 자신의 왼쪽 팔에 실어서 노측(radial)방향으로 II 또는 III 단계의 미끄러뜨림-움직임을 적용함.

■ 굴곡(flexion)과 신전(extension) – 점진적(progression) (그림 없음)

– 관절을 굴곡(flexion) 또는 신전(extension)움직임의 마지막 범위에 가깝게 위치시킨 상태에서 자뼈(ulna)에 노측(radial)방향으로 III 단계의 미끄러뜨림-움직임을 적용함.

팔꿉관절 (Elbow)

팔꿉관절(Elbow) : 자측방향으로 미끄러뜨림(ulnar glide)

굴곡과 신전움직임의 제한 시 (for restricted flexion and extension)

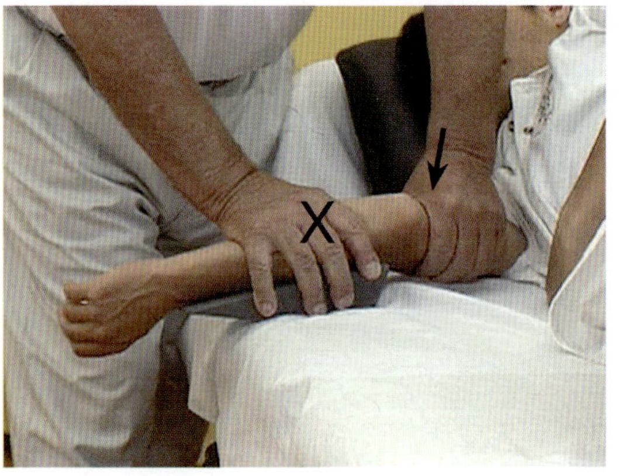

그림 27 – 편안위치에서 검진과 모빌리제이션

■ 그림 27 : 편안위치에서 검진과 모빌리제이션

목적

- 위팔자관절(humeroulnar joint)의 자측방향 미끄러짐의 양과 질 및 마지막 느낌의 평가를 위하여.
- 팔꿉관절(elbow)의 굴곡(flexion)과 신전(extension)움직임 증가를 위하여.

시작자세

- 환자위팔뼈(humerus)와 아래팔 근위부의 외측면(lateral side)을 치료대 위에 놓은 자세, 관절틈에서 가장 가까운 원위부, 아래팔의 근위부 밑에 쐐기를 받침.
- 관절 Position은 편안위치.

손의 위치와 고정

- **고정** : 환자의 아래팔(forearm)을 쐐기 또는 모래주머니위에 고정시킴.
- **치료사의 고정하는 손(오른손)** : 치료사는 환자 아래팔의 원위부를 잡고 자세를 유지한다.
- **치료사의 움직이는 손(왼손)** : 치료사는 관절틈에서 가장 가까운 근위부, 환자위팔뼈의 원위부를 내측(medial side)에서 감싸 잡음.

실행

- 위팔뼈(humerus)의 원위부를 노측(radial)방향으로 II 또는 III 단계로 움직임, 이는 상대적으로 아래팔의 자뼈(ulna)방향으로 미끄러뜨림으로 작용함.

■ 굴곡(flexion) 과 신전(extension) – 점진적(progression)

- 관절을 굴곡(flexion) 또는 신전(extension)움직임의 마지막 범위에 가깝게 위치시킨 상태에서 위팔뼈(humerus)에 노측(radial)방향으로 III 단계의 미끄러뜨림-움직임을 적용함.

13 장

어깨관절 (SHOULDER)

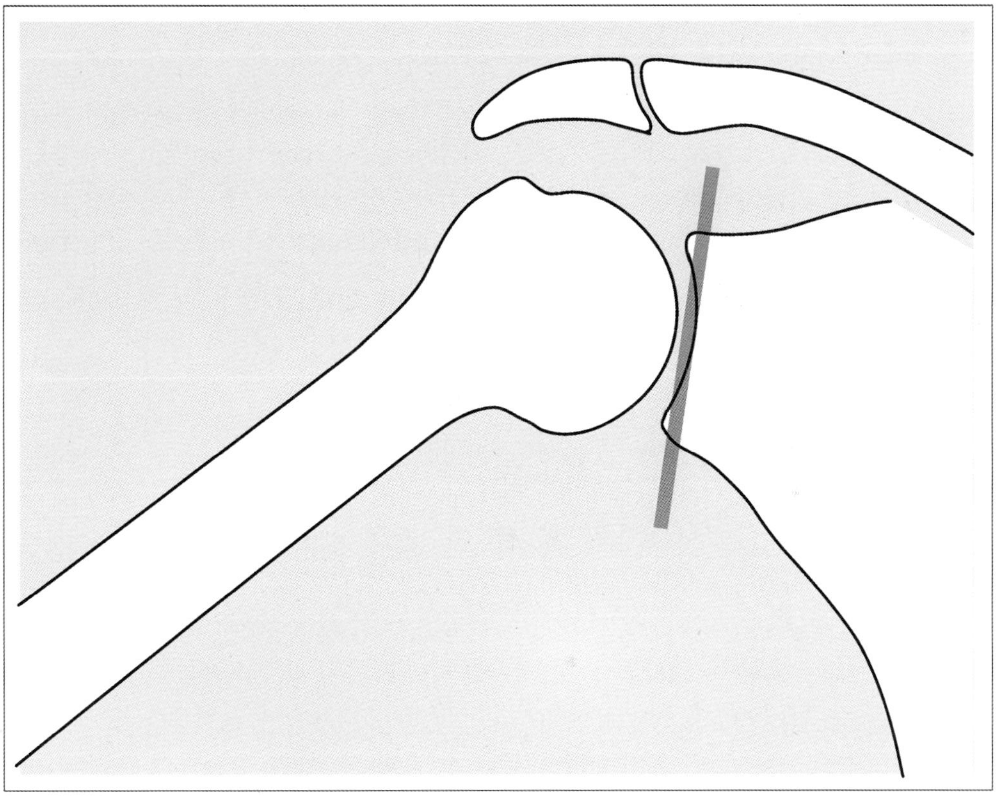

13 어깨관절 (Shoulder)

■ 기능해부학과 움직임 (Functional anatomy and movement)

■ 어깨관절 (glenohumeral joint)

(art. humeri)

어깨관절(glenohumeral joint)은 해부학적, 역학적으로 단순 3축 절구관절(구관절, 변형되지 않은 타원형관절, spheroid, unmodified ovoid)이다. 위팔뼈머리(humerus head)의 볼록면(convex)은 견갑골의 오목한 소켓과 관절을 이룬다.

어깨관절(glenohumeral joint)의 관절주머니(articular capsule)는 느슨하며 팔을 아래쪽으로 늘어뜨린 상태에서 내측에 여유있는 주름이 생긴다(recessus axillaris). 이 주름에 의하여 어깨관절(glenohumeral joint)의 큰 움직임이 가능하다. 이 주름은 장 기간 동안 관절을 움직이지 않으면 유착되고 이러한 경우 어깨관절움직임성의 회복을 위하여 신장시켜야 한다.

"견갑위팔(scapulohumeral)의 움직임 리듬"은 *제 14장 : 어깨이음구조*(shoulder girdle)에 서술하였다.

뼈의 촉진점 (Bony palpation)

- 위팔뼈머리(humerus head)
- 결절사이고랑(bicipital groove)
- 작은결절(lesser tubercle)
- 큰결절(greater tubercle))
- 어깨세모근거친면(deltoid tubercle)
- 어깨봉우리(acromion)의 앞뒤
- 어깨봉우리밑공간(subacromial space)
- 부리돌기(coracoid process)
- 어깨뼈가시(spine of scapula)
- 가시아래오목(infraspinous fossa)
- 가시위오목(supraspinous dossa)
- 제1 갈비뼈(1. rib)
- 어깨뼈아래각(scapula inferior angle), 안쪽모서리(medial border)
- 어깨뼈위각(scapula superior angle), 가쪽모서리(axillary border)

인대 (Ligament)

- 오목위팔인대(glenohumeral lig.) (상부, 중부 그리고 하부)
- 부리위팔인대(coracohumeral lig.)

뼈의 움직임과 축 (Bone movement axes)

- 굴곡-신전(flexion-extension): 위팔뼈머리(humerus head)를 통과하는 횡축(내측-외측)을 중심으로
- 외전-내전 : 위팔뼈머리(humerus head)를 통과하는 시상축(후방-전방)을 중심으로
- 내회전-외회전 : 위팔뼈머리(humerus head)를 통과하는 종축을 중심으로

마지막 느낌 (End feel)

- 뻣뻣함(firm)

관절움직임 (미끄러짐, Gliding)

- 볼록규칙(convex rule)

치료면 (Treatment plane)

- 어깨뼈(scapula) 의 오목관절면에 위치함

영점위치 (Zero position)

- 팔이 상체와 평행으로 위치함, 팔꿉관절(elbow)은 신전(extension)시키고, 엄지는 앞쪽(ventral)을 향한 자세

편안위치 (Resting position)

- 위팔(upper arm)을 약 55° 외전과 약 30° 수평내전, 즉 어깨뼈가시(spine of scapula)를 통과하는 수평면상에 위치한 상태에서 가볍게 외회전시킨 자세

잠긴위치 (close-packed-position)

- 최대로 외전과 외회전시킨 자세

관절주머니 유형 (Capsular pattern)

- 외회전-외전-내회전 (external rotation – abduction – internal rotation)

■ 어깨관절의 검진계획 (Shoulder examination schme)

(검진에 대한 더 자세한 정보는 3장과 4장 참조)

기능검진 (Test of function)

1. 능동과 수동 움직임 (마지막 느낌과 안정성검진 포함)

어깨뼈 (scapula) 를 고정한 상태에서:

횡축 (transverse axis) 을 중심으로 시상면상의 움직임

굴곡 (flexion)	65°
신전 (extension)	35°

전-후방축 (dorsal-ventral axis) 을 중심으로 전두면상의 움직임

외전	90°, 외회전과 동시에 120°
내전	8°

종축 (longitudinal axis) 을 중심으로 횡단면상의 움직임

수평내전	30°
내회전	90°
외회전	60°

2. 직선적 조인트플레이와 마지막 느낌

견인-압박 (fraction-compression)	(그림 28a)
미끄러뜨림 (gliding)	
아래쪽방향 (caudal glide)	(그림 30a)
앞쪽방향 (ventral glide)	(그림 33)
뒤쪽방향 (dorsal glide)	(그림 35)

3. 저항검진 (Resisted movements)	**부가적인 기능**
굴곡 (flexion)	
부리위팔근 (coracobrachialis)	내전
어깨세모근 (deltoid)	내전
큰가슴근 (pectoralis major)	내전, 수평내전
위팔두갈래근 (biceps brachii)	내전, 팔꿉관절 (elbow) 굴곡
신전 (extension)	
넓은등근 (latissimus dorsi)	내전과 내회전 어깨이음구조 (shoulder girdle) 하방으로
큰원근 (teres major)	내전, 내회전
어깨세모근 (deltoid)	내전, 수평내전
위팔세갈래근 (triceps brachii)	내전, 팔꿉관절 (elbow) 신전

외전 (abduction)	
어깨세모근 (deltoid)	굴곡, 신전, 외전, 수평내전
가시위근 (supraspinatus)	
내전 (adduction)	
작은원근 (teres minor)	신전, 내회전
넓은등근 (latissimus dorsi)	신전, 내회전 어깨이음구조 (shoulder girdle) 하방으로
큰원근 (teres major)	신전, 내회전
큰가슴근 (pectoralis major)	내회전, 수평내전
외회전 (lateral rotation)	
작은원근 (teres minor)	내전
가시아래근 (infraspinatus)	
가시위근 (supraspinatus)	외전
내회전 (medial rotation)	
어깨밑근 (subscapularis)	
큰가슴근 (pectoralis major)	수평내전
넓은등근 (latissimus dorsi)	내전, 어깨이음구조 (shoulder girdle) 하방으로
큰원근 (teres major) 내전	
팔꿉관절 (elbow) 굴곡(flexion)	
위팔두갈래근의 긴갈래 (biceps brachi long head)	위팔뼈 (상완골, humerus) 회전이 동시에 일어나면 통증을 유발할 수도 있다.
팔꿉관절 (elbow) 신전 (extension)	
위팔세갈래근 (triceps brachii)	어깨관절 (glenohumeral joint) 내전과 신전이 동시에 일어나면 통증을 유발할 수 있다

4. 연부조직의 수동적 움직임 (Passive soft tissue movements)

생리적인 움직임

부가적인 움직임

5. 부가적인 검진 (Additional tests)

실험치료 (Trial treatment)

견인 (traction) (그림 28b)

■ 어깨관절에 적용하는 테크닉들 (Shoulder techniques)

어깨관절(Shoulder) : 견인(traction)

통증과 움직임의 제한 시 (for pain and hypomobility)

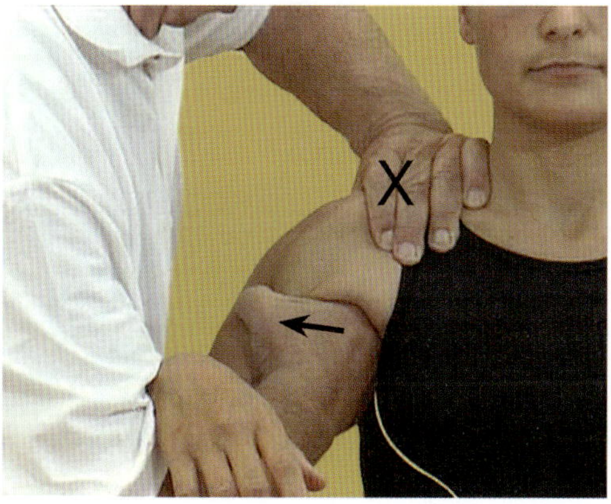

그림 28a – 편안위치에서 검진과 모빌리제이션

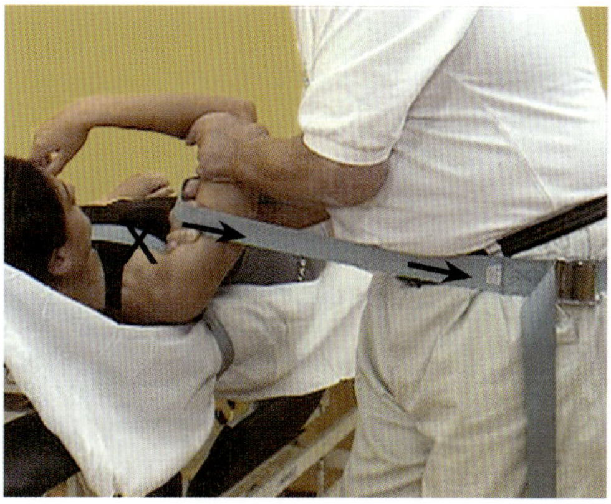

그림 28b – 편안위치에서 모빌리제이션

■ 그림 28a : 편안위치에서 검진과 모빌리제이션

목적

- 어깨관절(glenohumeral joint)의 견인-조인트플레이의 양과 질 및 마지막 느낌의 평가를 위하여.
- 어깨관절의 통증감소 또는 움직임성 개선을 위하여.

시작자세

- 환자는 앉아서 치료사의 오른쪽 아래팔에 환자의 아래팔을 올려놓은 자세.
- 어깨관절(glenohumeral joint)의 Position은 편안위치.

손의 위치와 고정

- **치료사의 고정하는 손(왼손)** : 치료사는 환자의 어깨를 뒷면-윗면에서 잡고, 손가락(그림에서는 왼쪽 엄지)으로 어깨관절틈을 촉진함.
- **치료사의 움직이는 손(오른손)** : 환자위팔의 근위부를 내측면(medial side)에서 잡음.

실행

- 위팔뼈(humerus)를 외측으로 움직여, 어깨관절에 I, II 또는 III 단계의 견인-움직임을 적용함.

■ 그림 28b : 편안위치에서 모빌리제이션

- 환자는 치료대 위에 누어서 어깨관절은 편안한자세, 팔꿉관절(elbow)을 약 90° 굴곡시킨 자세에 위치시킴.
- 고정 벨트로 환자의 가슴우리(thorax)와 어깨뼈(scapula)를 치료대 위에 고정시킴.
- 견인벨트로 환자위팔뼈(humerus)의 근위부, 관절틈에서 가장 가까운 원위부와 치료사의 몸을 감싸서 건다. 치료사는 양손으로 환자의 팔을 잡고 관절을 편안위치에 유지함. 치료사는 몸을 뒤로 기울여서 III 단계의 견인움직임을 실행함.
- 초보자들이 직선적-견인(traction)-매니플레이션을 연습하기에 적합함.

어깨관절(Shoulder) : 견인(traction)

굴곡과 신전움직임의 제한 시 (for restricted flexion and extension)

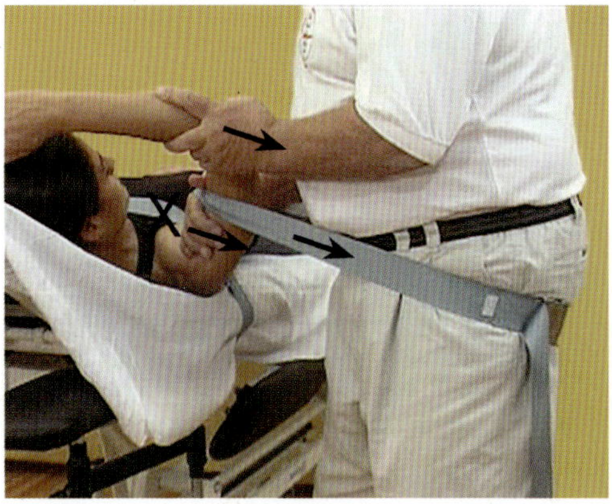

그림 29a – 굴곡시킨 상태에서 모빌리제이션

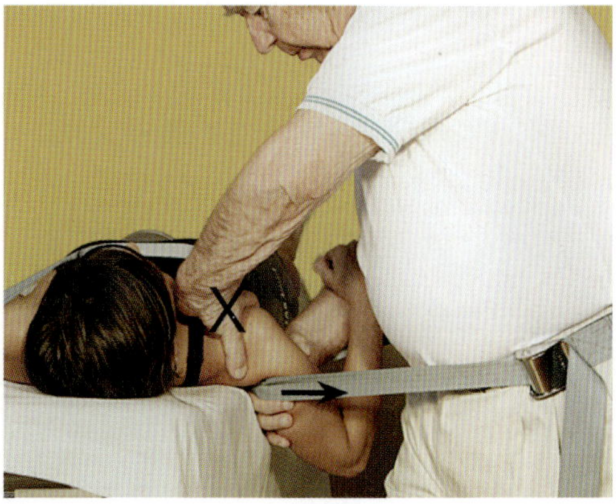

그림 29b – 신전시킨 상태에서 모빌리제이션

■ 그림 29a : 굴곡(flexion) – 점진적(progression)

목적

- 어깨관절(glenohumeral joint)의 굴곡(flexion)움직임 증가를 위하여.

시작자세

- 환자는 바로 누어서 어깨관절을 굴곡움직임의 마지막 범위에 가깝게 위치시키고 팔꿉관절(elbow)은 약 90° 굴곡시킨 자세.

손의 위치와 고정

- **고정** : 벨트로 환자의 가슴우리(thorax)와 어깨뼈(scapula)를 치료대 위에 고정함, 치료사는 오른손으로 환자의 어깨뼈의 가쪽모서리(axillary border)를 밀어서 고정을 보조할 수 있음.
- **치료사의 움직이는 손** : 치료사는 벨트로 환자위팔뼈(humerus)의 근위부, 관절틈에서 가장 가까운 원위부와 치료사의 몸을 감싸서 걸고 자신의 오른손을 벨트 아래에 넣음. 치료사는 왼손으로 환자 관절위치의 유지를 보조함.

실행

- 치료사는 몸을 뒤로 기울여서 III 단계의 견인움직임을 실행함, 치료사의 몸과 손은 일치되게 움직여야 함.

■ 그림 29b : 신전(extension) – 점진적(progression)

- 환자의 어깨관절(glenohumeral joint)을 신전움직임의 마지막 범위에 가깝게 위치시킨 상태에서 III 단계의 견인(traction) 움직임을 적용함.

어깨관절(Shoulder) : 아래쪽방향으로 미끄러뜨림(caudal glide)

외전움직임의 제한 시 (for restricted abduction)

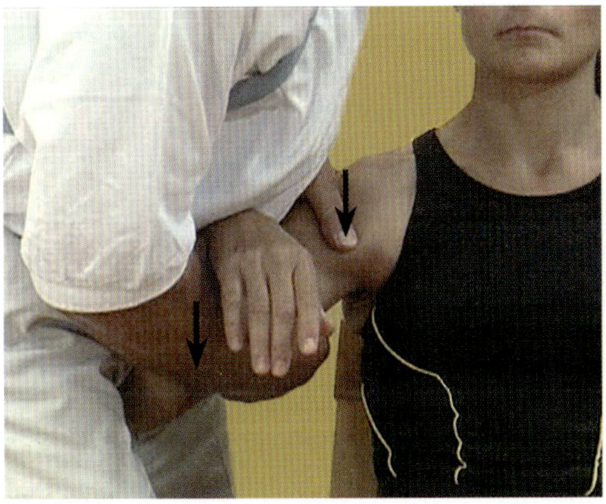

그림 30a – 편안위치에서 검진과 모빌리제이션

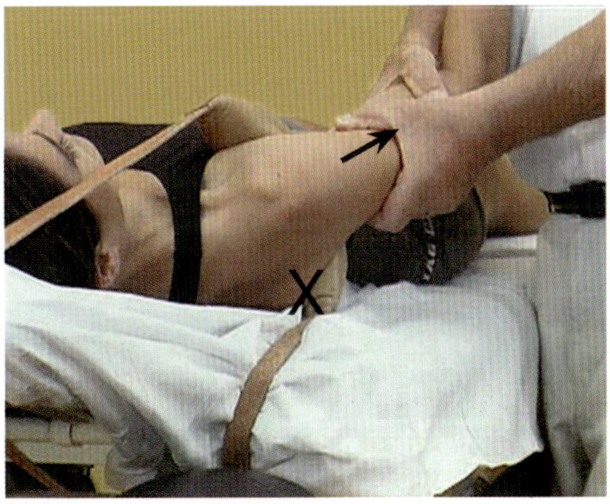

그림 30b – 편안위치에서 모빌리제이션

■ 그림 30a : 편안위치에서 검진과 모빌리제이션

목적

– 어깨관절(glenohumeral joint)의 아래쪽방향으로 미끄러짐–조인트플레이의 양과 질 및 마지막 느낌의 평가를 위하여.

– 위팔뼈(humerus)의 아래쪽방향으로 미끄러짐–조인트플레이 개선을 통한 어깨관절의 외전움직임 증가를 위하여 (볼록규칙).

시작자세

– 환자는 앉아서 치료사의 왼쪽팔에 환자의 아래팔을 올려놓은 자세.

– 어깨관절의 Position은 편안위치.

손의 위치와 고정

– **고정** : 별도의 고정은 필요치 않음.

– **치료사의 움직이는 손** : 치료사는 왼손을 관절틈에서 가장 원위부, 위팔뼈머리(humerus head)에 위치시키고, 오른손으로 환자 팔의 위치를 유지함.

실행

– 치료사는 왼손으로 위팔뼈머리(humerus head)를 눌러서 II 또는 III 단계의 아래쪽방향으로 미끄러뜨림(caudal glide)움직임을 적용함, 치료사는 무릎을 굽히는 동작을 통하여 왼손과 오른손을 일치되게 움직임.

■ 그림 30b : 편안위치에서 모빌리제이션

– 환자는 치료대 위에 누어서 어깨관절을 편안한자세에 위치시킴.

– 환자의 어깨뼈(scapula)를 겨드랑(axilla)에 고정대(봉)를 사용하여 고정함, 필요할 경우 벨트로 환자의 가슴우리(thorax)를 감싸서 부가적으로 고정함.

– 치료사는 양손으로 환자의 위팔뼈(humerus)를 잡고, 아래팔(forearm)을 치료사의 몸에 지지함, 치료사는 몸을 뒤쪽으로 기울여서 III 단계의 견인 움직임을 실행함.

■ 선택할 수 있는 대체 테크닉 : 그림 31 참조

어깨관절(Shoulder): 아래쪽방향으로 미끄러뜨림(caudal glide)

외전움직임의 제한 시 (for restricted abduction) (계속)

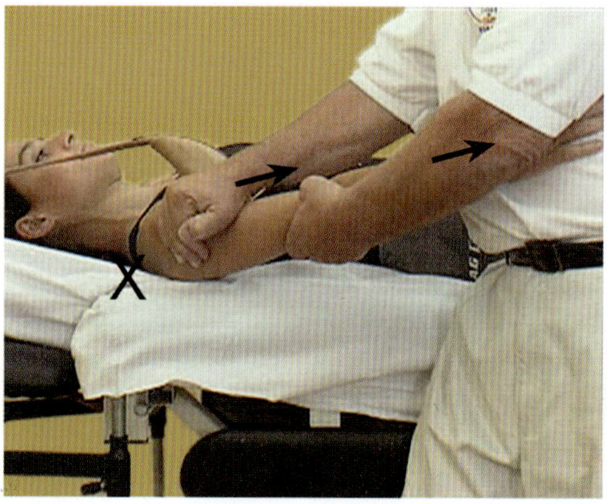

그림 31 – 편안위치에서 모빌리제이션

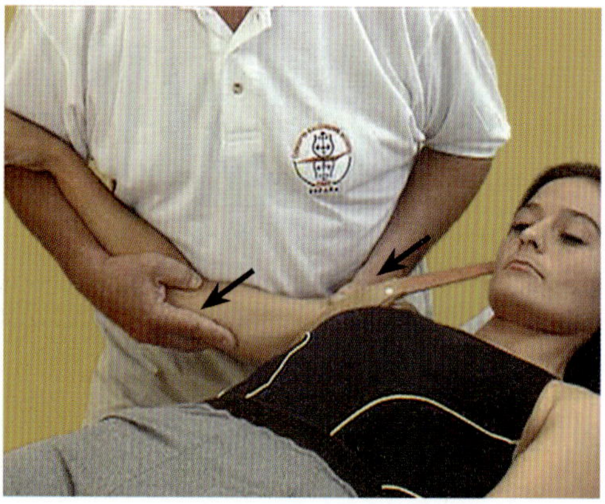

그림 32 – 외전시킨 상태에서 모빌리제이션

■ 그림 31 : 편안위치에서 모빌리제이션

목적

- 위팔뼈(humerus)의 아래쪽방향으로 미끄러짐–조인트플레이 개선을 통한 어깨관절(glenohumeral joint)의 외전움직임 증가를 위하여 (볼록규칙).

시작자세

- 환자는 치료대 위에 누운 자세.
- 관절은 편안위치.

손의 위치와 고정

- **고정** : 환자의 어깨뼈(scapula)를 겨드랑(axilla)에 고정대(봉)를 사용하여 고정함, 필요할 경우 벨트로 환자의 가슴우리(thorax)를 감싸서 부가적으로 고정함
- **치료사의 움직이는 손** : 치료사는 오른손을 관절틈에서 가까운 원위부, 위팔뼈머리(humerus head)에 위치시키고, 왼손과 몸으로 환자 팔의 위치를 유지함.

실행

- 치료사는 몸을 뒤쪽으로 기울이며 오른손으로 위팔뼈머리(humerus head)를 눌러서 III 단계의 아래쪽방향으로 미끄러뜨림(caudal glide) 움직임을 적용함, 치료사는 양손과 몸을 일치되게 움직임.

■ 그림 32 : 외전(abduction) – 점진적(progression)

- 환자의 어깨관절을 외전움직임의 마지막 범위에 가깝게 위치시킨 상태에서.
- 동일한 테크닉의 적용이지만, 위팔뼈(humerus)를 위쪽방향(cranial side)에서 잡고, 몸을 앞으로 기울여서 III 단계의 아래쪽방향으로 미끄러뜨림(caudal glide) 움직임을 적용함 (볼록규칙).

어깨관절 (Shoulder)

어깨관절(Shoulder) : 앞쪽방향으로 미끄러뜨림(ventral glide)

신전움직임의 제한 시 (for restricted extension)

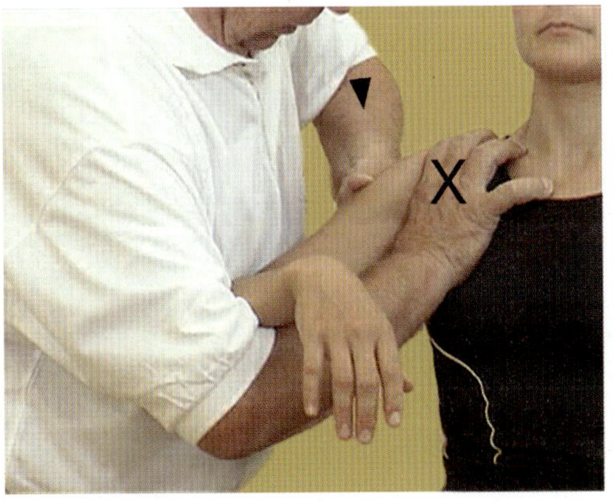

그림 33 – 편안위치에서 검진과 모빌리제이션

■ 그림 33 : 편안위치에서 검진과 모빌리제이션

목적

– 어깨관절(glenohumeral joint)의 앞쪽방향으로 미끄러짐-조인트플레이의 양과 질 및 마지막 느낌의 평가를 위하여.

– 위팔뼈(humerus)의 앞쪽방향으로 미끄러짐-조인트플레이 개선을 통한 어깨관절(glenohumeral joint)의 신전움직임 증가를 위하여 (볼록규칙).

시작자세

– 환자는 앉아서 아래팔을 치료사의 오른쪽 아래팔에 올려놓은 자세.

– 어깨관절의 Position은 편안위치.

손의 위치와 고정

– **치료사의 고정하는 손(오른손)** : 치료사는 오른손으로 부리돌기(coracoid process)와 어깨봉우리(acromion) 부위를 단단히 눌러서 환자의 어깨뼈(scapula)를 앞쪽방면(ventral side)에서 고정함.

– **치료사의 움직이는 손(왼손)** : 치료사는 환자 팔의 관절틈에서 가까운 원위부를 뒤쪽면(dorsal side)에서 감싸 잡음.

실행

– 위팔뼈(humerus)에 II 또는 III 단계의 앞쪽방향으로 미끄러뜨림(ventral glide) 움직임을 적용함.

어깨관절(Shoulder) : 앞쪽방향으로 미끄러뜨림(ventral glide)

신전-외회전움직임의 제한 시 (for restricted extension-external rotation)

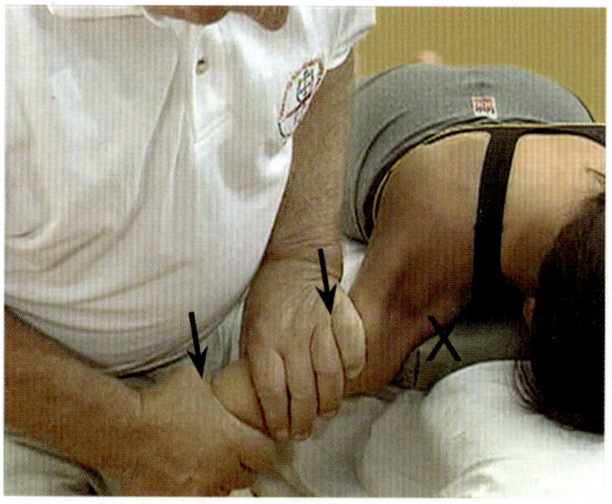

그림 34a - 편안위치에서 모빌리제이션

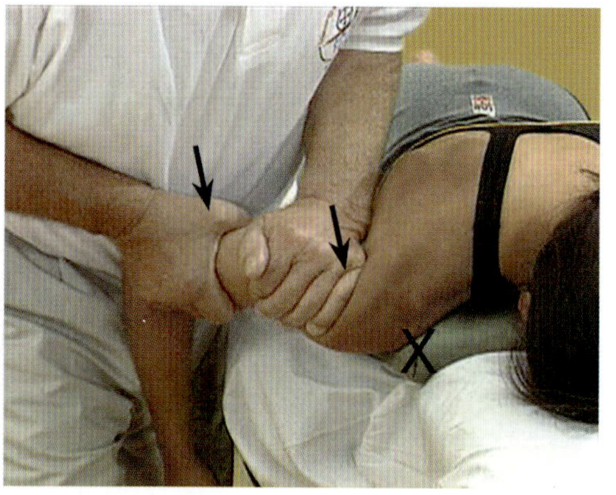

그림 34b - 신전시킨 상태에서 모빌리제이션

■ 그림 34a : 편안위치에서 모빌리제이션

목적

- 위팔뼈(humerus)의 앞쪽방향으로 미끄러짐-조인트플레이 개선을 통한 어깨관절(glenohumeral joint)의 신전과 외회전움직임 증가를 위하여 (볼록규칙).

시작자세

- 환자는 치료대 위에 엎드린 자세에서 부리돌기(coracoid process) 밑에 치료쐐기 또는 모래주머니를 받치고, 팔은 치료대의 가장자리를 벗어나게 위치시킴.
- 관절은 편안위치.

손의 위치와 고정

- **고정** : 어깨뼈(scapula)는 치료쐐기 또는 모래주머니에 의하여 고정됨.
- **치료사의 움직이는 손(왼손)** : 치료사 양손으로 환자의 위팔뼈(humerus)를 잡고 자신의 몸에 지지함, 치료사는 왼손의 새끼두덩(hypothenar eminence)으로 관절틈에서 가까운 원위부, 위팔뼈머리(humerus head)를 잡음.

실행

- 치료사는 무릎을 굽히며 자신의 신전시킨 왼팔에 체중을 실어서 어깨관절(glenohumeral joint)에 III 단계의 앞쪽방향으로 미끄러뜨림(ventral glide) 움직임을 적용함, 치료사는 양손과 몸을 일치되게 움직임.

■ 그림 34b : 신전(extension) - 점진적(progression)

- 어깨(shoulder)를 신전과 외회전움직임의 마지막 범위에 가깝게 위치시킨 상태에서 어깨관절(glenohumeral joint)에 III 단계의 앞쪽방향으로 미끄러뜨림(ventral glide) 움직임을 적용함.

어깨관절(Shoulder) : 뒤쪽방향으로 미끄러뜨림(dorsal glide)

굴곡-내회전움직임의 제한 시 (for restricted flexion-internal rotation)

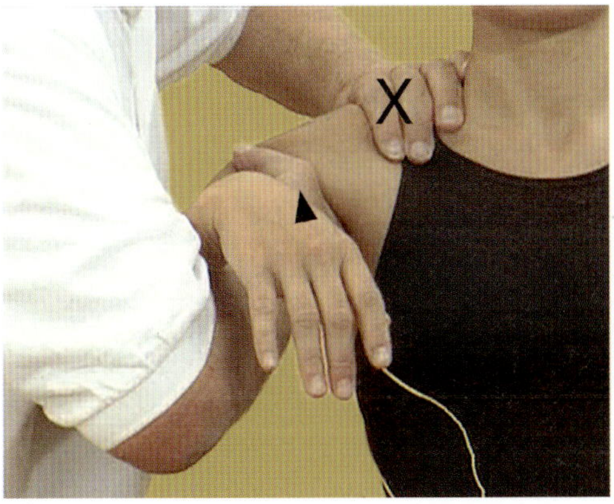

그림 35 - 편안위치에서 검진과 모빌리제이션

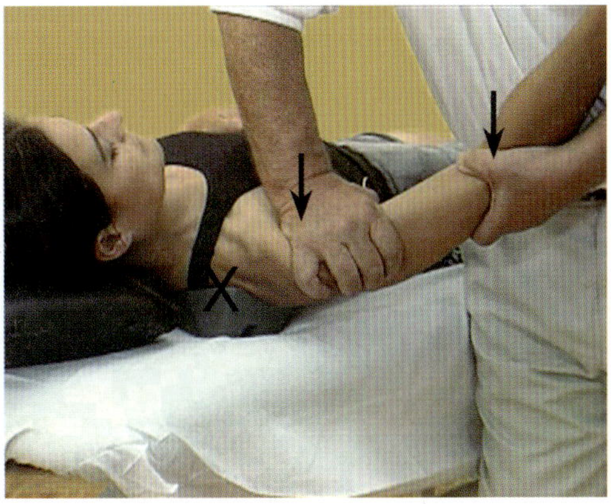

그림 36 - 편안위치에서 모빌리제이션

■ 그림 35 : 편안위치에서 검진과 모빌리제이션

목적

- 어깨관절(glenohumeral joint)의 뒤쪽방향으로 미끄러짐-조인트플레이의 양과 질 및 마지막 느낌의 평가를 위하여.
- 위팔뼈(humerus)의 뒤쪽방향으로 미끄러짐-조인트플레이 개선을 통한 어깨(shoulder)의 굴곡과 내회전움직임 증가를 위하여 (볼록규칙).

시작자세

- 환자는 앉아서 아래팔을 치료사의 오른쪽 아래팔에 올려놓은 자세.
- 어깨관절 Position은 편안위치.

손의 위치와 고정

- **치료사의 고정하는 손(왼손)** : 치료사는 집게손가락으로 어깨봉우리(acromion)를 덮은 상태로 어깨뼈(scapula)를 뒤쪽방면(dorsal side)에서 고정함.
- **치료사의 움직이는 손(오른손)** : 치료사는 환자 팔의 관절틈에서 가까운 원위부를 내측면(medial side)에서 감싸 잡음.

실행

- 위팔뼈(humerus)에 II 또는 III 단계의 뒤쪽방향으로 미끄러뜨림(dorsal glide) 움직임을 적용함.

■ 그림 36 : 편안위치에서 모빌리제이션

- 환자는 치료대 위에 누운 자세, 어깨뼈(scapula)는 치료쐐기에 의하여 고정됨, 치료사 양손으로 환자의 위팔뼈(humerus)를 잡고 자신의 몸에 지지함, 치료사는 오른손의 새끼두덩(hypothenar eminence)으로 관절틈에서 가장 가까운 원위부, 위팔뼈머리(humerus head)를 잡음. 치료사는 무릎을 굽히며 자신의 신전시킨 오른팔에 체중을 실어서 어깨관절(glenohumeral joint)에 III 단계의 뒤쪽방향으로 미끄러뜨림(dorsal glide) 움직임을 적용함, 치료사는 양손과 몸을 일치되게 움직임.

■ Notes

어깨관절 (Shoulder)

14장

어깨이음구조 (Shoulder girdle)

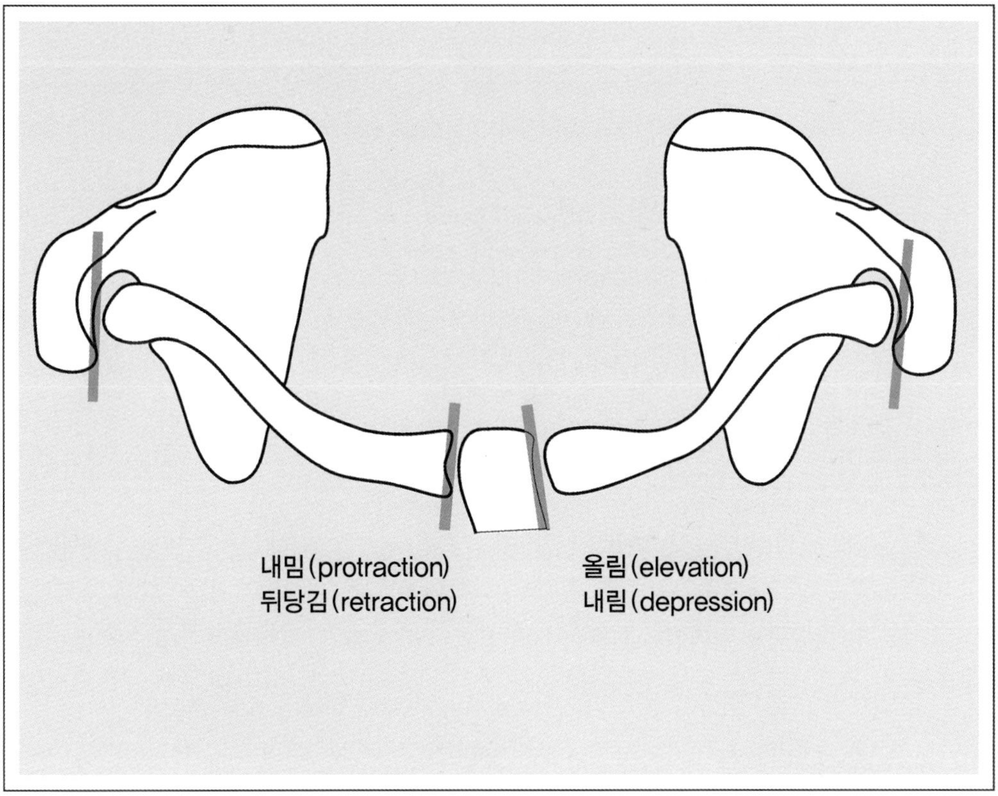

14 어깨이음구조 (shoulder girdle)

(cingulum extremitatis superioris)

■ 기능해부학과 움직임 (Functional anatomy and movement)

어깨이음구조(shoulder girdle)는 어깨뼈(scapula)와 빗장뼈(clavicle), 빗장뼈와 상체가 연결되는 복장뼈자루(manubrium sterni) 그리고 빗장뼈(clavicle)와 관절하는 관절면인 빗장뼈패임(incisura clavicularis sterni)으로 구성된다.

어깨뼈(scapula)은 세 개의 모서리로 형성된 삼각형의 뼈이다.

- 어깨뼈패임(Scapular notch)과 그 위를 지나는 가로어깨인대(transverse scapular ligament)로 이루어진 **위모서리**(superior border)
- 세 개의 모서리 중 가장 긴 **안쪽모서리**(medial border)
- 가장 두꺼운 **가쪽모서리**(lateral border)

위의 세 개의 모서리들이 만나 세 개의 각을 이룬다. **위각**(superior angle), **아래각**(inferior angle) 그리고 관절오목(glenoid cavity)을 포함한 **가쪽각**(lateral angle)으로 이루어진다. 어깨뼈가시(spine of scapula)는 외측으로 어깨봉우리(acromion)로 연결되며, 어깨봉우리는 위쪽에 빗장뼈(clavicle)와 관절을 이루는 관절면과 아래쪽의 어깨봉우리각을 형성한다. 부리봉우리인대(coracoacromial ligament)는 부리어깨 지붕(coraco-acromial arch)을 완성한다.

빗장뼈(clavicle)의 내측면 또는 복장뼈(sternum)측 끝 부위는 복장뼈와 관절하는 관절면으로 구성된다. 빗장뼈의 외측면 또는 어깨봉우리측 마지막부위는 어깨봉우리와 관절을 이룬다. **빗장뼈**는 어깨뼈(scapula)와 가슴우리(thorax)사이에 필요한 간격을 유지한다.

팔과 어깨이음구조의 움직임 (arm and shoulder girdle movement)

올림움직임(elevation)은 수평면에서 위쪽으로 일어나는 팔의 움직임을 표현하는 단어이다.

전체 어깨이음구조(shoulder girdle, scapula and humerus)의 움직임에 의하여 상지의 올림-굴곡(elevate-flexion)과 올림-외전(elevate-abduction)움직임이 가능하다. 어깨뼈(scapula)와 위팔(humerus)은 조화적으로 함께 움직이며 소위 '어깨-위팔 리듬'(scapulo-humeral rhythm)이라고 표기하는 움직임을 생성한다. 이 움직임의 약 2/3는 어깨관절(glenohumeral joint)에서 일어나며 나머지는 어깨뼈(scapula)에서 일어난다. 일반적으로 이러한 움직임은 어깨관절(glenohumeral joint)에서 시작되어 다른 관절로 연결된다.
굴곡과 외전 시 모두 위팔과 어깨뼈의 움직임은 2:1의 비율로 일어난다.

위팔을 약 90° 외전시키면 위팔뼈(humerus)의 큰결절(greater tubercle)은 부리봉우리인대(coraco-acromial lig)에 접근하게되며 이 인대에 의하여 움직임이 정지된다. 계속되는 외전움직임이 일어나기 위해서는 위팔뼈(humerus)의 외회전에 의하여 큰결절(greater tubercle)이 어깨봉우리(acromion) 아래에서 뒤쪽방향(dorsal glide)으로 움직여야 한다.

- 이러한 것에 의하여 90° 이상의 외전이 가능하게 된다.

팔의 완전한 올림움직임(elevation)을 위해서는 어깨뼈의 외전과 외회전, 빗장뼈의 올림움직임과 회전 그리고 등뼈뒤굽음(thoracic kyphosis)이 평평하게 되어야 한다. 이러한 원인에 의하여 팔의 완전한 올림움직임을 위해서는 많은 관절의 정상적인 기능이 요구된다.
1) 어깨관절(glenohumeral joint), 2) 봉우리빗장관절(acromio-clavicular joint),
3) 복장빗장관절(sterno-clavicular joint), 4) 갈비뼈관절(rib articulations)을 포함한
등뼈관절(thoracic spine joints) 그리고 5) 어깨뼈-가슴우리관절(scapulo-thoracic joint).

어깨이음구조(shoulder girdle)는 두 개의 관절이 있다: 복장빗장관절(sterno-clavicular joint)과 봉우리빗장관절(acromio-clavicular joint).

■ 복장빗장관절 (Sterno-clavicular joint)

(art. sternoclavicularis, abbreviated SC)

복장빗장관절(sterno-clavicular joint)은 해부학적으로 복합관절이며 역학적으로 단순관절로서 2축 안장관절(sellaris, 변형되지 않은 안장형, unmodified sellar)이다.

복장뼈의 안장형태의 관절면은 빗장뼈의 안장형 관절면과 관절한다. 관절디스크에 의하여 관절오목(glenoid cavity)은 두 부분으로 나누어진다. 이 관절은 안장관절로 분류되나, 느슨한 관절주머니와 형태의 변형이 가능한 관절디스크에 의하여 기능적으로 3축 절구관절(spheroid, 변형되지 않은 타원형관절 unmodified ovoid)에 속한다.

뼈의 촉진점 (Bony palpation)

- 복장뼈(sternum)
- 빗장뼈(clavicle)의 내측(medial)
- 복장빗장관절틈(sterno-clavicular joint space)
- 빗장아래오목(infraclvicular fossa)

인대 (Ligament)

- 앞쪽과 뒤쪽 복장빗장인대(anterior and posterior sternoclvicular lig.)
- 빗장사이인대(interclavicular lig.)
- 갈비빗장인대(costoclavicular lig.)

뼈의 움직임과 축 (Bone movement axes)

빗장뼈(clavicle)의 움직임을 간단하게 표현하면, 빗장뼈가 고정된 복장뼈자루(manubrium sterni) 위에서 3개의 축을 중심으로 움직인다.

- 올림-내림움직임(elevation-depression) : 빗장뼈(clavicle)의 내측부를 앞-뒤로 통과하는 시상축(sagittal axis))을 중심으로 빗장뼈(clavicle)가 볼록관절면과 함께 움직이는 머리쪽과 꼬리쪽으로의 움직임.
- 내밈-뒤당김움직임(protraction-retraction) : 복장뼈자루(manubrium sterni)를 위-아래로 통과하는 수직축(vertical)을 중심으로 빗장뼈의 오목면이 디스크와 함께 움직이는 앞쪽과 뒤쪽으로의 움직임.
- 회전 (어깨관절의 굴곡-신전과 함께, with shoulder flexion-extension) : 빗장뼈

(clavicle)를 길이방향으로 통과하는 세로축(종축, longitudinal)을 중심으로, 어깨관절이 굴곡하는 동안 일어나는 빗장뼈 앞면의 머리쪽으로 움직임과 (빗장뼈의 외측회전, lateral rotation of the clavicle), 어깨관절이 신전하는 동안 일어나는 꼬리쪽으로 움직임 (빗장뼈의 내측회전, medial rotation of the clavicle).

마지막 느낌 (End feel)

- 뻣뻣함(firm)

관절움직임 (미끄러짐, Gliding)

- 올림-내림움직임(elevation-depression): 볼록규칙
- 내밈-뒤당김움직임(protraction-retraction): 오목규칙

치료면 (Treatment plane)

- 올림-내림움직임(elevation-depression) : 복장뼈의 오목관절면 위에 위치함
- 내밈-뒤당김움직임(protraction-retraction) : 빗장뼈의 오목관절면 위에 위치함

영점위치 (Zero position)

- 어깨이음구조(shoulder girdle)의 생리학적인 자세와 같음

편안위치 (Resting position)

- 어깨이음구조(shoulder girdle)의 생리학적인 자세와 같음

잠긴위치 (Close-packed-position)

- 팔을 최대로 올림(elevation)시킨 위치

관절주머니 유형 (Capsular pattern)

- 서술 없음

■ 봉우리빗장관절 (acromio-clavicular joint)

(art. acromioclavicularis, abbreviated AC)

봉우리빗장관절(acromio-clavicular joint))은 해부학적 단순(디스크가 존재한다면 복합관절), 역학적으로 복합 평편관절이다. 해부학적으로 어깨봉우리(acromion)는 오목하고 빗장뼈(clavicle)는 볼록(convex)하다. 그러나 느슨한 관절주머니(articular capsule)와 일반적으로 존재하는 변형이 가능한 디스크에 의하여 기능적으로 3축 절구관절에 속한다.

뼈의 촉진점 (Bony palpation)

- 어깨봉우리(acromion)
- 빗장뼈의 외측(lateral clavicle)
- 봉우리빗장관절틈(acromio-clavicular joint space)

인대 (Ligament)

- 봉우리빗장인대(acromioclavicular lig.)
- 부리빗장인대(coracoclavicular lig.) [마름인대(trapezoid ligament)와 원뿔인대(coracoid lig.)]

뼈의 움직임과 축 (Bone movement and axes)

이 관절의 움직임은 정지상태의 빗장뼈(clavicle)을 기준으로 어깨뼈(scapula)가 3축을 중심으로 움직인다고 볼 수 있다. 동시에 어깨뼈는 가슴우리(thorax) 주위를 움직인다.
봉우리빗장관절(acromio-clavicular joint))에는 3개의 움직임축이 존재한다.

어깨뼈의 상-하방움직임 (scapula cranial-caudal) : 빗장뼈의 외측을 앞-뒤로 통과하는 시상축(sagittal)을 중심으로 일어나는 매우 작은 움직임이다. *그림 37a*는 앞에서 본(ventral view) 빗장뼈-어깨뼈의 수직각(clavicular-scapular vertical angle, C-S V)을 표현하였으며 이는 정상적으로 약 90°를 이룬다. *그림 37b*에 어깨뼈 움직임의 축을 빗장뼈의 외측부에 검은 점으로 표기하였다. 어깨뼈의 아래각(inferior angle)이 외측으로 움직이게 되면 수직각이 커지고 내측으로 움직이면 수직각이 작아진다. 이러한 움직임의 결과로 어깨봉우리(acromion)의 오목관절면이 중립위치보다 위쪽(수직각이 커질 때) 또는 아래쪽(수직각이 작아질 때)에 위치한다.

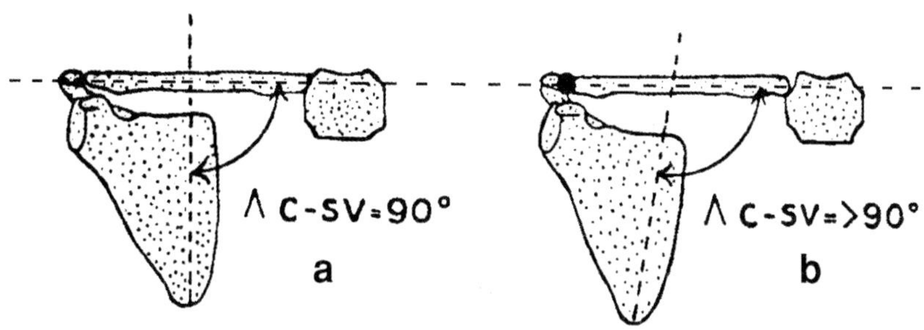

그림 37
빗장뼈-어깨뼈의 수직각(C-S V)의 변화와 움직임의 축

어깨뼈의 앞-뒤방향움직임 (scapula ventral-dorsal) : 빗장뼈의 외측을 위-아래로 통과하는 수직축(vertical)을 중심으로 일어난다. *그림 38a*는 위쪽에서 본 빗장뼈-어깨뼈의 수평각(clavicular-sacpular horizontal angle)을 나타내었으며 이는 정상적으로 약 60°이다.
*그림 38b*에 어깨뼈 움직임의 축을 빗장뼈의 외측부에 검은 점으로 표기하였다. 어깨뼈의 안쪽모서리(medial border)가 가슴우리(thorax)로 부터 멀어지면("winging" 또는 scapula의 외전) 빗장뼈-어깨뼈의 수평각이 커진다(*그림 38b*). 어깨뼈의 안쪽모서리(medial border)가 가슴우리쪽으로 움직이면 수평각은 작아진다. 이러한 움직임의 결과로 오목관절면이 중립위치보다 앞쪽(외전과 함께) 또는 뒤쪽(내전과 함께)에 위치한다.

복장빗장관절(Sterno-clavicular joint) : 견인(traction)

움직임의 제한 시 (for hypomobility)

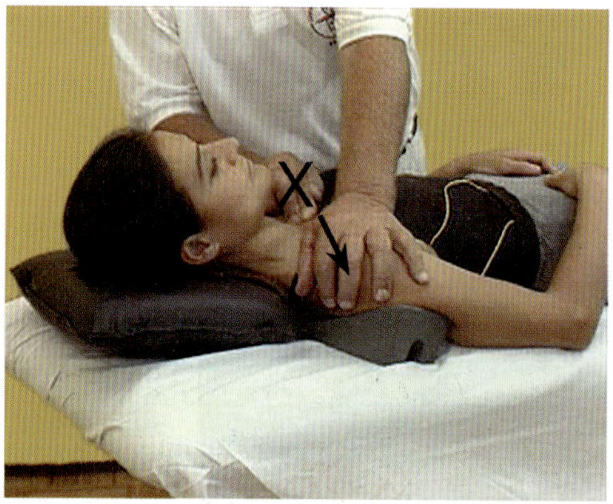

그림 39b - 편안위치에서 검진과 모빌리제이션

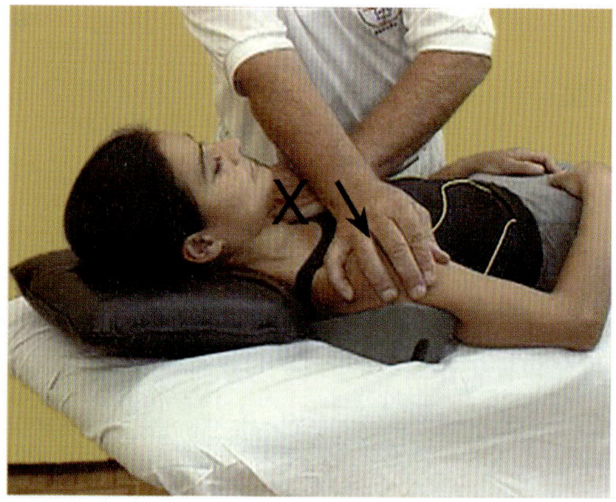

그림 39c - 편안위치에서 모빌리제이션

■ 그림 39b : 편안위치에서 검진과 모빌리제이션

목적

- 복장빗장관절(sterno-clavicular joint)의 견인-조인트플레이의 양과 질 및 마지막 느낌의 평가를 위하여.
- 복장빗장관절(sterno-clavicular joint)의 견인-조인트플레이를 증가시켜 어깨이음구조(shoulder girdle)의 움직임성 증가를 위하여.

시작자세

- 환자는 치료대 위에 바로 누운 자세, 어깨뼈(scapula) 뒤쪽에 모래주머니 또는 치료쐐기를 놓아 어깨를 지지함.
- 치료사의 위치는 검진과 치료하는 복장빗장관절의 반대편.

손의 위치와 고정

- **치료사의 고정하는 손(오른손)** : 치료사는 복장뼈(sternum)에 위치한 치료면(treatment plane)을 고정하기 위하여 환자의 복장뼈와 가슴우리(thorax)를 누름.
- **치료사의 움직이는 손(왼손)** : 치료사의 엄지두덩(thenar)을 환자 빗장뼈(clavicle)의 외측부위에 접촉시킨 상태로 환자의 어깨(Shoulder)를 감싸 잡음.

실행

- 치료사는 신전시킨 왼팔에 체중을 실어, II 또는 III 단계의 견인움직임을 적용함.
- 초보자들이 직선적-견인(traction)-매니플레이션을 연습하기에 적합함.

■ 그림 39c : 선택할 수 있는 대체 모빌리제이션 테크닉

- 오른손과 왼손을 교차시킨 손잡음 상태에서 같은 방법의 실행으로 III 단계의 견인움직임을 적용할 수 있음.
- 초보자들이 직선적-견인(traction)-매니플레이션을 연습하기에 적합함.

복장빗장관절(Sterno-clavicular joint) : 위쪽과 아래쪽방향으로 미끄러뜨림

내림과 올림움직임의 제한 시 (for restricted depression and elevation)

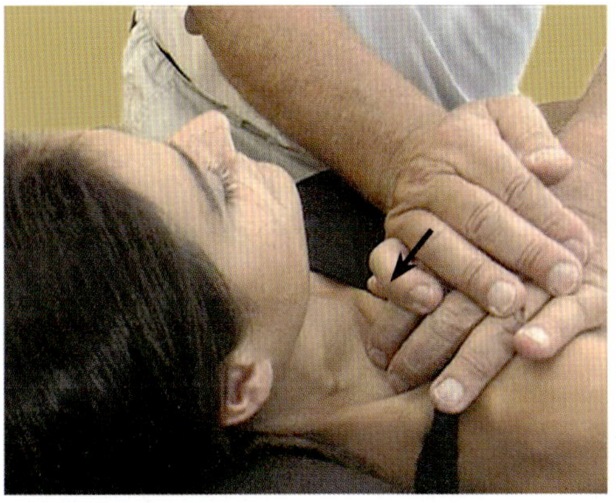

그림 39d - 상방으로 검진과 모빌리제이션

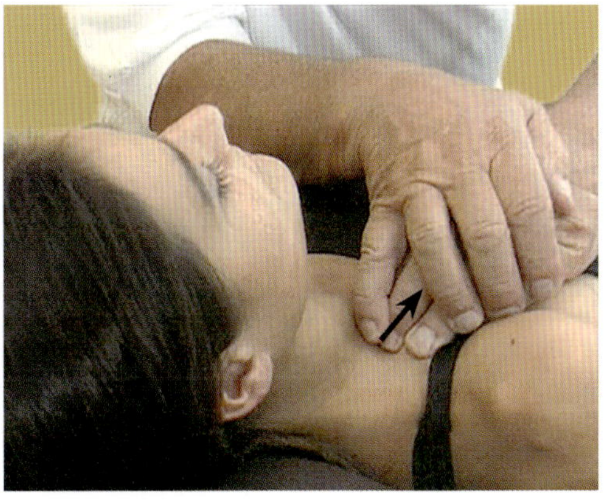

그림 39e - 하방으로 검진과 모빌리제이션

■ 그림 39d : 상방으로 검진과 모빌리제이션

목적

- 복장빗장관절(sterno-clavicular joint)의 상방으로 미끄러짐-조인트플레이의 양과 질 및 마지막 느낌의 평가를 위하여.
- 복장빗장관절의 상방으로 미끄러짐-조인트플레이를 증가시켜 어깨뼈(scapula) 내림움직임범위의 증가를 위하여 (볼록규칙).

시작자세

- 환자는 치료대 위에 바로 누운 자세.

손의 위치와 고정

- **고정** : 특별히 고정이 필요치 않음.
- **치료사의 움직이는 손** : 치료사는 왼손 엄지와 엄지두덩(thenar)을 환자의 빗장뼈(clavicle) 아래쪽 부위에 놓음; 치료사는 오른손 새끼두덩(hypothenar eminence)을 왼손엄지위에 올려놓아 손잡음을 보강함.

실행

- 빗장뼈(clavicle)에 II 또는 III 단계의 상방으로 미끄러뜨림-움직임을 적용함. 검진 시 관절틈을 촉진함.

■ 그림 39e : 하방으로 검진과 모빌리제이션

- 어깨뼈의 올림움직임을 증가시키기 위하여 하방으로 III 단계의 미끄러뜨림-움직임을 적용함(볼록규칙). 치료사는 왼손의 손가락을 환자의 빗장뼈 위쪽면을 따라 놓는다. 오른손의 손가락으로 손잡음을 보강함. 검진 시 관절틈을 촉진함.

■ 점진적(progression) 모빌리제이션 (그림 없음)

- 어깨이음구조(shoulder girdle)를 올림 또는 내림움직임의 마지막 위치에서.

복장빗장관절(Sterno-clavicular joint) : 앞쪽과 뒤쪽방향으로 미끄러뜨림

내밈과 뒤당김움직임의 제한 시 (for restricted protraction and retraction)

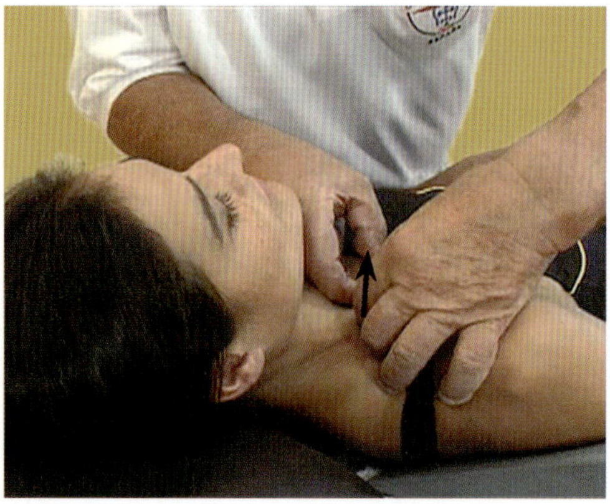

그림 39f - 전방으로 검진과 모빌리제이션

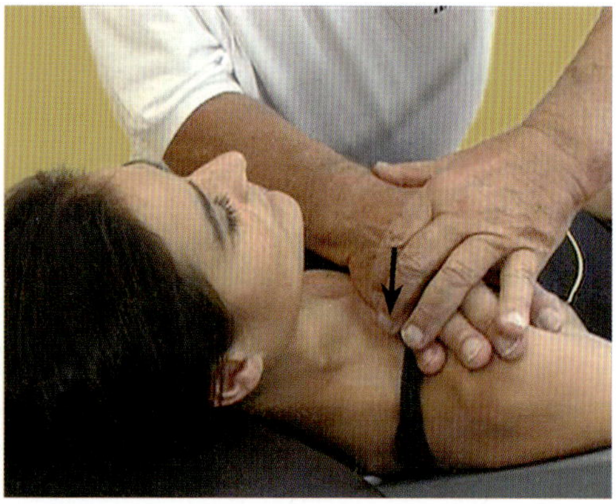

그림 39g - 후방으로 검진과 모빌리제이션

■ 그림 39f : 전방으로 검진과 모빌리제이션

목적

- 복장빗장관절(sterno-clavicular joint)의 전방으로 미끄러짐-조인트플레이의 양과 질 및 마지막 느낌의 평가를 위하여.
- 복장빗장관절의 전방으로 미끄러짐-조인트플레이를 증가시켜 어깨뼈(scapula) 내밈움직임범위의 증가를 위하여 (오목규칙).

시작자세

- 환자는 치료대 위에 바로 누운 자세.

손의 위치와 고정

- **고정** : 특별히 고정이 필요치 않음. 왼손으로 복장뼈(sternum)를 고정할 수 있음 (그림 없음).
- **치료사의 움직이는 손** : 손가락으로 빗장뼈(clavicle)를 감싸 잡음.

실행

- 빗장뼈를 앞쪽방향으로 들어올려 II 또는 III 단계의 전방으로 미끄러뜨림-움직임을 적용함(그림). 검진 시 오른손으로 복장뼈를 고정하는 대신 관절틈을 촉진함(그림 없음).

■ 그림 39g : 후방으로 검진과 모빌리제이션

- 어깨뼈의 뒤당김움직임을 증가시키기 위하여 후방으로 III 단계의 미끄러뜨림-움직임을 적용함(오목규칙). 치료사는 오른손의 자측(ulnar)면을 환자의 빗장뼈(clavicle) 앞쪽면에 놓음. 왼손으로 손잡음을 보강함. 치료사는 팔에 체중을 실어 빗장뼈(clavicle)를 후방(dorsal)으로 움직임. 검진 시 관절틈을 촉진함.

■ 점진적(progression) 모빌리제이션 (그림 없음)

- 어깨이음구조(shoulder girdle)를 내밈 또는 뒤당김움직임의 마지막 위치에서.

복장빗장관절(Sterno-clavicular joint) : 앞쪽방향으로 미끄러뜨림

움직임의 제한 시 (for hypomobility)

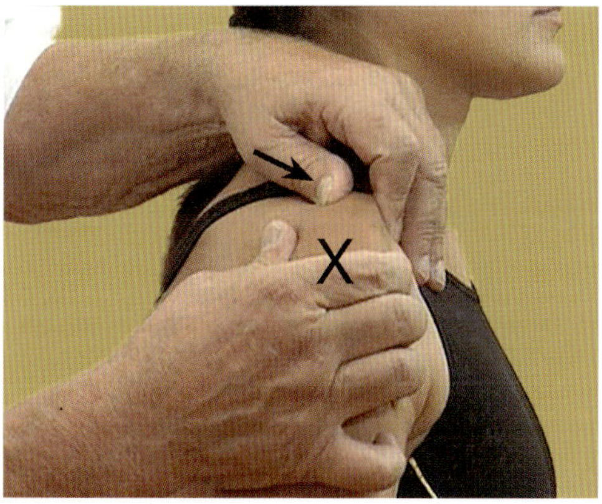

그림 40a - 편안위치에서 검진과 모빌리제이션

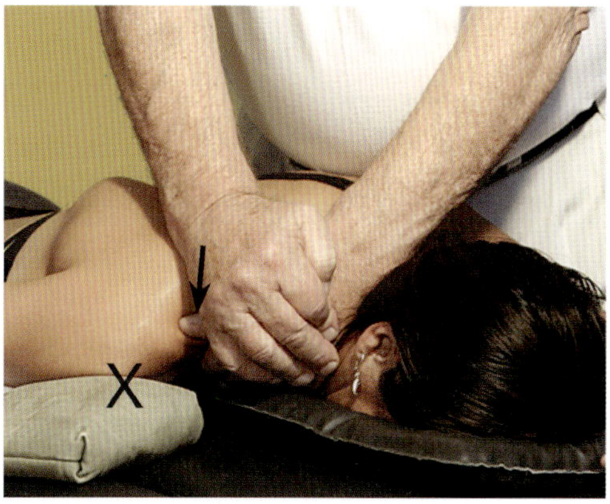

그림 40b - 편안위치에서 모빌리제이션

■ 그림 40a : 편안위치에서 검진과 모빌리제이션

목적

- 봉우리빗장관절(acromio-clavicular joint)의 전방(ventral)으로 미끄러짐-조인트플레이의 양과 질 및 마지막 느낌의 평가를 위하여.
- 봉우리빗장관절의 전방으로 미끄러짐-조인트플레이를 증가시켜 어깨이음구조(shoulder girdle)의 움직임성 개선을 위하여.

시작자세

- 환자는 앉은자세, 봉우리빗장관절의 Position은 편안위치.

손의 위치와 고정

- **치료사의 고정하는 손(오른손)** : 부리돌기(coracoid process) 또는 어깨봉우리(acromion)를 앞쪽(ventral side)에서, 어깨뼈가시(spine scapulae)를 뒤쪽에서 잡은 상태로 환자의 어깨뼈(scapula)를 고정함.
- **치료사의 움직이는 손(왼손)** : 치료사는 관절틈에서 가까운 원위부, 빗장뼈(clavicle)를 엄지와 손가락으로 감싸 잡음.

실행

- 빗장뼈(clavicle)를 앞쪽방향으로 움직여, II 또는 III 단계의 전방으로 미끄러뜨림-움직임을 적용함(그림). 검진 시 오른쪽 검지로 관절틈을 촉진함(그림 없음).

■ 그림 40b : 선택할 수 있는 대체 모빌리제이션 테크닉

- 빗장뼈(clavicle)에 III 단계의 전방으로 미끄러뜨림-움직임을 적용함. 환자는 엎드린 자세; 어깨봉우리(acromion)아래에 모래주머니를 받쳐 어깨뼈(scapula)를 고정함, 모래주머니가 빗장뼈(clavicle)에 닿지 않게 조심할 것. 치료사는 왼손 엄지와 엄지두덩(thenar)을 환자 빗장뼈(clavicle)의 뒤쪽 부위에 놓음; 치료사는 오른손을 왼손엄지위에 올려놓아 손잡음을 보강함; 신전시킨 팔에 체중을 기울임.

어깨뼈(Scapula) : 아래쪽방향으로 미끄러뜨림과 날개상

움직임의 제한 시 (for hypomobility)

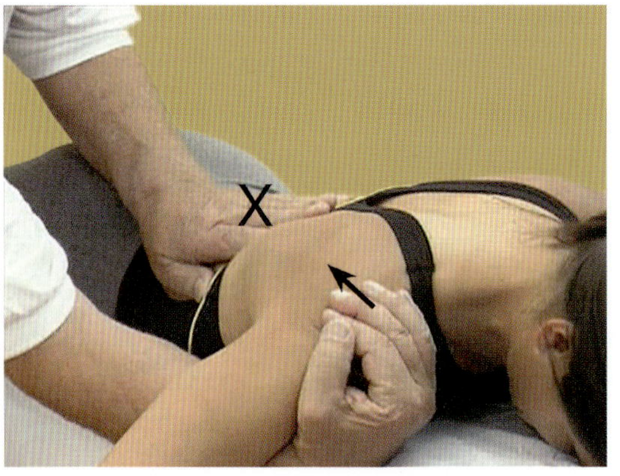

그림 41 - 편안위치에서 하방으로 모빌리제이션

■ 그림 41 : 편안위치에서 하방으로 모빌리제이션

목적

- 어깨뼈-가슴우리("scapulo-thoracic")의 하방 미끄러짐(caudal glide) 개선을 통한 어깨이음구조(shoulder girdle)의 움직임성을 증가시키기 위하여.
- 복장빗장관절(sterno-clavicular joint)의 움직임성 증가를 위하여.

시작자세

- 환자는 엎드린 자세에서 어깨뼈(scapula)는 편안위치.

손의 위치와 고정

- **치료사의 고정하는 손(왼손)** : 치료사는 집게손각락을 어깨뼈아래각(inferior angle) 아래에 놓음.
- **치료사의 움직이는 손(오른손)** : 환자의 어깨를 앞쪽면(ventral side)에서 감싸 잡음.

실행

- 어깨뼈(scapula)에 III 단계의 아래쪽방향으로 미끄러뜨림(caudal glide)을 적용하여 뒤쪽(dorsal)-아래쪽(caudal) 방향으로 어깨뼈(scapula)를 들어올림. 고정한 오른손의 집게손가락 위로 어깨뼈아래각(inferior angle)을 움직임.

어깨뼈 : 아래쪽방향으로 미끄러뜨림과 날개상(caudal glide and winging)

움직임의 제한 시 (for hypomobility) (계속)

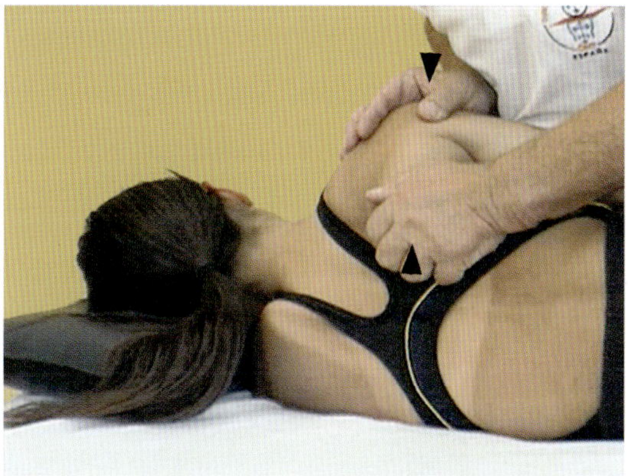

그림 42 – 편안위치에서 날개상 모빌리제이션

■ 그림 42 : 편안위치에서 날개상(winging) 모빌리제이션

- 봉우리빗장관절(acromio–clavicular joint))의 움직임성 증가를 위하여.
- 환자는 옆(lateral)으로 누운 자세. 치료사는 오른손으로 환자의 어깨이음구조(shoulder girdle)를 위쪽(cranial) 방면에서 잡고 왼손으로 환자 견갑골의 아래각(inferior angle) 부위를 잡은 상태로 환자의 어깨뼈(scapula)를 치료사의 체간과 두 손으로 유지한다. 치료사는 자신의 몸으로 환자의 어깨뼈(scapula)을 아래쪽으로 움직이며 동시에 어깨뼈아래각(inferior angle)을 외측으로 들어올려서 III 단계의 날개상 모빌리제이션(winging mobilisation)을 적용함.

■ 선택할 수 있는 대체 테크닉(그림 없음)

- 위의 *그림 42*에 서술된 것과 같은 방법의 손잡음 상태에서 어깨뼈(scapula)를 위쪽(cranial)과 아래쪽(caudal) 및 내측(medial)과 외측(lateral)방향으로 모빌리제이션 시킬 수 있음. 이 테크닉의 사용 시 복장빗장관절(sterno–clavicular joint)의 움직임성도 증가됨.
- 위의 *그림 42*에 서술된 것과 같은 방법의 손잡음 상태에서 견갑골(scapula)을 빗장뼈(clavicle)를 통과하는 종축을 중심으로 내회전과 외회전(internal & external rotation) 방향으로 모빌리제이션 시킬 수 있음. 이 테크닉 사용 시 복장빗장관절(sterno–clavicular joint)의 움직임성도 증가됨.

■ Notes

15 장

발가락 (TOES)

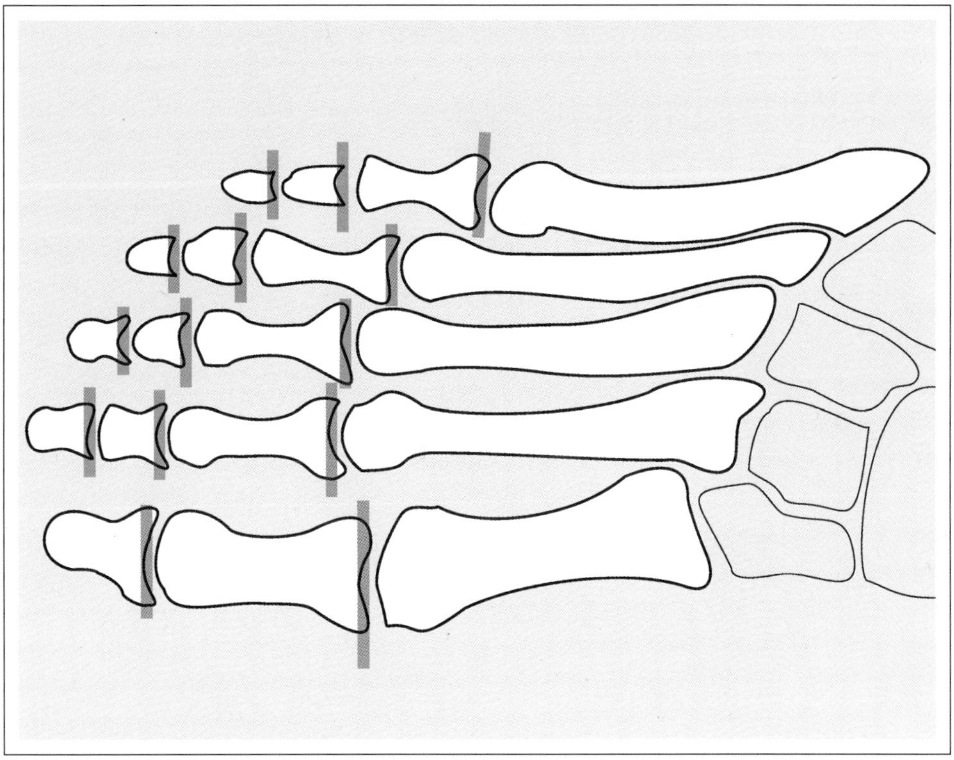

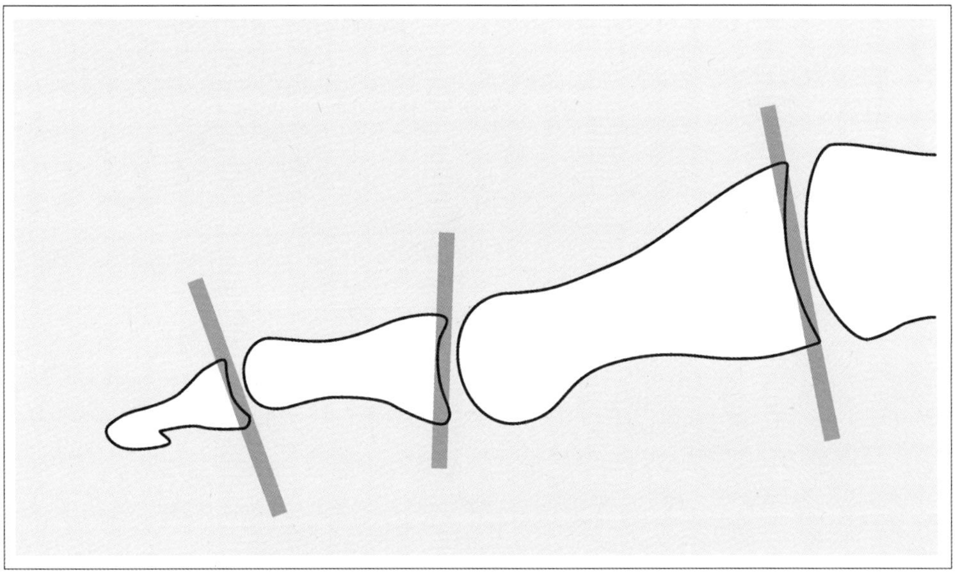

15 발가락 (Toes)

■ 기능해부학과 움직임 (Functional anatomy and movement)

■ 먼쪽과 몸쪽 발가락뼈사이관절 (distal and proximal interphalangeal joints)

(artt. interphalangeals pedis, distalis et proximalis, 약칭 DIP 와 PIP)

■ 발허리발가락관절 (metatarsophalangeal joints)

(artt. metatarsophalangeae, 약칭 MTP)

발가락의 발가락뼈사이관절(interphalangeal joints)과 발허리발가락관절(metatarsophalangeal joints)은 해부학적으로 손가락과 비슷하다. 각 발가락뼈는 원위부의 볼록한 뼈머리(head)와 근위부의 오목한 기저부(base)로 이루어진다. 움직임의 축은 손가락관절에서 서술한 것과 같다. 발가락의 외전(abduction)과 내전(adduction)은 발등-발바닥 축(dorsal-plantar axis)을 중심으로 발의 중앙에 놓여 있다고 간주되는 두 번째 발가락방향으로 멀어지거나 가까워지는 움직임이다.

뼈의 촉진점 (Bony palpation)

- 발가락 뼈
- 먼쪽발가락뼈사이관절(DIP)과 몸쪽발가락뼈사이관절(PIP)의 관절틈

인대 (Ligaments)

- 곁인대(collateral ligaments)

뼈의 움직임과 축 (Bone movement and axes)

먼쪽발가락뼈사이관절(DIP)과 몸쪽발가락뼈사이관절(PIP):

- 굴곡-신전 : 발가락뼈 머리(head of phalanx)를 통과하는 정강이종아리축(tibiofibularaxis)을 중심으로

발허리발가락관절 (MTP):

- 정강뼈(경골)-종아리뼈(비골) 방향으로 굴곡 (tibial-fibular flexion): 발허리뼈머리(head of metatarsals)를 통과하는 발등발바닥축(dorsalplantar axis)을 중심으로.
- (두 번째 발가락을 중심으로 멀어지거나 가까워지는 움직임을 외전과 내전으로도 표기함.)
- 회전(수동): 발가락뼈를 통과하는 종축(longitudinal axis)을 중심으로.

마지막 느낌 (End feel)

- 뻣뻣함(firm)

관절움직임 (미끄러짐, Gliding)

- 오목규칙

치료면 (Treatment plane)

- 발가락뼈 기저부의 오목 관절면(base)에 놓임

영점위치 (Zero position)

- 발허리뼈(metatarsal)를 통과하는 종축과 그에 해당하는 발가락뼈의 종축이 일직선을 이루는 상태.

편안위치 (Resting position)

- *먼쪽발가락뼈사이관절*(DIP) *과 몸쪽발가락뼈사이관절*(PIP): 가볍게 굴곡
- *발허리발가락관절*(MTP): 약 10° 신전(0° 에서)

잠긴위치 (Close-packed position)

- *먼쪽발가락뼈사이관절*(DIP) *과 몸쪽발가락뼈사이관절*(PIP) 및 *제1 발허리발가락관절*(I MTP): 최대로 신전
- *제2-제5 발허리발가락관절*(II-V MTP): 최대로 굴곡

관절주머니 유형 (Capsular pattern)

- 모든 방향으로 제한, 먼쪽발가락뼈사이관절(DIP)과 몸쪽발가락뼈사이관절(PIP)은 신전이 더 제한되고 발허리발가락관절(MTP)은 굴곡이 더 제한됨.

■ 발가락의 검진계획 (Toe examination scheme)

(검진에 대한 더 자세한 정보는 3장과 4장 참조)

기능검진 (Tests of function)

1. 능동과 수동 움직임 (마지막 느낌과 안정성검진 포함)

먼쪽발가락뼈사이관절 (DIP)	굴곡	55°
몸쪽발가락뼈사이관절 (PIP)	굴곡	40°
발허리발가락관절 (MTP)	굴곡	40°
	0° 에서 신전	40°
	외전	개개인에 따라 차이가 큼

2. 직선적 조인트플레이와 마지막 느낌

견인–압박 (traction–compression)	(그림 43a)
미끄러뜨림 (gliding)	
발바닥 방향 (plantar)	(그림 44a)
발등 방향 (dorsal)	(그림 45a)
정강뼈 (경골)–종아리뼈 (비골) 방향	(그림 46a)

3. 저항 검진 (Resisted Movement)

굴곡 (flexion) 작용부위:	작용부위
짧은발가락굽힘근 (flexor digitorum brevis)	PIP
긴발가락굽힘근 (flexor digitorum longus)	DIP
짧은엄지굽힘근 (flexor hallucis brevis)	MTP
긴엄지굽힘근 (flexor hallucis longus)	IP
짧은새끼발가락굽힘근 (flexor digiti minimi brevis)	MTP
벌레근 (mm. lumbricales)	MTP 굴곡; DIP, PIP 신전
신전 (extension)	
발가락폄근 (extensor digitorum)	DIP, PIP
짧은엄지폄근 (extensor hallucis brevis)	MTP
긴엄지폄근 (extensor hallucis longus)	IP
벌레근 (mm. lumbricales)	DIP, PIP
외전 (abduction)	
발등쪽뼈사이근 (dorsal interossei)	MTP
새끼벌림근 (abductor digiti minimi)	MTP
엄지벌림근 (abductor hallucis)	MTP
내전 (adduction)	
엄지모음근 (adductor hallucis)	MTP
발바닥쪽뼈사이근 (plantar interossei)	MTP

4. 연부조직의 수동적 움직임 (Passive soft tissue movements)

생리적인 움직임

부가적인 움직임

5. 부가적인 검진 (Additional tests)

실험치료 (Trial treatment)

견인 (traction) (그림 43b)

■ 발가락에 적용하는 테크닉들 (Toe techniques)

발가락 관절(Toe) : 견인(traction)

통증과 움직임의 제한 시 (for pain and hypomobility)

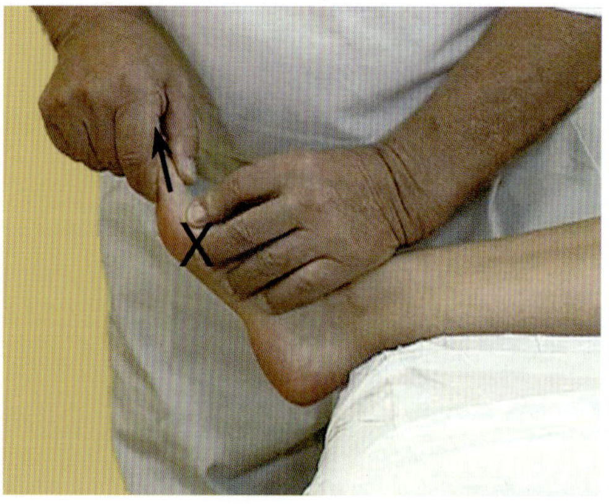

그림 43a - 편안위치에서 검진과 모빌리제이션

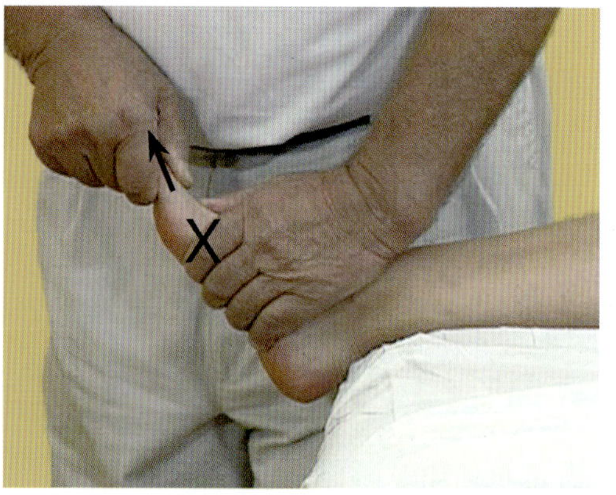

그림 43b - 편안위치에서 모빌리제이션

■ 그림 43a : 편안위치에서 검진과 모빌리제이션

목적

- 먼쪽발가락뼈사이(DIP)-, 몸쪽발가락뼈사이(PIP)-, 발허리발가락(MTP)-관절의 견인(traction)-조인트플레이의 양과 질 및 마지막 느낌의 평가를 위하여.
- 먼쪽발가락뼈사이(DIP)-, 몸쪽발가락뼈사이(PIP)-, 발허리발가락(MTP)-관절의 통증감소와 움직임성 증가를 위하여.

시작자세

- 환자의 발바닥이 아래쪽을 향한 자세.
- 관절의 Position은 편안위치.

손의 위치와 고정

- **치료사의 고정하는 손(왼손)**: 치료사는 손으로 환자의 발을 잡고, 손가락으로 환자 발가락의 해당하는 관절틈에서 가장 가까운 근위부를 잡음; 환자의 발을 치료사의 몸에 고정시킴.
- **치료사의 움직이는 손(오른손)**: 치료사는 손으로 환자의 발가락을 잡고, 손가락으로 해당하는 관절틈에서 가장 가까운 원위부를 잡음.

실행

- 먼쪽발가락뼈에 Ⅰ, Ⅱ, 또는 Ⅲ 단계의 원위(distal)방향으로 견인움직임을 적용함.

■ 그림 43b : 편안위치에서 모빌리제이션

- 발가락에 휴지 또는 테이프로 감아주거나 설압자를 붙여서 사용하면 “손잡음(handle)”이 향상됨, 먼쪽발가락뼈에 Ⅲ 단계의 원위방향으로 견인움직임을 적용.
- 초보자들이 직선적-견인(traction)-매니플레이션을 연습하기에 적합함.

각주 : DIP-관절 = 먼쪽발가락뼈사이관절(원위지절간관절), 발가락의 중간마디뼈와 끝마디뼈 사이 관절.
PIP-관절 = 몸쪽발가락뼈사이관절(근위지절간관절), 발가락의 첫째마디뼈와 중간마디뼈 사이 관절.
MTP-관절 = 발허리발가락관절(중족지절골관절), 발바닥뼈와 발가락의 첫째마디뼈 사이 관절.

발가락 관절(Toe) : 견인(traction)

굴곡과 신전의 제한 시 (for restricted flexion and extension)

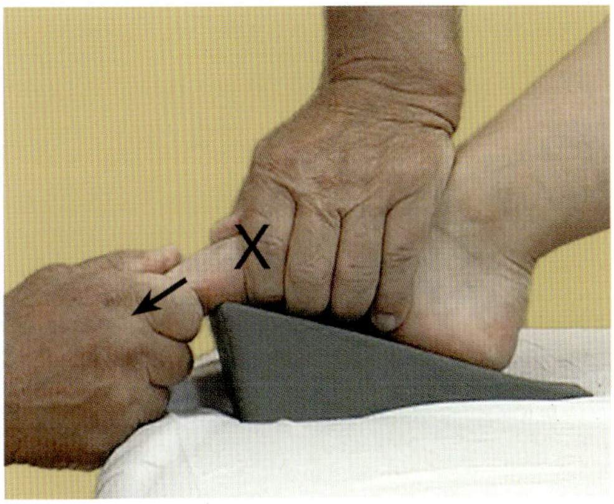

그림 43c - MTP관절의 굴곡시킨 위치에서 견인모빌리제이션

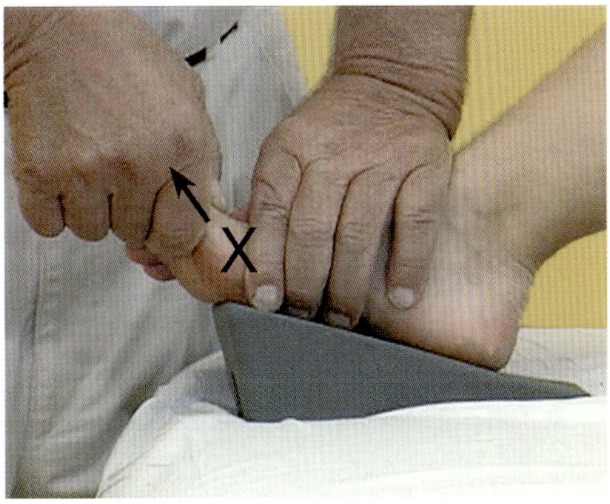

그림 43d - MTP관절의 신전시킨 위치에서 견인모빌리제이션

■ 그림 43c : 굴곡(Flexion) – 점진적(progression)

목적

- 먼쪽발가락뼈사이(DIP)-, 몸쪽발가락뼈사이(PIP)-, 발허리발가락(MTP)-관절의 굴곡움직임 개선을 위하여.

시작자세

- 환자의 발바닥을 치료쐐기 위에 놓은 자세.
- 해당하는 먼쪽발가락뼈사이(DIP)-, 몸쪽발가락뼈사이(PIP)- 또는 발허리발가락(MTP)-관절의 Position은 굴곡움직임의 마지막 범위에 가깝게 위치.

손의 위치와 고정

- **치료사의 고정하는 손(왼손)** : 치료사는 손으로 환자의 발을 쐐기 위에 고정시킴, 손가락 또는 엄지두덩(thenar)으로 해당하는 관절틈에서 가장 가까운 근위부를 잡음.
- **치료사의 움직이는 손(오른손)** : 치료사는 손으로 환자의 발가락을 잡고, 손가락으로 해당하는 관절틈에서 가장 가까운 원위부를 잡음.

실행

- 발가락뼈에 Ⅰ, Ⅱ, 또는 Ⅲ 단계의 원위방향으로 견인움직임을 적용함.

■ 그림 43d : MTP–관절의 신전(Extension) – 점진적(progression)

- 환자의 발을 치료쐐기 위에 고정시키고, MTP–관절을 제한된 신전(extension)움직임의 마지막 범위에 가깝게 위치시킴.
- 발가락뼈에 Ⅲ 단계의 원위방향으로 견인움직임을 적용함.

발가락 관절(Toe) : 발바닥방향으로 미끄러뜨림(plantar glide)

굴곡의 제한 시 (for restricted flexion)

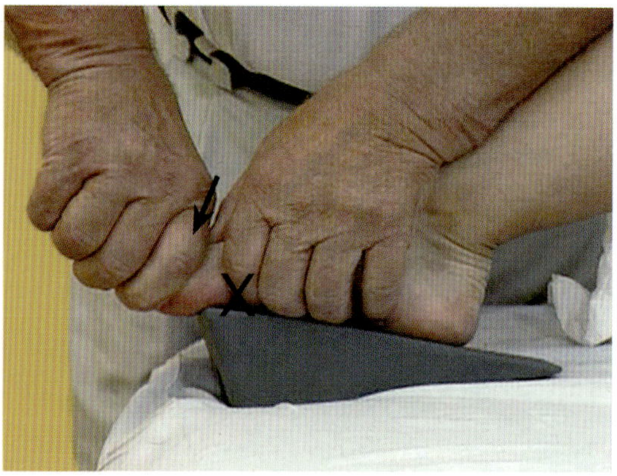

그림 44a – 편안위치에서 검진과 모빌리제이션

■ 그림 44a : 편안위치에서 검진과 모빌리제이션

목적

- 먼쪽발가락뼈사이(DIP)-, 몸쪽발가락뼈사이(PIP)- 또는 발허리발가락(MTP)-관절의 발바닥 방향으로 미끄러짐-조인트플레이의 양과 질 및 마지막 느낌의 평가를 위하여.
- 먼쪽발가락뼈사이(DIP)-, 몸쪽발가락뼈사이(PIP)- 또는 발허리발가락(MTP)-관절의 굴곡(flexion) 움직임 개선을 위하여 (오목규칙).

시작자세

- 환자의 발바닥을 치료쐐기 위에 놓은 자세.
- 해당하는 먼쪽발가락뼈사이(DIP)-, 몸쪽발가락뼈사이(PIP)- 또는 발허리발가락(MTP)-관절의 Position은 편안위치.

손의 위치와 고정

- **치료사의 고정하는 손(왼손)** : 치료사는 손으로 환자의 발을 쐐기 위에 고정시킴, 치료사의 손가락을 해당하는 관절틈에서 가장 가까운 근위부에 위치시킨 상태로 환자발의 중간부분(mid-foot)을 잡음.
- **치료사의 움직이는 손(오른손)** : 치료사는 손으로 환자의 발가락을 잡고, 손가락으로 해당하는 관절틈에서 가장 가까운 원위부를 잡음.

실행

- 발가락뼈에 Ⅱ, 또는 Ⅲ 단계의 발바닥방향으로 미끄러뜨림-움직임을 적용함.
- 움직이는 동안 집게손가락으로 관절틈을 촉진(palpation)함.

발가락 관절(Toe) : 발바닥방향으로 미끄러뜨림(plantar glide)

굴곡의 제한 시 (for restricted flexion) 계속

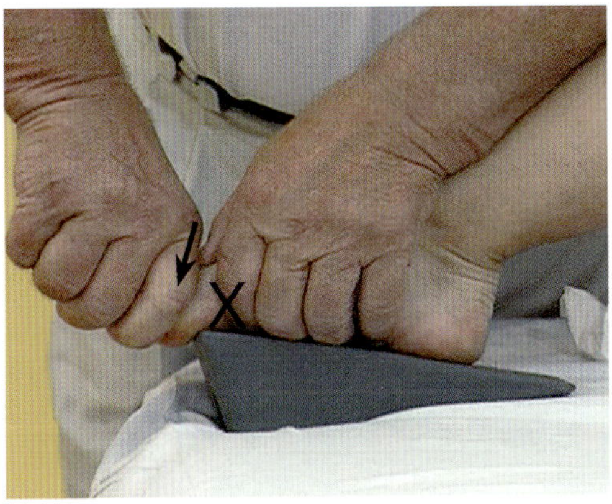

그림 44b – 편안위치에서 모빌리제이션

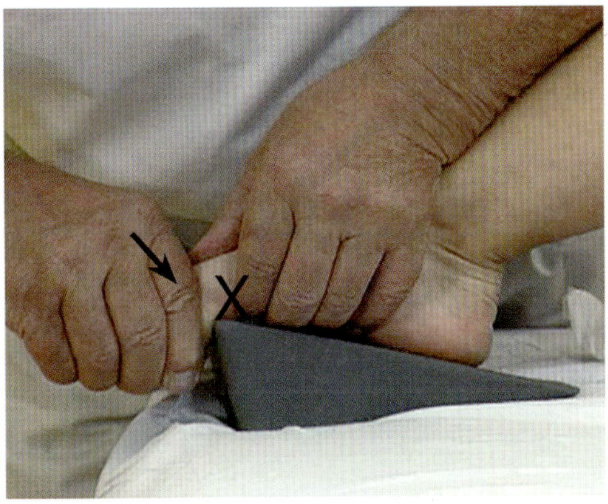

그림 44c – 굴곡시킨 위치에서 모빌리제이션

■ 그림 44b : 편안위치에서 모빌리제이션

목적

– 먼쪽발가락뼈사이(DIP)–, 몸쪽발가락뼈사이(PIP)– 또는 발허리발가락(MTP)–관절의 굴곡(flexion) 움직임 개선을 위하여 (오목규칙).

시작자세

– 환자의 발바닥을 치료쐐기 위에 놓은 자세.

– 해당하는 먼쪽발가락뼈사이(DIP)–, 몸쪽발가락뼈사이(PIP)– 또는 발허리발가락(MTP)–관절의 Position은 편안위치.

손의 위치와 고정

– **치료사의 고정하는 손(왼손)** : 치료사는 손으로 환자의 발을 쐐기 위에 고정시킴, 손가락 또는 엄지두덩(thenar)으로 해당하는 관절틈에서 가장 가까운 근위부를 잡음.

– **치료사의 움직이는 손(오른손)** : 치료사는 손으로 환자의 발가락을 잡고, 손가락으로 해당하는 관절틈에서 가장 가까운 원위부를 잡음.

실행

– 발가락뼈에 Ⅲ 단계의 발바닥방향으로 미끄러뜨림–움직임을 적용함.

■ 그림 44c : 굴곡(Flexion) – 점진적(progression)

– 해당하는 발가락관절을 제한된 굴곡(flexion)움직임의 마지막 범위에 가깝게 위치시킨 상태에서 발바닥방향으로 III 단계의 미끄러뜨림–움직임을 적용함.

발가락 관절(Toe) : 발등방향으로 미끄러뜨림(dorsal glide)

신전의 제한 시 (for restricted extension)

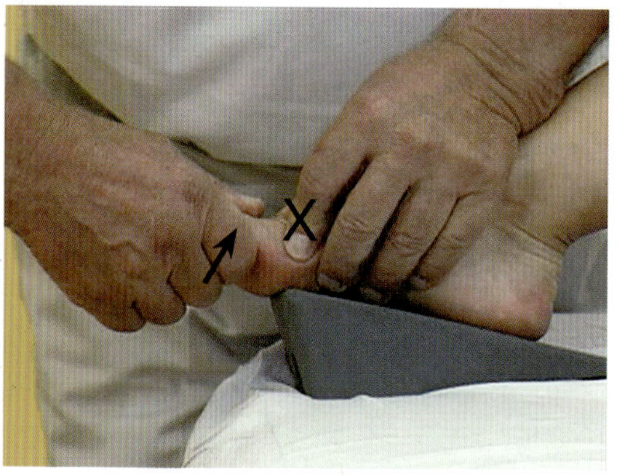

그림 45a – 편안위치에서 검진과 모빌리제이션

■ 그림 45a : 편안위치에서 검진과 모빌리제이션

목적

- 먼쪽발가락뼈사이(DIP)–, 몸쪽발가락뼈사이(PIP)– 또는 발허리발가락(MTP)– 관절의 발등 방향으로 미끄러짐–조인트플레이의 양과 질 및 마지막 느낌의 평가를 위하여.
- 먼쪽발가락뼈사이(DIP)–, 몸쪽발가락뼈사이(PIP)– 또는 발허리발가락(MTP)– 관절의 신전(extension) 움직임 개선을 위하여 (오목규칙).

시작자세

- 환자의 발바닥을 치료쐐기 위에 놓은 자세.
- 해당하는 먼쪽발가락뼈사이–(원위지절간–, DIP–), 몸쪽발가락뼈사이–(근위지절간–, PIP–) 또는 발허리발가락–(중족지절골–, MTP–), 관절의 Position은 편안위치.

손의 위치와 고정

- **치료사의 고정하는 손(왼손)** : 치료사는 손으로 환자의 발을 쐐기 위에 고정시킴, 치료사의 손가락을 해당하는 관절틈에서 가장 가까운 근위부에 위치시킨 상태로 환자발의 중간부분(mid–foot)을 잡음.
- **치료사의 움직이는 손(오른손)** : 치료사는 손으로 환자의 발가락을 잡고, 손가락으로 해당하는 관절틈에서 가장 가까운 원위부를 잡음.

실행

- 발가락뼈에 II 또는 III 단계의 발등방향으로 미끄러뜨림–움직임을 적용함.
- 움직이는 동안 집게손가락으로 관절틈을 촉진(palpation)함.

발가락 관절(Toe) : 발등방향으로 미끄러뜨림(dorsal glide)

신전의 제한 시 (for restricted extension) 계속

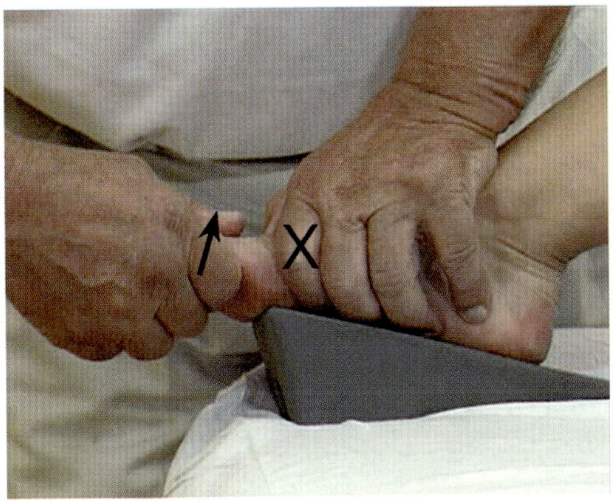

그림 45b – 편안위치에서 모빌리제이션

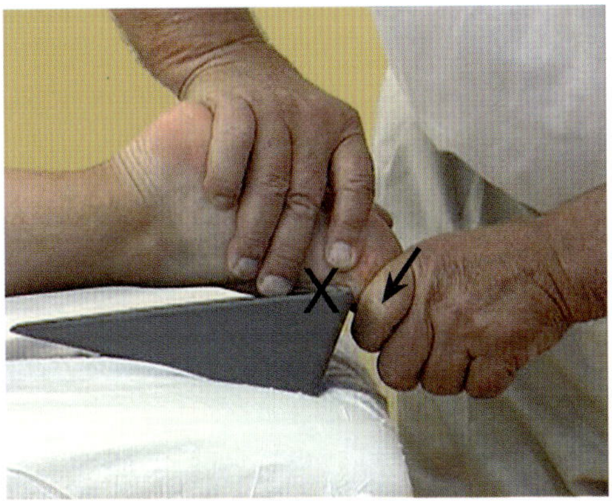

그림 45c – 신전시킨 위치에서 모빌리제이션 (mobilization in extension)

■ 그림 45b : 편안위치에서 모빌리제이션

목적

- 먼쪽발가락뼈사이(DIP)–, 몸쪽발가락뼈사이(PIP)– 또는 발허리발가락(MTP)– 관절의 신전(extension) 움직임 개선을 위하여(오목규칙).

시작자세

- 환자의 발바닥을 치료쐐기 위에 놓은 자세.
- 해당하는 먼쪽발가락뼈사이–(원위지절간–, DIP–), 몸쪽발가락뼈사이–(근위지절간–, PIP–) 또는 발허리발가락–(중족지절골–, MTP–), 관절의 Position은 편안위치.

손의 위치와 고정

- **치료사의 고정하는 손(왼손)** : 치료사는 손으로 환자의 근위 관절파트너를 쐐기 위에 고정시킴; 손가락 또는 엄지두덩(thenar)으로 해당하는 관절틈에서 가장 가까운 근위부를 눌러서.
- **치료사의 움직이는 손(오른손)** : 치료사는 손으로 환자의 발가락을 잡고, 손가락으로 해당하는 관절틈에서 가장 가까운 원위부를 잡음.

실행

- 발가락뼈에 Ⅲ 단계의 발등방향으로 미끄러뜨림(dorsal glide)–움직임을 적용함.

■ 그림 45c : 신전(Extension) – 점진적(progression)

- 해당하는 발가락관절을 제한된 신전(extension)움직임의 마지막 범위에 가깝게 위치시킨 상태에서 발등방향으로 III 단계의 미끄러뜨림–움직임을 적용함. 환자의 발등을 치료쐐기 위에 놓은 자세.

발가락 관절(Toe) : 정강뼈방향으로 미끄러뜨림(tibial glide)

외전, 굴곡과 신전의 제한 시 (for restricted abduction, flexion & extension)

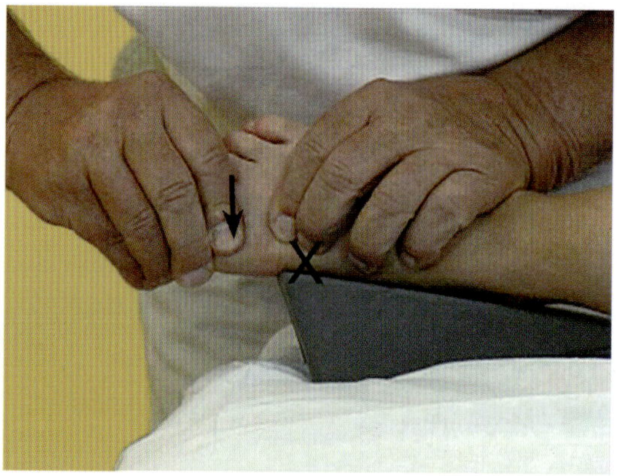

그림 46a – 편안위치에서 검진과 모빌리제이션

■ 그림 46a : 편안위치에서 검진과 모빌리제이션

목적

- 먼쪽발가락뼈사이(DIP)–, 몸쪽발가락뼈사이(PIP)– 또는 발허리발가락(MTP)–관절의 정강뼈(tibia) 방향으로 미끄러짐–조인트플레이의 양과 질 및 마지막 느낌의 평가를 위하여.
- 발허리발가락(MTP)–관절의 굴곡, 신전 또는 정강뼈tibial) 방향으로 굴곡(외전, abduction) 움직임 개선을 위하여 (오목규칙).

시작자세

- 환자의 발의 정강뼈측면(tibial side, 내측면)을 치료쐐기 위에 놓은 자세.
- 해당하는 먼쪽발가락뼈사이(DIP)–, 몸쪽발가락뼈사이(PIP)– 또는 발허리발가락(MTP)–관절의 Position은 편안위치.

손의 위치와 고정

- **치료사의 고정하는 손(왼손)** : 치료사는 손으로 환자발의 앞쪽부분(forefoot)을 쐐기 위에 고정시킴; 손가락으로 해당하는 관절틈에서 가장 가까운 근위부를 눌러서.
- **치료사의 움직이는 손(오른손)** : 치료사는 손으로 환자의 발가락을 잡고, 손가락으로 해당하는 관절틈에서 가장 가까운 원위부를 잡음, 발가락에 휴지 또는 테이프로 감아주거나 설압자를 사용하면 "손잡음(handle)"이 향상됨.

실행

- 발가락뼈에 II 또는 III 단계의 정강뼈방향으로 미끄러뜨림–움직임을 적용함.
- 움직이는 동안 집게손가락으로 관절틈을 촉진(palpation)함.

■ 발가락 관절 : 종아리뼈방향으로 미끄러뜨림 : 굴곡과 신전의 제한 시 검진 (그림 없음)

- 종아리뼈방향으로 미끄러짐(fibular glide)–조인트플레이 검진을 위해서도 동일하게 실행함. II 또는 III 단계의 종아리뼈방향으로 미끄러뜨림–움직임을 적용함.

발가락 관절(Toe) : 정강뼈방향으로 미끄러뜨림(tibial glide)

외전, 굴곡과 신전의 제한 시 (for restricted abduction, flexion & extension) 계속

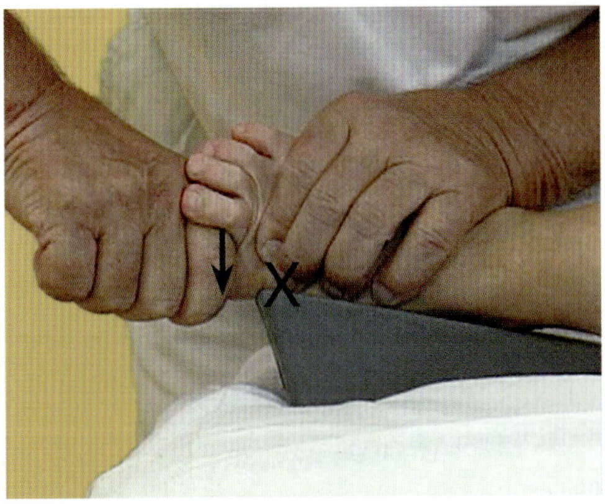

그림 46b – 편안위치에서 모빌리제이션

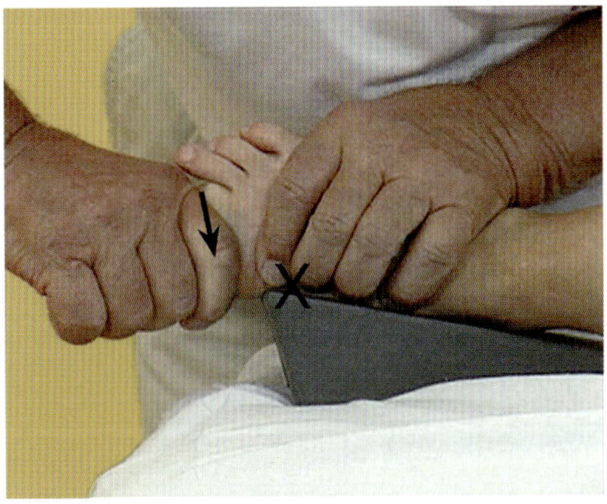

그림 46c – 외전(abduction)을 위한 모빌리제이션

■ 그림 46b : 편안위치에서 모빌리제이션

목적

– 발허리발가락(MTP)–관절의 정강뼈방향으로 굴곡 움직임 개선을 위하여 (오목규칙).

– 먼쪽발가락뼈사이(DIP)–, 몸쪽발가락뼈사이(PIP)– 또는 발허리발가락(MTP)–관절의 굴곡 또는 신전움직임 개선을 위하여.

시작자세

– 환자의 발의 정강뼈측면(tibial side, 내측면)을 치료쐐기 위에 놓은 자세.

– 해당하는 먼쪽발가락뼈사이(DIP)–, 몸쪽발가락뼈사이(PIP)– 또는 발허리발가락(MTP)–관절의 Position은 편안위치.

손의 위치와 고정

– **치료사의 고정하는 손(왼손)** : 치료사는 손으로 환자발의 앞쪽부분(forefoot)을 쐐기 위에 고정시킴; 손가락으로 해당하는 관절틈에서 가장 가까운 근위부를 잡음.

– **치료사의 움직이는 손(오른손)** : 치료사는 손으로 환자의 발가락을 잡고, 손가락으로 해당하는 관절틈에서 가장 가까운 원위부를 잡음, 발가락에 휴지 또는 테이프로 감아주거나 설압자를 사용하면 "손잡음(handle)"이 향상됨.

실행

– 발가락뼈에 Ⅲ 단계의 정강뼈 방향으로 미끄러뜨림(tibial glide)–움직임을 적용함.

■ 그림 46c : 외전(Abduction) – 점진적(progression)

– MTP 관절을 외전움직임의 마지막 범위에 가깝게 위치시킨 상태에서 정강뼈(tibia)방향으로 Ⅲ 단계의 미끄러뜨림–움직임을 적용함. 움직임의 제한이 매우 심할 경우에는, MTP–관절을 내전(adduction)시킨 상태에서 실행할 수 있음.

■ 발가락 관절 : 종아리뼈방향으로 미끄러뜨림 : 모빌리제이션과 점진적 (그림 없음)

– 종아리뼈방향으로 미끄러짐–조인트플레이 검진에도 동일하게 실행함. Ⅲ 단계의 종아리뼈방향으로 미끄러뜨림–움직임을 적용함, 편안위치에서 적용하거나 점진적인 방법으로 굴곡 또는 신전의 마지막 범위에 위치시킨 상태에서 적용이 가능함.

■ Notes

16 장

발허리 (METATARSALS)

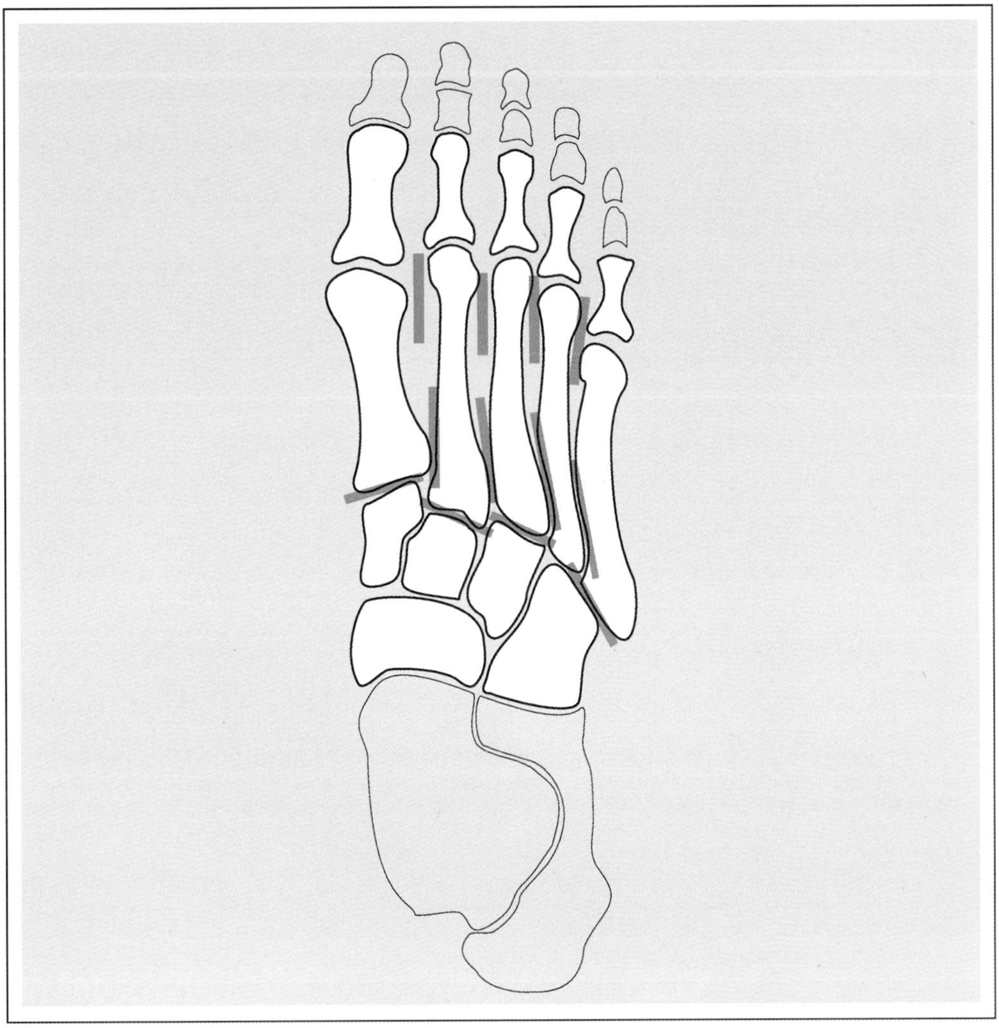

16 발허리 (Metatarsals)

(metatarsus)

■ 기능해부학과 움직임 (Functional anatomy and movement)

발허리(metatarsus)는 각 발가락에 한 개씩, 다섯 개의 발허리뼈(metatarsalia, MT)로 이루어져 있다. 각 발허리뼈(metatarsal)는 볼록관절면으로 이루어진 원위부의 뼈머리(head)와 뼈몸통(corpus) 그리고 오목관절면으로 이루어진 근위부의 뼈뿌리(기저부, base)를 갖는다.

발허리관절은 해부학적으로 단순관절이며 역학적으로 복합평면-미끄러짐관절(변형된 안장형)이다. 발의 움직임과 동시에 발생하는 작은 미끄러짐 움직임이 발허리에서 일어난다.

■ 몸쪽발허리사이관절 (proximal intermetatarsal joints)

제1- 제5 발허리뼈(metatarsal)의 기저부(base) 사이에 존재하는 평면관절이다.

■ 발목발허리관절 (tarsometatarsal joints)

발허리뼈(metatarsal)의 기능적으로 오목에 해당하는 기저부(base)와 인접한 일련의 기능적으로 볼록에 해당하는 발목뼈(tarsal bones)들 사이에서 이루어지는 거의 편평한 관절이다. *그림 49*에서는 제1- 제3 발허리뼈(metatarsal)와 세 개의 쐐기뼈(cuneiform, 내측 "C1", 중간 "C2", 외측 "C3")가 관절을 이루며 제4와 제5 발허리뼈(metatarsal)가 입방뼈(cuboid)와 함께 관절을 이루는 것을 나타냈다.

■ 먼쪽발허리사이 (distal metatarsals)

발허리뼈머리(head of metatarsals) 사이에는 관절이 존재하지 않는다. 발허리뼈머리(head 들은 깊은가로발허리인대(deep transverse metatarsal ligament)에 의하여 연결된다. 먼쪽발허리의 움직임은 몸쪽 발허리의 움직임을 따르지만 움직임은 더 크다.

뼈의 촉진점 (Bony palpation)

- 제1-5 발허리뼈(metatarsal bones Ⅰ-Ⅴ)
- 먼쪽 발목뼈(cuneiform Ⅰ-Ⅲ, cuboid)
- 제1- 제5 발목발허리관절의 관절틈 (joint spaces of tarsometatarsal joints Ⅰ-Ⅴ)

인대 (Ligaments)

- 발허리인대(metatarsal ligaments dorsal, interosseous and plantar)
- 발바닥측과 발등측 발목발허리인대(tarsometatarsal ligaments plantar and dorsal)
- 뼈사이쐐기발허리인대(cuneometatarsal interosseous ligament)

뼈의 움직임과 축 (Bone movement and axes)

발허리뼈사이관절 (intermetatarsal joints) :

- 이 관절에서 일어나는 작은 움직임에 대한 축은 정하여지지 않았다. 발허리뼈사이관절 (intermetatarsal joints)의 움직임은 발의 가로발활(transverse arch)의 만곡에 따라 증가하고 감소한다.
  가로발활(transverse arch)의 만곡이 증가할수록, 발목뼈(tarsal bone)들이 제 2 발허리뼈(metatarsal II)를 중심으로 발바닥 방향으로 미끄러진다.
  가로발활(transverse arch)의 만곡이 감소할수록, 발목뼈(tarsal bone)들이 제2 발허리뼈(metatarsal II)를 중심으로 발등 방향으로 미끄러진다.

발목발허리관절 (tarsometatarsal joints) :

- 발바닥-발등방향굴곡: 제1-3 쐐기뼈(cuneiform Ⅰ-Ⅲ)과 입방뼈(cuboid)의 원위부를 통과하는 정강이종아리축(tibiofibular axis)을 중심으로 일어난다.

마지막 느낌 (End feel)

- 뻣뻣함(firm)

관절움직임 (미끄러짐, Gliding)

- 오목규칙

치료면 (Treatment plane)

- 먼쪽과 몸쪽발허리뼈사이관절(Intertmetatarsal Ⅰ-Ⅴ) : 발허리뼈(metatarsal) 사이와 평행하게 위치
- 발목발허리관절(Tarsometatarsal joint) : 발허리뼈(metatarsal) 기저부의 오목관절면 위에 위치

영점위치 (Zero position)

- 서술 없음

편안위치 (Resting position)

- 서술 없음

잠긴위치 (Close-packed position)

- 서술 없음

관절주머니 유형 (Capsular pattern)

- 서술 없음

■ 발허리의 검진계획 (Metatarsal examination scheme)

(검진에 대한 더 자세한 정보는 3장과 4장 참조)

기능검진 (Tests of function)

1. 능동과 수동 움직임 (마지막 느낌과 안정성검진 포함)

제1–제5 발목발허리관절 (tarsometatarsal joints Ⅰ–Ⅴ)

굴곡 – 신전 — 매우 경미한 움직임

2. 직선적 조인트플레이와 마지막 느낌

제1–제5 발목발허리관절 (tarsometatarsal joints Ⅰ–Ⅴ)

견인–압박 (traction–compression) — (그림 6a, 7a), 발허리뼈 (metacarpals) 처럼 적용)

먼쪽발허리뼈사이 (distal intermetatarsal)

발바닥–발등방향 미끄러뜨림 (gliding plantar–dorsal) — (그림 47a)

몸쪽발허리뼈사이 (proximal intermetatarsal)

발바닥–발등방향 미끄러뜨림 (gliding plantar–dorsal) — (그림 48a)

실험치료 (Trial treatment)

발목발허리관절 (tarsometatarsal joints) 견인 — (그림 6a, 7a), 발허리뼈 (metacarpals) 처럼 적용)

■ 발허리에 적용하는 테크닉들 (Metatarsal techniques)

발허리관절에 추천하는 모빌리제이션 순서

1. 몸쪽발허리뼈사이(proximal intermetatarsal) 발바닥 방향으로 미끄러뜨림 (그림 48)
2. 먼쪽발허리뼈사이(distal intermetatarsal) 발바닥 방향으로 미끄러뜨림 ······(그림 47)

먼쪽발허리뼈사이(Distal intermetatarsal) : 발바닥 방향으로 미끄러뜨림

움직임의 제한 시 (for hypomobility)

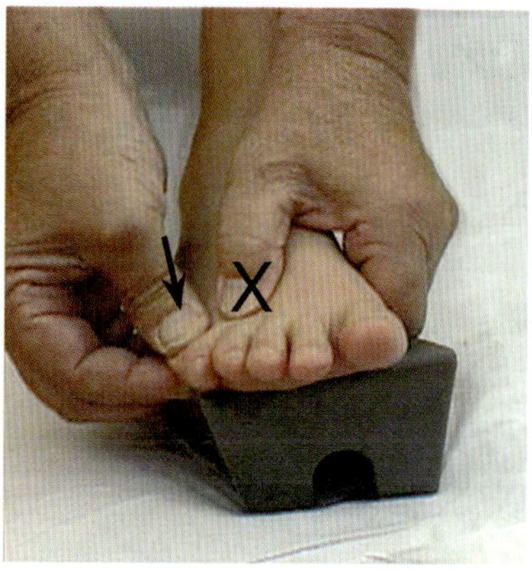

그림 47a – 검진

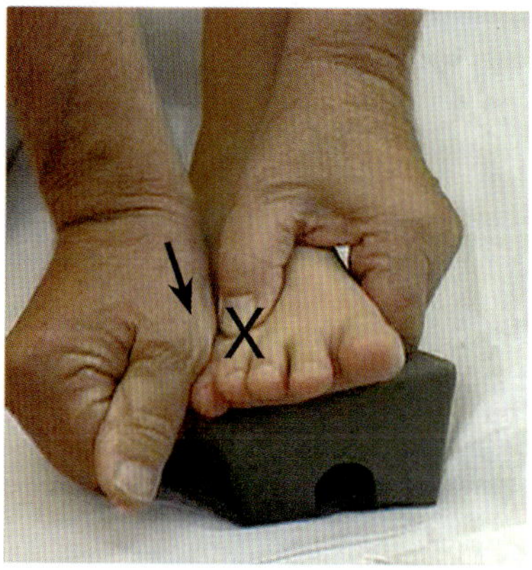

그림 47b – 모빌리제이션

■ 그림 47a : 검진

목적

- 발허리뼈(metatarsal)의 발바닥 방향으로 미끄러짐–조인트플레이의 양과 질 및 마지막 느낌의 평가를 위하여.

시작자세

- 환자의 발바닥을 치료대나 치료쐐기 위에 놓은 자세, 해당하는 발허리뼈가 쐐기의 가쪽 가장자리를 벗어난 상태.

손의 위치와 고정

- **고정** : 내측 발허리뼈(여기서는 metatarsal Ⅳ)를 치료쐐기 위에 지지하거나 치료사의 손으로 고정.
- **치료사의 고정하는 손(왼손)** : 환자의 발을 내측면에서 잡고, 해당하는 인대결합(syndesmosis, 여기서는 Ⅳ–Ⅴ)을 손가락으로 촉진함.
- **치료사의 움직이는 손(오른손)** : 환자의 해당하는 발허리뼈(여기서는 metatarsal Ⅴ)를 잡음.

실행

- 해당하는 발허리뼈(여기서는 metatarsal Ⅴ)에 Ⅱ 또는 Ⅲ 단계의 발바닥 방향으로 미끄러뜨림(plantar glide)–움직임을 적용함.

■ 그림 47b : 모빌리제이션

- 제 Ⅳ 발허리뼈의 발등면을 엄지 또는 엄지두덩으로 고정하고, 움직임성의 개선과 인대결합을 신장시키기 위하여 오른손 엄지두덩으로 발허리뼈(여기서는 metatarsal Ⅴ)를 눌러서 Ⅲ 단계의 발바닥 방향으로 미끄러뜨림(plantar glide)–움직임을 적용함.

■ 선택할 수 있는 대체 모빌리제이션 테크닉 (그림 없음)

- 동일한 손잡음, Ⅲ 단계의 발등 방향으로 미끄러뜨림(dorsal glide)–움직임을 적용함.

몸쪽발허리뼈사이(Proximal intermetatarsal) : 발바닥 방향으로 미끄러뜨림

움직임의 제한 시 (for hypomobility)

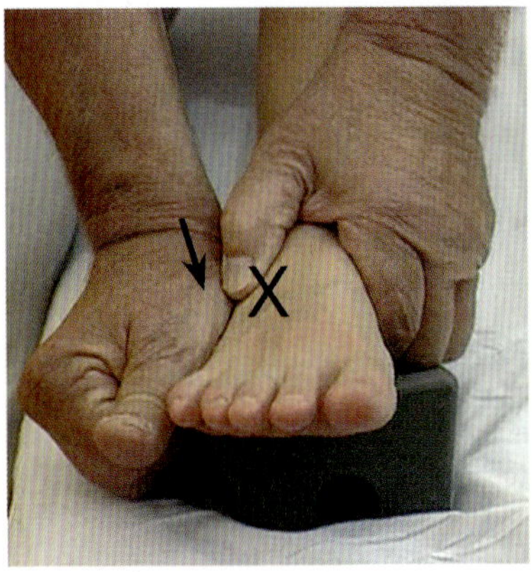

그림 48a - 검진

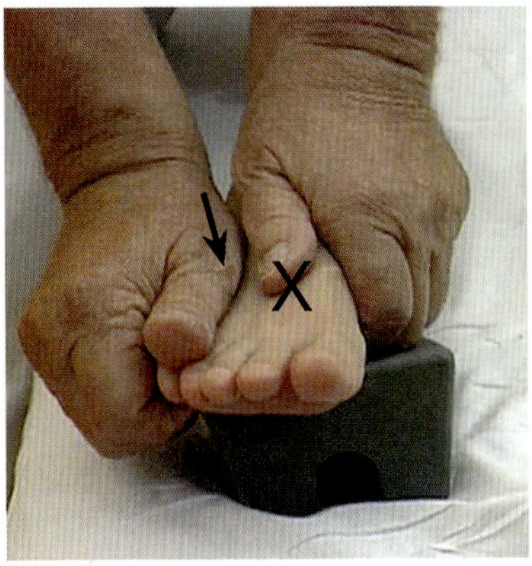

그림 48b - 모빌리제이션

■ 그림 48a : 검진

목적

– 발허리뼈(metatarsal)의 발바닥 방향으로 미끄러짐-조인트플레이의 양과 질 및 마지막 느낌의 평가를 위하여.

시작자세

– 환자의 발바닥을 치료대나 치료쐐기 위에 놓은 자세, 해당하는 발허리뼈가 쐐기의 가쪽 가장자리를 벗어난 상태.

손의 위치와 고정

– **고정** : 내측 발허리뼈(여기서는 metatarsal Ⅳ)를 치료쐐기 위에 지지하거나 치료사의 손으로 고정.

– **치료사의 고정하는 손(왼손)** : 환자의 발을 내측면에서 잡고, 해당하는 관절틈(여기서는 metatarsal Ⅳ-Ⅴ)을 손가락으로 촉진함.

– **치료사의 움직이는 손(오른손)** : 환자의 해당하는 발허리뼈를 잡음.

실행

– 해당하는 발허리뼈(여기서는 metatarsal Ⅴ)에 Ⅱ 또는 Ⅲ 단계의 발바닥 방향으로 미끄러뜨림(plantar glide)-움직임을 적용함.

■ 그림 48b : 모빌리제이션

– 제 III 발허리뼈(metatarsal III)의 발등면을 엄지 또는 엄지두덩(thenar eminence)으로 고정하고, 발허리의 움직임성을 개선하기 위하여 오른손 엄지두덩(thenar eminence)으로 해당하는 발허리뼈(여기서는 metatarsal IV)의 기저부를 아래로 눌러서 Ⅲ 단계의 발바닥 방향으로 미끄러뜨림(plantar glide)-움직임을 적용함.

■ 선택할 수 있는 대체 모빌리제이션 테크닉 (그림 없음)

– 동일한 손잡음, Ⅲ 단계의 발등 방향으로 미끄러뜨림(dorsal glide)-움직임을 적용함.

17장

발과 발목 (FOOT & ANKLE)

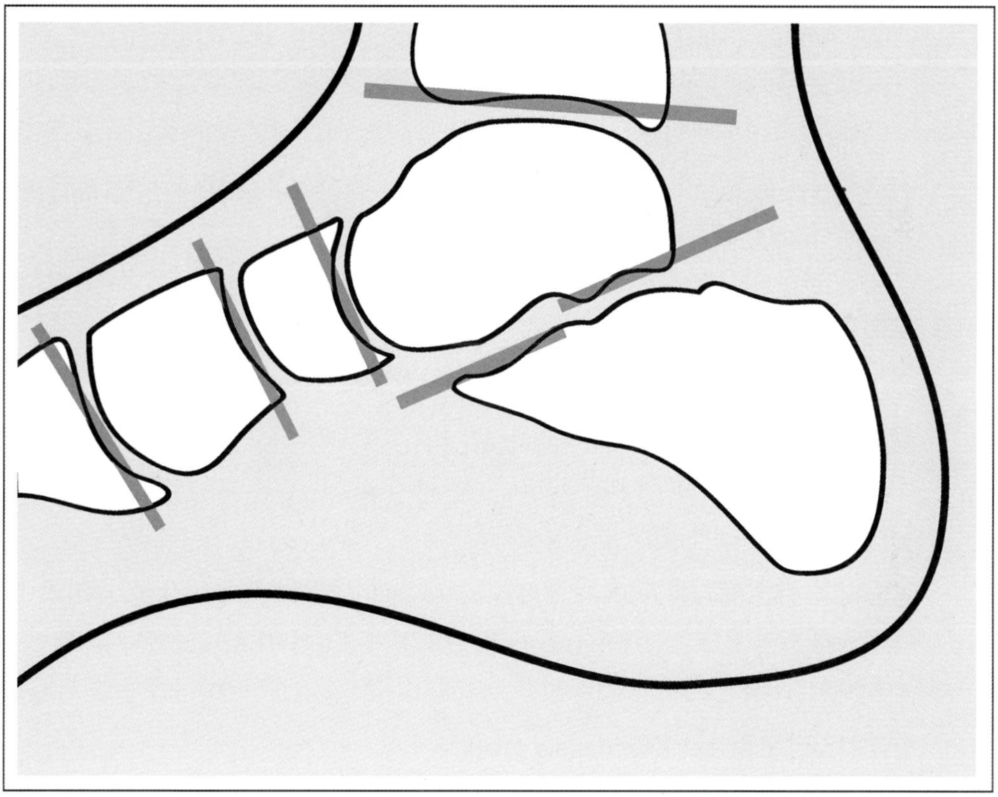

17 발과 발목관절 (Foot and ankle)

■ 기능해부학과 움직임 (Functional anatomy and movement)

발목(tarsus)은 일곱 개의 발목뼈(tarsal bones)로 구성된다(그림 49 참조).

발목의 뼈들은:

- 세 개의 쐐기뼈(cuneiform bones, ossa cuneiformia Ⅰ-Ⅲ)
- 입방뼈(cuboid, os cuboideum)
- 발배뼈(navicular, scaphoid = os naviculare)
- 목말뼈(talus, astragalus)
- 발꿈치뼈(calcaneus)

발목관절(talocrural joint = art. talocruralis)에는 목말뼈(talus)가 정강뼈(tibia)와 종아리뼈(fibula)의 원위면과 이루는 관절이 포함된다.

■ 발목뼈관절 (tarsal joints)

검진과 치료를 위해 발목뼈관절(tarsal joints)을 아래와 같은 기능적인 단위로 분류한다:

쐐기발배관절 (cuneonavicular joint)

쐐기발배관절(cuneonavicular joint)은 발배뼈(navicular)의 세 개의 볼록 관절면과 쐐기뼈(cuneiform)의 세 개의 오목 관절면으로 구성된다.

입방뼈와 제3 쐐기뼈 (cuboid & 3rd cuneiform) / 발배뼈 (navicular) 사이의 관절

내측으로 약간 볼록한 입방뼈(cuboid)는 오목한 제3 쐐기뼈(3rd cuneiform) 및 발배뼈(navicular)와 관절한다.

발꿈치입방관절 (calcaneocuboid joint)

발꿈치입방관절(calcaneocuboid joint)은 안장형태의 관절면을 가진다. 입방뼈(cuboid)의 오목한 관절면은 굴곡과 신전을 위한 움직임을 유도하며, 입방뼈(cuboid)의 볼록한 관절면은 외전과 내전을 위한 움직임을 유도한다.

목말발배관절 (talonavicular joint)

목말뼈(talus)의 볼록한 앞쪽 관절면은 대응하는 발배뼈(navicular)의 오목면과 관절을 이룬다.

앞쪽과 중간 목말발꿈치관절 (talocalcaneal joint, anterior and middle)

목말뼈(talus)의 볼록한 아래쪽/앞쪽(inferior, anterior) 관절면은 대응하는 발꿈치뼈(calcaneus)의 오목한 관절면과 관절을 이룬다.

목말밑관절 (subtalar joint = talocalcaneal joint posterior)

목말밑관절(subtalar joint)은 해부학적으로 단순관절이며, 역학적으로 복합관절이다. 목말뼈(talus)의 오목한 아래쪽/뒤쪽(inferior/posterior) 관절면은 상응하는 발꿈치뼈(calcaneus)의 볼록한 위쪽 관절면과 관절을 이룬다.

■ 발목관절 (talocrural joint)

목말뼈(talus)와 정강뼈(tibia) 및 종아리뼈(fibula) 원위면 사이의 발목관절(talocrural joint)은 해부학적과 역학적으로 단순 1축 관절(경첩관절, 변형된 안장형)이다. 목말뼈(talus)의 도르레(활차, trochlear) 관절면은 앞쪽이 넓어서 발의 발등방향으로 굴곡(dorsal flexion) 시 목말뼈가 양쪽 복사뼈(ankle mortise)를 옆으로 밀게 된다. 이 위치에서 목말뼈는 정강뼈(tibia), 종아리뼈와 정강종아리인대결합(tibiofibular syndesmosis)에 의해 만들어진 오목한 곳에 꼭 맞게 되며, 목말뼈의 움직임은 제한되고 관절이 안정(stable) 된다.

뼈의 촉진점 (Bony palpation)

- 제1-3 쐐기뼈(cuneiform Ⅰ-Ⅲ)
- 발배뼈(navicular)
- 입방뼈(cuboid)
- 발꿈치뼈(calcaneus)
- 목말뼈(talus)
- 발목뼈들 사이의 관절틈(joint spaces between the tarsal bone)
- 발배뼈결절(navicular tuberosity)
- 목말받침돌기(sustentaculum tali)
- 안쪽복사(medial malleolus)
- 가쪽복사(lateral malleolus)

인대 (Ligaments)

- 바닥쪽과 등쪽 쐐기발배인대(plantar and dorsal cuneonavicular ligaments)
- 바닥쪽과 등쪽 쐐기사이인대(plantar and dorsal intercuneiform ligaments)
- 발목뼈사이인대(interosseous tarsal ligaments)
- 입방발배인대 바닥쪽과 등쪽(cuboideonavicular ligament plantar and dorsal)
- 쐐기입방인대 바닥쪽과 등쪽(cuneocuboid ligaments plantar and dorsal)
- 발꿈치입방인대(calcaneocuboid ligament) (이분인대의 바깥쪽 반)
- 긴발바닥인대(long plantar ligament)
- 발꿈치발배인대(calcaneonavicular ligament) (이분인대의 안쪽 반)
- 목말발꿈치인대(talocalcaneal ligaments) (바깥쪽, 안쪽, 뼈사이)
- 세모인대(deltoid ligament) (안쪽으로)
- 발꿈치종아리인대(calcaneofibular ligament) (바깥쪽으로)
- 목말종아리인대(talofibular ligament) (앞쪽, 뒤쪽)

뼈의 움직임과 축 (Bone movement and axes) (그림 49 참조)

- 발바닥방향-발등방향으로 굴곡(plantar-dorsal flexion)은 볼록한 관절파트너인 목말뼈(talus))를 통과하는 정강이종아리축(tibiofibular axis)을 중심으로 주로 발목관절(talocrural joint)에서 일어난다.
- 엎침-뒤침움직임(pronation-supination)은 제2 발허리뼈(metatarsal Ⅱ)를 통과하는 종축(longitudinal axis)을 중심으로 주로 발의 앞쪽부분(forefoot)에서 일어난다. 이 움직임은 수동적으로 실행할 때 매우 커진다.
- 안쪽번짐-가쪽번짐(inversion-eversion)은 발꿈치뼈(calcaneus)와 목말뼈(talus)를 통과하는 사선축(oblique axis)을 중심으로 주로 목말뼈와 발꿈치뼈(calcaneus) 그리고 목말뼈와 발배뼈(navicular) 사이에서 일어난다. 안쪽번짐(inversion)은 뒤침-내전-발바닥방향으로 굴곡(supination-adduction-planatar flexion)의 복합된 움직임이다; 가쪽번짐(eversion)은 엎침-외전-발등방향으로 굴곡(pronation-abduction-dorsal flexion)의 복합된 움직임이다.

관절움직임 (미끄러짐, Gliding)

- 실행하는 모빌리제이션 테크닉에서 움직이는 뼈의 관절면이 오목인지 볼록인지에 따라 오목규칙 또는 볼록규칙이 적용된다.

치료면 (Treatment plane)

- 해당 관절의 오목관절면에 놓임.

영점위치 (Zero position)

- 발의 바깥쪽(fibular) 면이 다리를 통과하는 종축과 수직을 이룬다.
- 위앞엉덩뼈가시(anterior superior iliac spine)에서 무릎뼈(patella)를 통과하여 두 번째 발가락까지 연결되는 선이 직선을 이루는 상태.

편안위치 (Resting position)

- 약 10° 발바닥 방향으로 굴곡(plantar flexion)시키고 최대의 가쪽번짐(eversion)과 안쪽번짐(inversion)의 중간위치

잠긴위치 (Close-packed position)

- 발허리와 발목(metatarsus and tarsus): 최대로 안쪽번짐(inversion)
- 위쪽 발목관절(talocrural joint): 최대로 발등방향으로 굴곡(dorsal flexion)

관절주머니 유형 (Capsular pattern)

- 발바닥방향으로 굴곡- 발등방향으로 굴곡(plantar flexion- dorsal flexion)

■ 발의 검진계획 (Foot examination scheme)

(검진에 대한 더 자세한 정보는 3장과 4장 참조)

기능검진 (Tests of function)

1. 능동과 수동 움직임 (마지막 느낌과 안정성검진 포함)

발목뼈관절 (tarsal joints)

굴곡 (flexion)		
신전 (extension)		
엎침 (pronation)		10°
뒤침 (supination)		20°

아래쪽 발목관절 (subtalar joint)

안쪽번짐 (inversion)		40°
가쪽번짐 (eversion)		20°

2. 직선적 조인트플레이와 마지막 느낌

발목뼈관절 (tarsal joints)

견인-압박 (traction-compression)		(그림 50a, 50b)
미끄러뜨림 (glide)	발바닥방향 (planatar)	(그림 50a, 51a, 52a, 53a)
	발등방향 (dorsal)	(그림 50c, 50d)

아래쪽 발목관절 (subtalar joint)

견인-압박 (traction-compression)		(그림 54a)
미끄러뜨림 (glide)	원위방향 (distal)	(그림 54c)
	정강뼈 (tibia) 방향	(그림 55a)
	종아리뼈 (fibula) 방향	(그림 55c)

3. 저항 검진 (Resisted Movement)

가쪽번짐 (eversion)

종아리근 (peronei)

안쪽번짐 (Inversion)

뒤정강근 (tibialis posterior)

종아리세갈래근 (triceps surae)

4. 연부조직의 수동적인 움직임 (Passive soft tissue movements)

생리적인 움직임

부가적인 움직임

5. 부가적인 검진 (Additional tests)

실험치료 (Trial treatment)

발목관절 (tarsal joints) : 견인 (traction)	(그림 50a 참조, 51b 참조)
아래쪽 발목관절 (subtalar joint) : 견인 (traction)	(그림 54b)

■ 발목의 검진계획 (Ankle examination scheme)

기능검진 (Tests of function)

위쪽발목관절 (Talocrural joint)

1. 능동과 수동 움직임 (마지막 느낌과 안정성검진 포함)

발바닥방향으로 굴곡 (plantar flexion)	40°
발등방향으로 굴곡 (dorsal flexion)	20°

2. 직선적 조인트플레이와 마지막 느낌

견인–압박 (traction–compression)	(그림 56a)
미끄러뜨림 (glide)	
앞쪽방향 (anterior)	(그림 57a)
뒤쪽방향 (posterior)	(그림 59a)

3. 저항 검진 (Resisted Movement)

발바닥방향으로 굴곡 (plantar flexion)

- 종아래세갈래근 (triceps surae)
- 긴엄지굽힘근 (flexor hallucis longus)
- 긴발가락굽힘근 (flexor digitorum longus)

발등방향으로 굴곡 (dorsal flexion)

- 앞정강근 (tibialis anterior)
- 긴엄지폄근 (extensor hallucis longus)
- 긴발가락폄근 (extensor digitorum longus)

4. 연부조직의 수동적 움직임 (Passive soft tissue movements)

- 생리적인 움직임
- 부가적인 움직임

5. 부가적인 검진 (Additional tests)

실험치료 (Trial treatment)

위쪽발목관절의 견인 (talocrural joints traction) (그림 56b)

발과 발목의 미끄러짐 검진 (Foot and ankle glide tests)

추천하는 순서 (Recommended sequence)

■ 그림 49 : 발과 발목의 미끄러짐 검진 시 추천하는 순서

발 중간 부분 (middle foot) 의 움직임 (원위부 쪽으로)

제3, 제2 쐐기뼈(cuneiform Ⅲ, Ⅱ)를 고정하고 아래의 뼈를 움직임:

1. 제3 발허리뼈(metatarsal Ⅲ)
2. 제2 발허리뼈(metatarsal Ⅱ)

안쪽면 (medial side) 의 움직임 ······ (그림 50a)

제1 쐐기뼈(cuneiform Ⅰ)를 고정하고 아래의 뼈를 움직임:

3. 제1 발허리뼈(metatarsal Ⅰ)

발배뼈(navicular)를 고정하고 아래의 뼈를 움직임:

4. 쐐기뼈 1, 2, 3(cuneiform Ⅰ, Ⅱ, Ⅲ)

목말뼈(talus)를 고정하고 아래의 뼈를 움직임:

5. 발배뼈(navicular)

가쪽면 (lateral side), 입방뼈 (cuboid) 주위의 움직임

입방뼈(입방골, cuboid)를 고정하고 아래의 뼈를 움직임:

6. 제4 제5 발허리뼈(metatarsal Ⅳ, Ⅴ) ······ (그림 51a)

발배뼈(navicular)와 제3 쐐기뼈(cuneiform Ⅲ)를 안쪽에서 고정하고 아래의 뼈를 움직임:

7. 입방뼈(cuboid) ······ (그림 52a)

발꿈치뼈 (calcaneus) 를 고정하고 아래의 뼈를 움직임:

8. 입방뼈(cuboid) ······ (그림 53a)

목말뼈 (talus) 와 발꿈치뼈 (calcaneus) 사이의 움직임

목말뼈(talus)을 고정하고 아래의 뼈를 움직임:

9. 발꿈치뼈(calcaneus) ······ (그림 55a)

발목관절 (ankle joint) 의 움직임

다리(leg)를 고정하고 아래의 뼈를 움직임:

10. 목말뼈(talus) 또는 ······ (그림 56a)
11. 목말뼈(talus)를 고정하고 다리를 움직임 ······ (그림 57a)

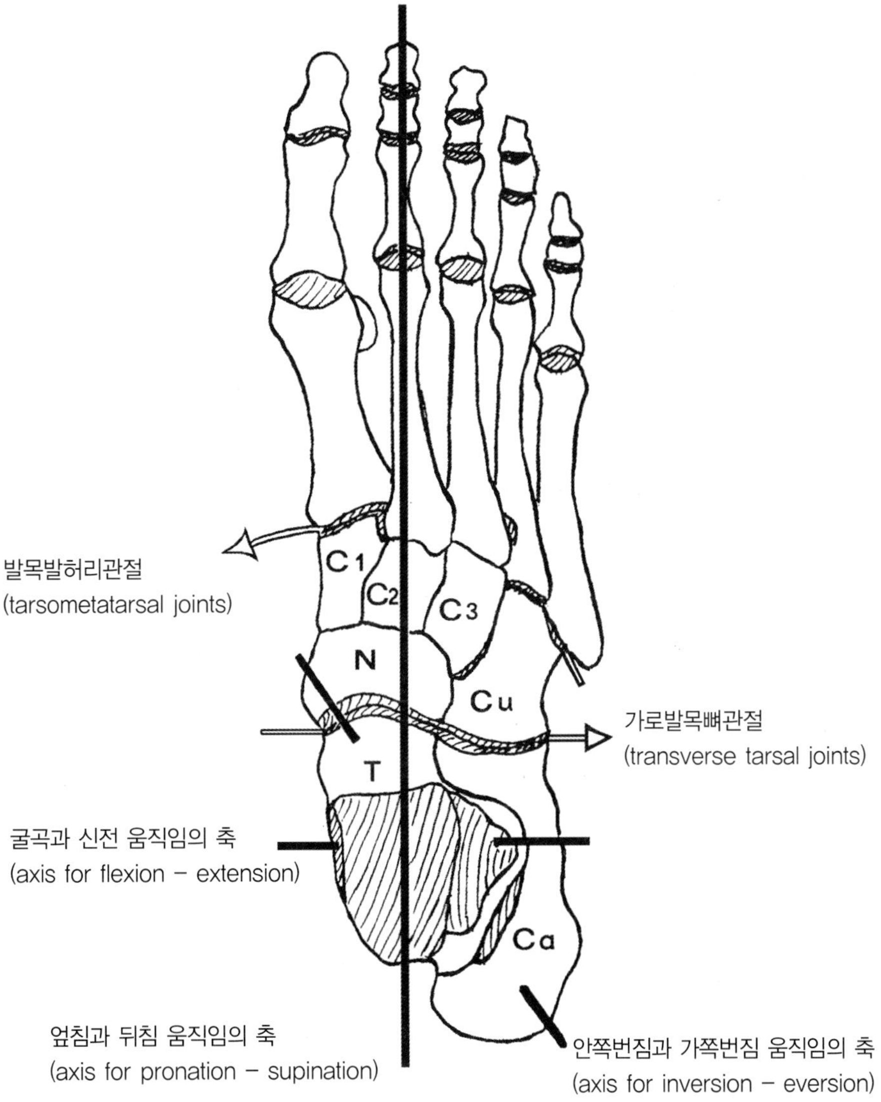

그림 49

발목뼈(tarsal bone)들과 움직임의 축
(오른쪽 발의 발등쪽 면)

C1 = 제1 쐐기뼈(cuneiform Ⅰ)
C2 = 제2 쐐기뼈(cuneiform Ⅱ)
C3 = 제3 쐐기뼈(cuneiform Ⅲ)
Cu = 입방뼈(cuboid)
N = 발배뼈(navicular)
T = 목말뼈(talus)
Ca = 발꿈치뼈(calcaneus)

■ 발과 발목에 적용하는 테크닉들 (Foot and ankle techniques)

쐐기발배관절(Cuneonavicular joint) : 발바닥 방향으로 미끄러뜨림

발바닥방향으로 굴곡의 제한 시 (for restricted plantar flexion)

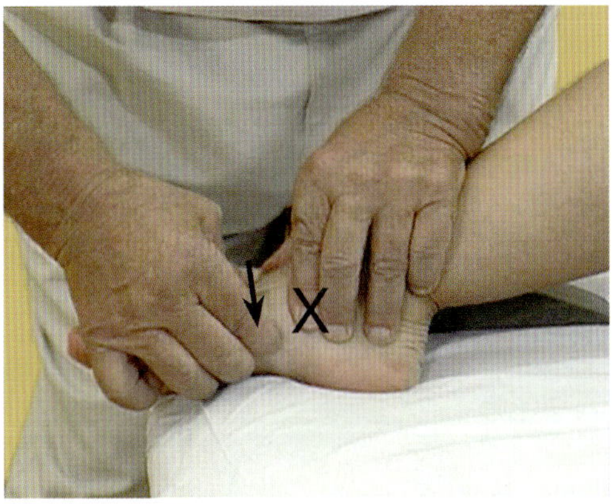

그림 50a – 편안위치에서 검진과 모빌리제이션

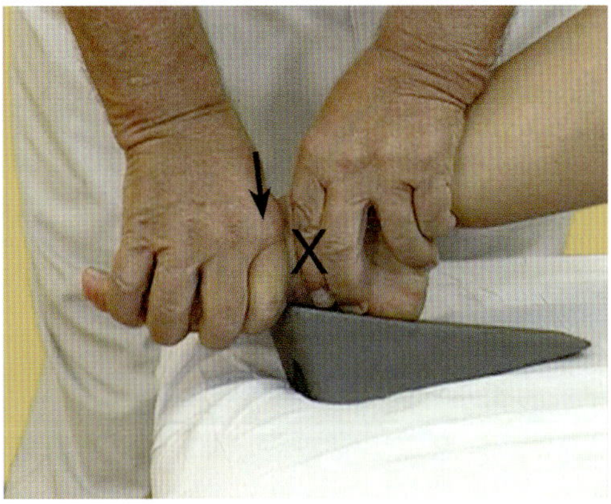

그림 50b – 편안위치에서 모빌리제이션

■ 그림 50a : 편안위치에서 검진과 모빌리제이션

목적

- 발배뼈(navicularlr)를 기준으로 쐐기뼈(cuneiform)의 발바닥 방향으로 미끄러짐-조인트플레이의 양과 질 및 마지막 느낌의 평가를 위하여.
- 발바닥방향으로 굴곡(plantar flexion)움직임 개선을 위하여(오목규칙).

시작자세

- 환자의 발을 치료대 위에 놓은 자세.
- 관절의 Position은 편안위치.

손의 위치와 고정

- **치료사의 고정하는 손(왼손)** : 치료사는 손으로 환자의 발을 치료대 위에 고정시킴, 손가락으로 발배뼈(navicular)를 잡음.
- **치료사의 움직이는 손(오른손)** : 치료사는 손으로 환자발의 앞쪽부분을 잡고; 손가락으로 제 1쐐기뼈(cuneiform Ⅰ)의 관절틈에서 가장 가까운 원위부를 잡음.

실행

- 쐐기뼈(cuneiform)에 Ⅱ 또는 Ⅲ 단계의 발바닥방향으로 미끄러뜨림-움직임을 적용함; 왼손의 집게손가락으로 관절틈을 촉진할 수 있음.

참조

- 동일한 방법을 제1 쐐기발허리뼈관절과 목말발배관절에도 적용함.
- 발의 내측면(medial side)에 위치한 모든 관절들은 손잡음의 위치를 변경하여 견인과 압박을 사용한 검진을 할 수 있으며, 견인을 사용한 치료가 가능함.
- 초보자들이 직선적-견인(traction)-매니플레이션을 연습하기에 적합함.

■ 그림 50b : 편안위치에서 모빌리제이션

- 뒤쪽부터 발배뼈(navicular)까지의 발바닥면을 치료쐐기 위에 놓은 자세.
- 치료사는 오른손으로 환자의 발을 잡고, 집게손가락과 두 번째 손허리뼈(metacarpal)로 환자의 제1 쐐기뼈(cuneiform Ⅰ)를 잡음.
- 치료사는 자신의 신전시킨 팔에 몸을 기대어 Ⅲ 단계의 발바닥방향으로 미끄러뜨림(plantar glide)-움직임을 적용함.

목말발배관절(Talonavicular joint) : 발등 방향으로 미끄러뜨림

발등방향으로 굴곡의 제한 시 (for restricted dorsal flexion)

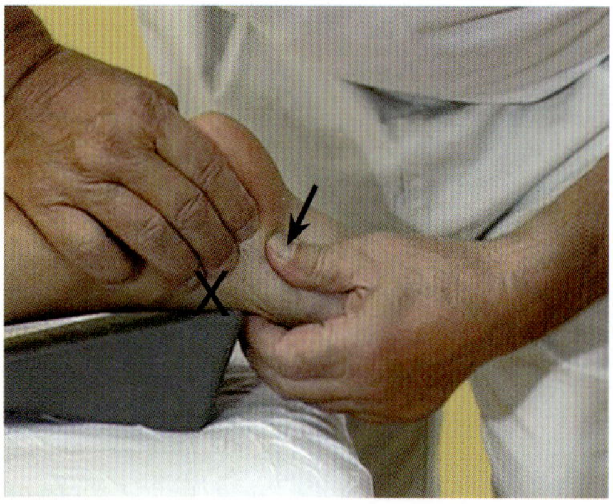

그림 50c – 편안위치에서 검진과 모빌리제이션

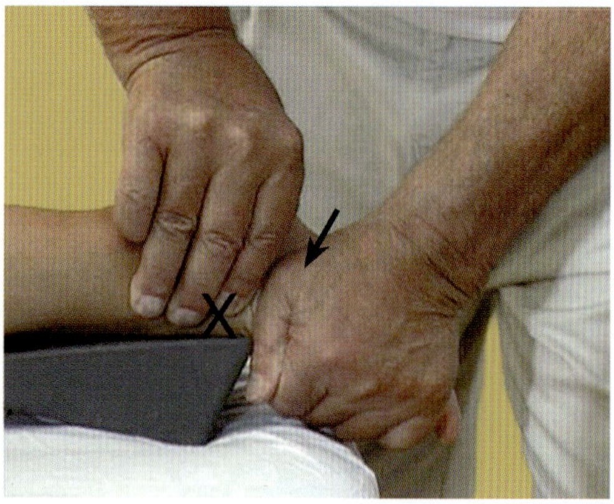

그림 50d – 편안위치에서 모빌리제이션

■ 그림 50c : 편안위치에서 검진과 모빌리제이션

목적

– 목말뼈(talus)를 기준으로 발배뼈(주상골, navicular)의 발등 방향으로 미끄러짐-조인트플레이의 양과 질 및 마지막 느낌의 평가를 위하여.

– 발등방향으로 굴곡(dorsal flexion)움직임 개선을 위하여(오목규칙).

시작자세

– 환자하퇴의 앞쪽(anterior) 면을 치료쐐기 위에 놓은 자세.

– 관절의 Position은 편안위치.

손의 위치와 고정

– **치료사의 고정하는 손(오른손)** : 환자의 하퇴원위부를 치료쐐기 위에 유지하고; 손가락 관절틈을 촉진함.

– **치료사의 움직이는 손(왼손)** : 치료사는 손으로 환자발의 중간부분(mid-foot)을 잡고; 손가락으로 발배뼈(navicular)를 감싸 잡음.

실행

– 발배뼈에 Ⅱ 또는 Ⅲ 단계의 발등방향으로 미끄러뜨림-움직임을 적용함.

참조

– 동일한 방법을 손의 위치를 변경하여 제1 쐐기발허리뼈관절(I cuneometarsal joint)과 쐐기발배관절(cuneonavicular joint)에도 적용함.

■ 그림 50d : 편안위치에서 모빌리제이션

– 치료사는 왼손으로 환자의 발을 잡고; 집게손가락과 두 번째 손허리뼈(metacarpal) 또는 엄지두덩(thenar eminence)으로 발배뼈(navicular)를 잡음.

– 치료사는 자신의 팔에 몸을 기대어 Ⅲ 단계의 발등방향으로 미끄러뜨림(dorsal-glide)-움직임을 적용함.

제4와 제5 중족골 – 입방뼈: 발바닥 방향으로 미끄러뜨림

발바닥방향으로 굴곡의 제한 시 (for restricted plantar flexion)

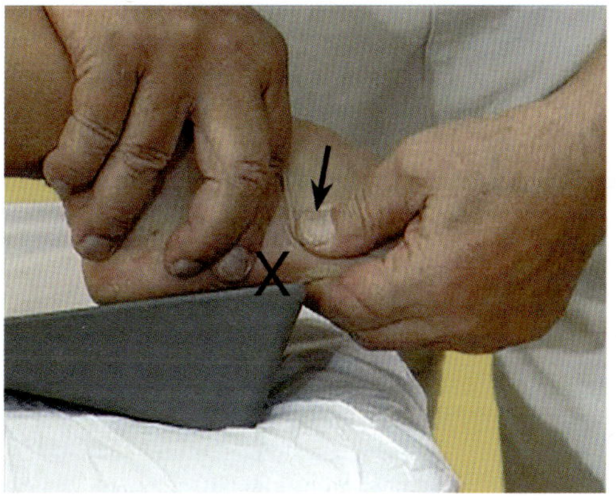

그림 51a – 편안위치에서 검진

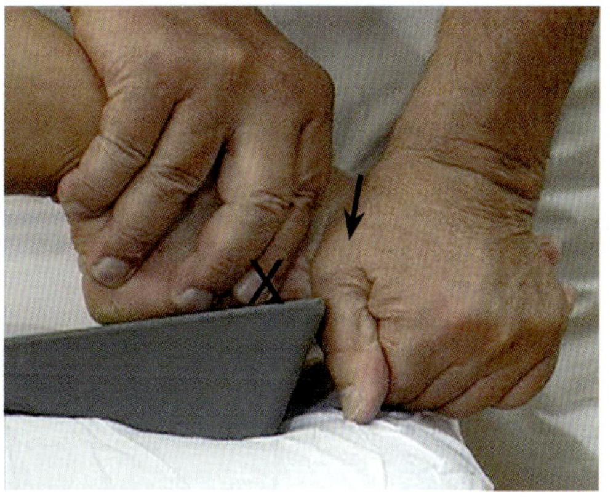

그림 51b – 편안위치에서 모빌리제이션

■ 그림 51a : 편안위치에서 검진

목적

- 입방뼈(cuboid)를 기준으로 제4와 제5 발허리뼈(metatarsal Ⅳ and Ⅴ)의 발바닥 방향으로 미끄러짐–조인트플레이의 양과 질 및 마지막 느낌의 평가를 위하여.
- 발바닥방향으로 굴곡(plantar flexion) 움직임 증가를 위하여 (오목규칙).

시작자세

- 환자발의 발바닥면을 치료쐐기 또는 모래주머니 위에 놓은 자세.
- 관절의 Position은 편안위치.

손의 위치와 고정

- **치료사의 고정하는 손(오른손)** : 환자의 입방뼈(cuboid)를 치료대 위에 고정시킴.
- **치료사의 움직이는 손(왼손)** : 치료사는 환자발의 앞쪽부분(forefoot)을 잡고; 손가락으로 제4와 제5 발허리뼈(metatarsal Ⅳ and Ⅴ)의 기저부(bases)를 잡음.

실행

- 제 4와 제5 발허리뼈(metatarsal Ⅳ and Ⅴ)에 Ⅱ 또는 Ⅲ 단계의 발바닥방향으로 미끄러뜨림(plantar glide)–움직임을 적용함.

참조

- 발의 외측면에 위치한 모든 관절들은 손잡음의 위치를 변경하여 견인과 압박을 사용하는 검진을 할 수 있으며, I, II 또는 III 단계의 견인을 사용한 치료가 가능함.
- 초보자들이 직선적–견인(traction)–매니플레이션을 연습하기에 적합함.

■ 그림 51b : 편안위치에서 모빌리제이션

- 환자의 제4와 제5 발허리뼈(metatarsal Ⅳ and Ⅴ)가 쐐기의 뒤쪽 가장자리를 벗어나도록 위치시키고 치료사는 오른손으로 환자의 입방뼈(cuboid)를 쐐기 위에 고정함.
- 치료사는 왼손 엄지두덩을 환자발허리뼈의 기저부(base)에 접촉시켜 이를 잡음.
- 치료사는 자신의 신전시킨 팔에 몸을 기대어 Ⅲ 단계의 발바닥방향으로 미끄러뜨림(plantar glide)–움직임을 적용함.

입방뼈 – 제3 쐐기뼈 (Cuboid–cuneiform Ⅲ) : 발바닥 방향으로 미끄러뜨림

움직임의 제한 시 (for hypomobility)

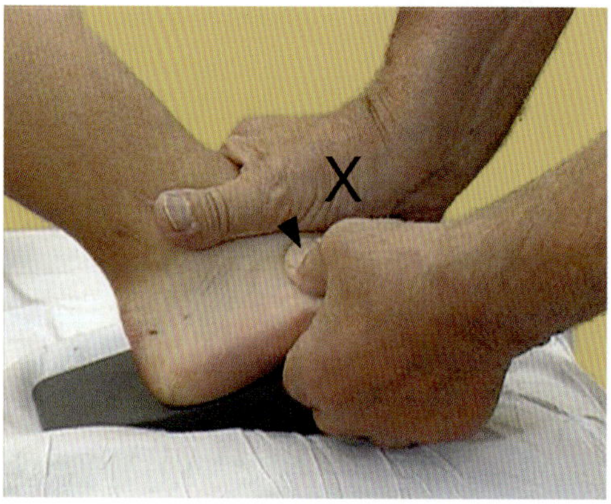

그림 52a – 편안위치에서 검진과 모빌리제이션

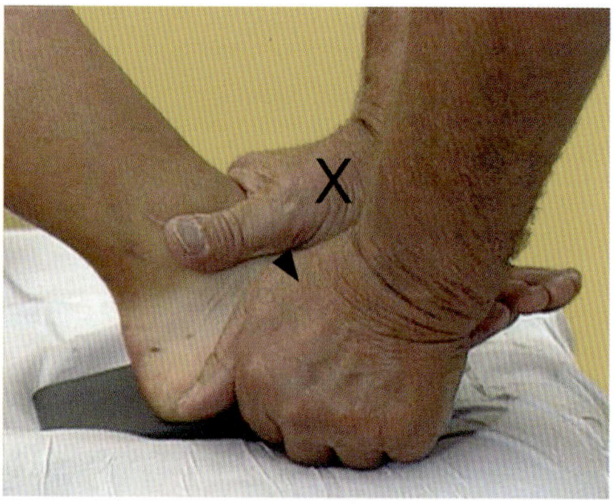

그림 52b – 편안위치에서 모빌리제이션

■ 그림 52a : 편안위치에서 검진과 모빌리제이션

목적

- 제3 쐐기뼈(cuneiform III)와 발배뼈(navicular)를 기준으로 입방뼈(cuboid)의 발바닥 방향으로 미끄러짐–조인트플레이의 양과 질 및 마지막 느낌의 평가를 위하여.
- 발 중간부분(mid–foot)의 움직임성 개선을 위하여.

시작자세

- 환자발의 정강뼈측–발바닥면(tibial–plantar side)을 치료쐐기 위에 놓은 자세.
- 관절의 Position은 편안위치.

손의 위치와 고정

- **치료사의 고정하는 손(오른손)** : 환자의 제3 쐐기뼈(cuneiform III)와 발배뼈(navicular)를 엄지두덩(thenar eminence)과 손가락으로 치료대 위에 고정시킴.
- **치료사의 움직이는 손(왼손)** : 치료사는 손으로 환자발의 앞쪽부분(forefoot)을 잡고; 손가락으로 입방뼈(cuboid)를 잡음.

실행

- 입방뼈(cuboid)에 Ⅱ 또는 Ⅲ 단계의 발바닥방향으로 미끄러뜨림(plantar glide)–움직임을 적용함.

■ 그림 52b : 편안위치에서 모빌리제이션

- 환자발의 입방뼈(cuboid)가 가장자리를 벗어나도록 위치시키고 치료사는 오른손으로 쐐기 또는 모래주머니 위에 환자의 발을 고정시킴.
- 치료사는 왼손 엄지두덩(thenar eminence)과 손가락으로 환자의 입방뼈(cuboid)를 종아리뼈측 면(fibular side)에서 잡음.
- 치료사는 자신의 신전시킨 팔에 몸을 기대어 Ⅲ 단계의 발바닥방향으로 미끄러뜨림(plantar glide)–움직임을 적용함.

입방뼈 – 발꿈치뼈 (Cuboid-calcaneus) : 발바닥 방향으로 미끄러뜨림

움직임의 제한 시 (for hypomobility)

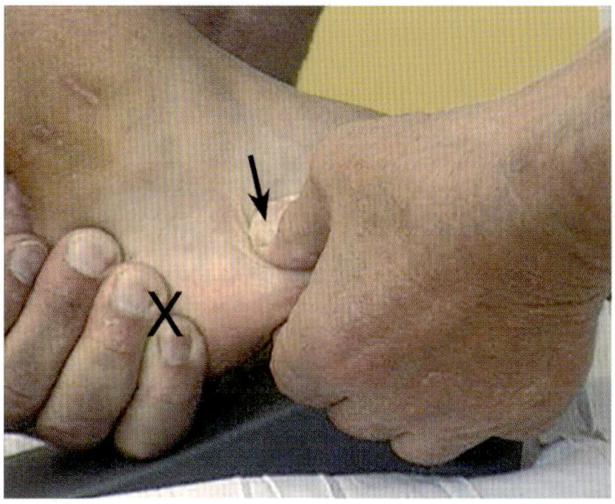

그림 53a – 편안위치에서 검진과 모빌리제이션

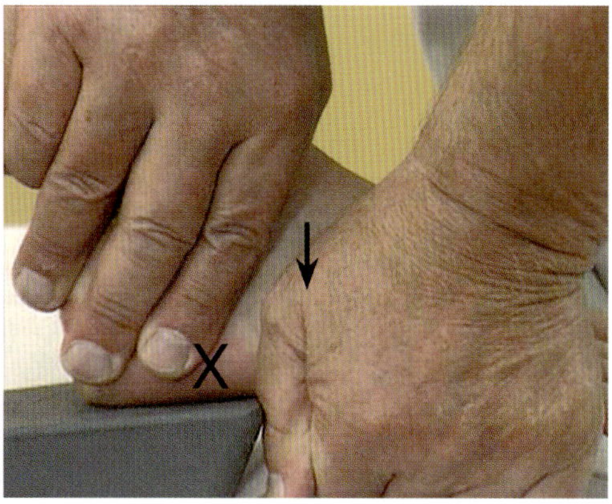

그림 53b – 편안위치에서 모빌리제이션

■ 그림 53a : 편안위치에서 검진과 모빌리제이션

목적

- 발꿈치뼈(calcaneus)를 기준으로 입방뼈(cuboid)의 발바닥 방향으로 미끄러짐–조인트플레이의 양과 질 및 마지막 느낌의 평가를 위하여.
- 발 중간부분(mid–foot)의 움직임성 개선을 위하여.

시작자세

- 환자발의 정강뼈측–발바닥면(tibial–plantar side)을 치료쐐기 위에 놓은 자세.
- 관절의 Position은 편안위치.

손의 위치와 고정

- **치료사의 고정하는 손(오른손)** : 환자의 발꿈치뼈를 치료쐐기 위에 고정시킴.
- **치료사의 움직이는 손(왼손)** : 치료사는 손으로 환자발의 앞쪽부분(forefoot)을 잡고; 손가락으로 입방뼈(cuboid)를 잡음.

실행

- 입방뼈(cuboid)에 Ⅱ 또는 Ⅲ 단계의 발바닥방향으로 미끄러뜨림(plantar glide)–움직임을 적용함.

■ 그림 53b : 편안위치에서 모빌리제이션

- 환자발의 입방뼈(cuboid)가 가장자리를 벗어나도록 위치시키고 치료사는 오른손으로 쐐기 또는 모래주머니 위에 환자의 발을 고정시킴.
- 치료사는 왼손 엄지두덩(thenar eminence)과 손가락으로 환자의 입방뼈(cuboid)를 종아리뼈측 면(fibular side)에서 잡음.
- 치료사는 자신의 신전시킨 팔에 몸을 기대어 Ⅲ 단계의 발바닥방향으로 미끄러뜨림(plantar glide)–움직임을 적용함.

발꿈치뼈 - 목말뼈 (Calcaneus-talus) : 원위방향으로 견인 (distal traction)

통증과 움직임의 제한 시 (for pain and hypomobility)

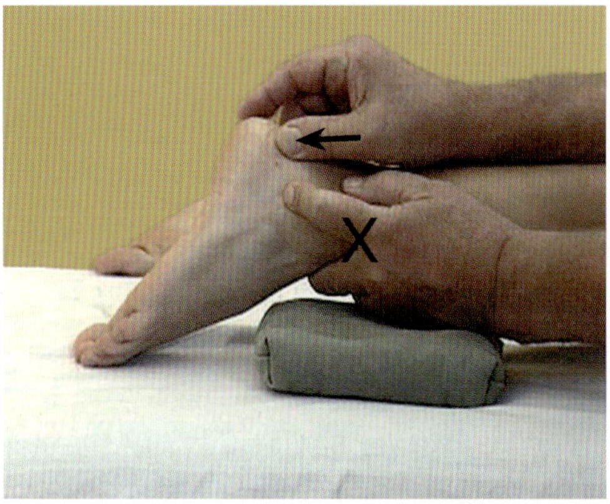

그림 54a - 편안위치에서 검진과 모빌리제이션

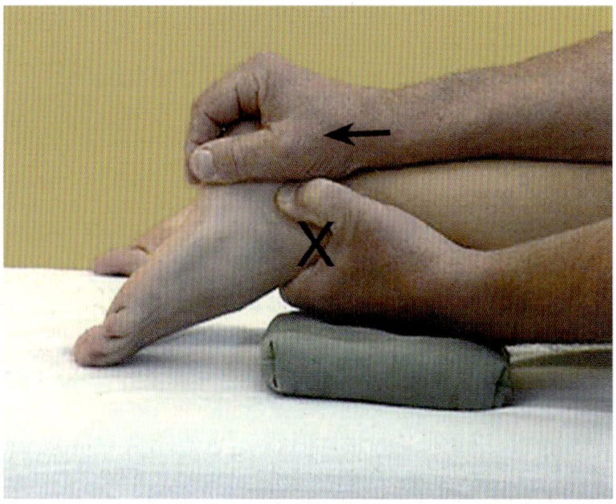

그림 54b - 편안위치에서 모빌리제이션

■ 그림 54a : 편안위치에서 검진과 모빌리제이션

목적

- 목말뼈(talus)를 기준으로 발꿈치뼈(alcaneus)의 원위 방향으로 견인(distal traction) 조인트플레이의 양과 질 및 마지막 느낌의 평가를 위하여.
- 통증감소와 발의 안쪽번짐(inversion) 또는 가쪽번짐(eversion) 움직임 증가를 위하여.

시작자세

- 환자하퇴의 앞쪽(anterior) 면과 발의 발등(dorsal) 면을 치료대 위에 놓은 자세.
- 아래쪽발목관절(subtalar joint)의 Position은 편안위치.

손의 위치와 고정

- **치료사의 고정하는 손(왼손)** : 치료사는 왼손으로 치료대 위에 위치한 환자의 하퇴를 잡고; 손가락으로 관절틈을 촉진함.
- **치료사의 움직이는 손(오른손)** : 치료사는 아래팔(forearm)을 환자하퇴의 뒷면에 접촉시키고 환자의 발꿈치뼈(calcaneus)를 손가락으로 잡음.

실행

- 발꿈치뼈(종골, calcaneus)에 Ⅰ, Ⅱ 또는 Ⅲ 단계의 원위방향으로 견인(distal traction)-움직임을 하퇴의 장축(long axis)과 평행하게 적용함.

■ 그림 54b : 편안위치에서 모빌리제이션

- 치료사는 왼손으로 환자하퇴의 원위부를 잡고, 앞쪽(ventral) 면에서 목말뼈(talus)를 잡음.
- 목말뼈(talus)를 기준으로 발꿈치뼈(calcaneus)에 Ⅲ 단계의 원위방향으로 견인(distal traction)-움직임을 적용함.
- 초보자들이 직선적-견인(traction)-매니플레이션을 연습하기에 적합함.

발꿈치뼈 – 목말뼈 (Calcaneus–talus) : 원위방향으로 미끄러뜨림

움직임의 제한 시 (for hypomobility)

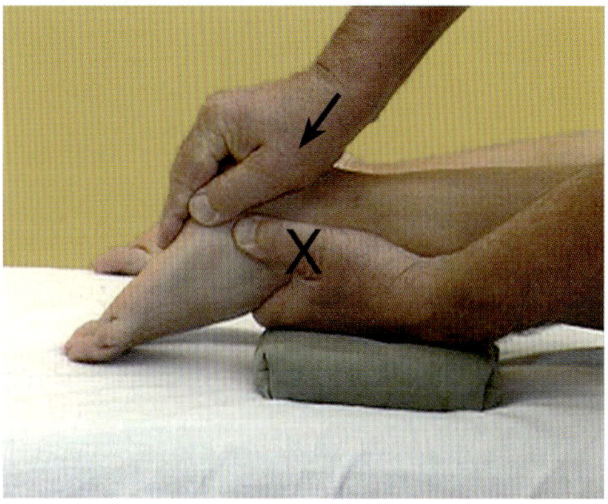

그림 54c – 편안위치에서 검진과 모빌리제이션

■ 그림 54c : 편안위치에서 검진과 모빌리제이션

목적

- 목말뼈(talus)을 기준으로 발꿈치뼈(calcaneus)의 원위방향으로 미끄러짐(distal glide) 조인트플레이의 양과 질 및 마지막 느낌의 평가를 위하여.
- 발의 안쪽번짐(inversion) 또는 가쪽번짐(eversion) 움직임성 개선을 위하여.

시작자세

- 환자하퇴의 앞쪽(anterior)면과 발의 발등(dorsal)면을 치료대 위에 놓은 자세.
- 아래쪽발목관절(subtalar joint)의 Position은 편안위치.

손의 위치와 고정

- **치료사의 고정하는 손(왼손)** : 치료사는 왼손으로 환자하퇴의 원위부를 잡고; 앞쪽(ventral)면에서 목말뼈(talus)를 감싸 잡음, 손가락으로 관절틈을 촉진함.
- **치료사의 움직이는 손(오른손)** : 치료사는 엄지두덩(thenar eminence)과 손가락으로 환자의 발꿈치뼈(calcaneus)를 잡고, 치료사의 아래팔(forearm)이 환자의 발바닥(sole)과 평행이 되게 함.

실행

- 발꿈치뼈(calcaneus)에 Ⅱ 또는 Ⅲ 단계의 원위방향으로 미끄러뜨림(distal glide)
  - 움직임을 발가락을 향하여 발바닥(sole)과 평행하게 적용함.

■ 발꿈치뼈–목말뼈 (Calcaneus–talus) : 근위방향으로 미끄러뜨림 (proximal glide) (그림 없음)

- 손잡음을 반대로 하고 Ⅱ 또는 Ⅲ 단계의 근위방향으로 미끄러뜨림(proximal glide)
  - 움직임을 발가락에서 멀어지게 적용함.

발꿈치뼈 – 목말뼈 (Calcaneus-talus) : 정강뼈방향으로 미끄러뜨림

움직임의 제한 시 (for hypomobility)

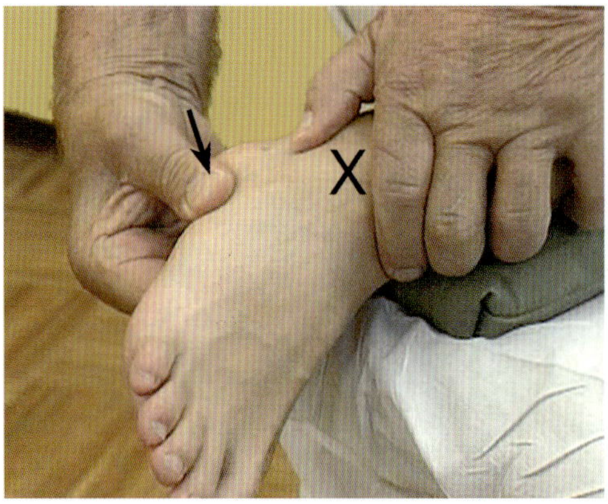

그림 55a – 편안위치에서 검진과 모빌리제이션

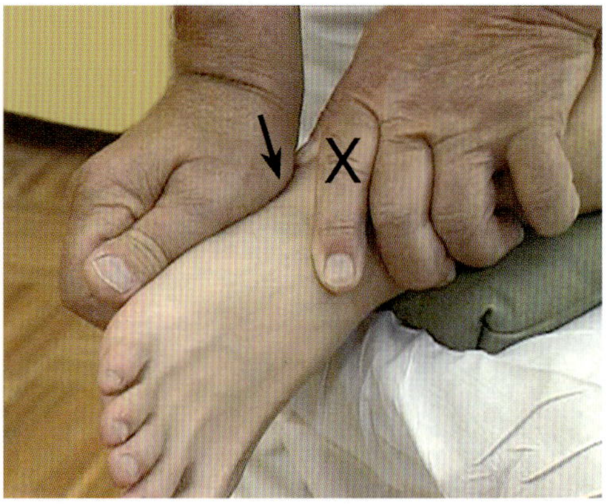

그림 55b – 편안위치에서 모빌리제이션

■ 그림 55a : 편안위치에서 검진과 모빌리제이션

목적

- 목말발꿈치관절(talocalcaneal joint) 앞쪽(anterior) 부분의 정강뼈방향으로 미끄러짐(tibial glide)–조인트플레이의 양과 질 및 마지막 느낌의 평가를 위하여.
- 발의 안쪽번짐(inversion)움직임 증가를 위하여 (오목규칙).

시작자세

- 환자하퇴의 정강뼈측면(tibial side)을 치료대 위에 놓은 자세.
- 아래쪽발목관절(subtalar joint)의 Position은 편안위치.

손의 위치와 고정

- **치료사의 고정하는 손(왼손)** : 치료사는 왼손으로 환자하퇴의 원위부를 잡고; 목말뼈(talus)를 감싸 잡음; 손가락으로 관절틈을 촉진함.
- **치료사의 움직이는 손(오른손)** : 치료사는 환자의 발꿈치뼈(calcaneus)의 끝 부위의 측면(distal aspect)을 손가락으로 잡음.

실행

- 발꿈치뼈에 Ⅱ 또는 Ⅲ 단계의 정강뼈방향으로 미끄러뜨림 – 움직임을 적용함.

참조

- 목말발꿈치관절 뒤쪽 부분의 정강뼈방향으로 미끄러짐 검진을 위해서도 동일한 방법으로 실행함. 목말발꿈치관절 뒤쪽 부분의 정강뼈방향으로 미끄러짐–조인트플레이의 제한은 가쪽번짐–움직임의 제한과 연관됨 (볼록규칙).

■ 그림 55b : 편안위치에서 모빌리제이션

- 왼손으로 환자하퇴의 원위부를 잡고; 엄지두덩(thenar eminence)과 손가락으로 발꿈치뼈(calcaneus)를 종아리뼈측면(fibular side)에서 잡음.
- 치료사는 자신의 신전시킨 팔에 몸을 기대어 Ⅲ 단계의 정강뼈방향으로 미끄러뜨림(tibial glide)– 움직임을 적용함.

발꿈치뼈 – 목말뼈 (Calcaneus–talus) : 종아리뼈방향으로 미끄러뜨림

움직임의 제한 시 (for hypomobility)

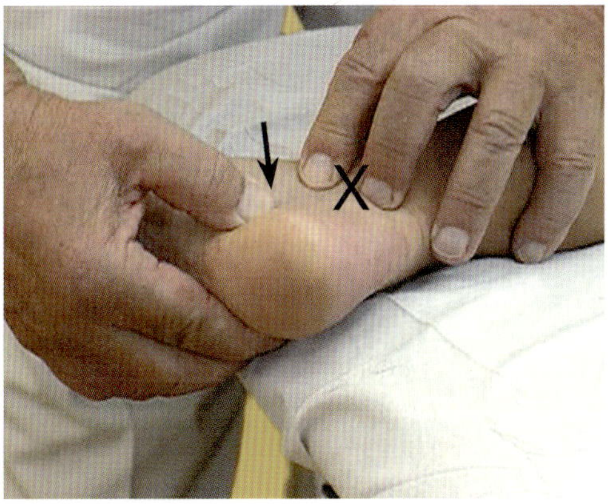

그림 55c – 편안위치에서 검진과 모빌리제이션

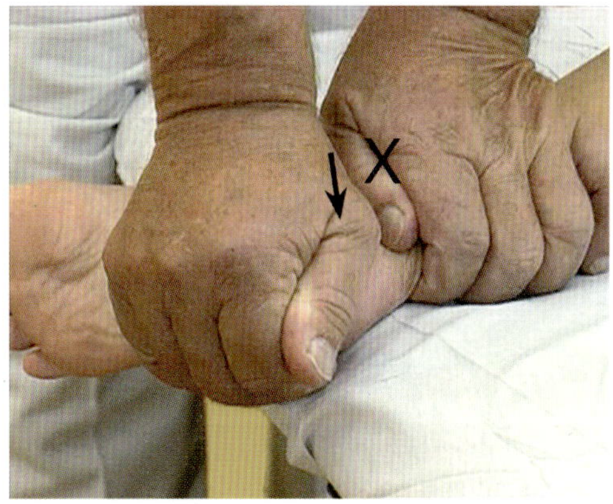

그림 55d – 편안위치에서 모빌리제이션

■ 그림 55c : 편안위치에서 검진과 모빌리제이션

목적

- 목말발꿈치관절(talocalcaneal joint) 뒤쪽(posterior) 부분의 종아리뼈방향으로 미끄러짐(fibular glide) 조인트플레이의 양과 질 및 마지막 느낌의 평가를 위하여.
- 발의 안쪽번짐(inversion)움직임 증가를 위하여 (볼록규칙).

시작자세

- 환자하퇴의 종아리뼈측면(fibular side)을 치료대 위에 놓은 자세.
- 아래쪽발목관절(subtalar joint)의 Position은 편안위치.

손의 위치와 고정

- **치료사의 고정하는 손(왼손)** : 치료사는 왼손으로 환자하퇴의 원위부를 잡고, 목말뼈(talus)를 감싸 잡음; 손가락으로 관절틈을 촉진함.
- **치료사의 움직이는 손(오른손)** : 치료사는 환자의 발꿈치뼈(calcaneus)의 끝 부위의 측면(distal aspect)을 손가락으로 잡음.

실행

- 발꿈치뼈에 Ⅱ 또는 Ⅲ 단계의 종아리뼈방향으로 미끄러뜨림-움직임을 적용함.

참조

- 목말발꿈치관절(talocalcaneal joint) 앞쪽 부분(anterior part)의 종아리뼈방향으로 미끄러짐(fibular glide) 검진을 위해서도 동일한 방법으로 실행함. 목말발꿈치관절 앞쪽 부분의 종아리뼈방향으로 미끄러짐-조인트플레이의 제한은 가쪽번짐(eversion)–움직임의 제한과 연관됨 (오목규칙).

■ 그림 55d : 편안위치에서 모빌리제이션

- 손가락으로 목말뼈(talus)을 감싸 잡음.
- 치료사는 자신의 신전시킨 팔에 몸을 기대어 발꿈치뼈(calcaneus)에 Ⅲ 단계의 종아리뼈방향으로 미끄러뜨림(fibular glide)–움직임을 적용함.

발목관절(Talocrural joint) : 견인(traction)

통증과 움직임의 제한 시 (for pain and hypomobility)

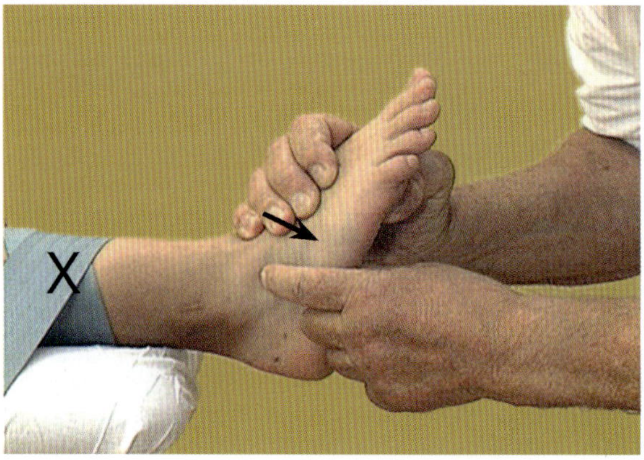

그림 56a – 편안위치에서 검진과 모빌리제이션

■ 그림 56a : 편안위치에서 검진과 모빌리제이션

목적

- 목말뼈(talus)와 정강뼈/종아리뼈(tibia/fibular) 사이의 원위방향으로 견인(distal traction)–조인트플레이의 양과 질 및 마지막 느낌의 평가를 위하여.
- 통증감소 또는 발의 발등쪽과 발바닥쪽 굴곡(dorsal and plantar flexion) 움직임성 개선을 위하여.

시작자세

- 환자하퇴의 뒤쪽(posterior)면이 치료대 위에 놓여진 상태에서 발이 치료대 끝의 가장자리를 벗어난 자세.
- 발목관절(talocrural joint)의 Position은 편안위치.

손의 위치와 고정

- **고정** : 벨트로 하퇴의 원위부를 치료대 위에 고정시킴.
- **치료사의 고정하는 손(왼손)** : 손가락으로 관절틈을 촉진함.
- **치료사의 움직이는 손(오른손)** : 치료사의 새끼손가락이 환자 목말뼈(talus)의 발등쪽 위에 올려진 상태로 발의 중간부분(mid–foot)을 정강뼈방향(tibial side)에서 잡음. 치료사의 아래팔(forearm)을 환자의 하퇴와 일직선이 되도록 함.

실행

- 목말뼈(talus)에 Ⅰ, Ⅱ 또는 Ⅲ 단계의 원위 방향으로 견인(distal traction)–움직임을 하퇴와 일직선이 되게 적용함.

발목관절(Talocrural joint) : 견인(traction)

움직임의 제한 시 (for hypomobility) 계속

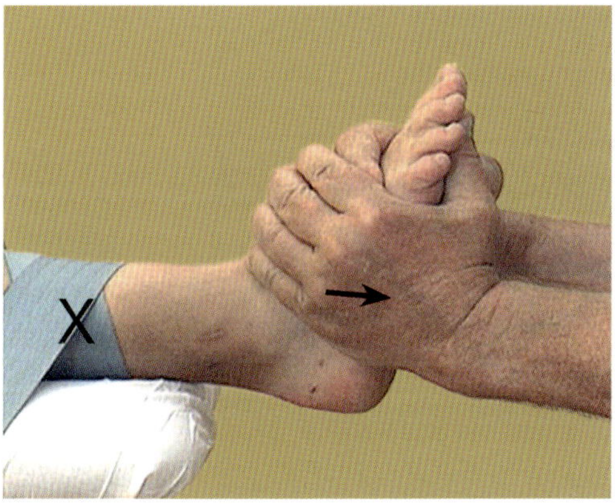

그림 56b – 편안위치에서 모빌리제이션

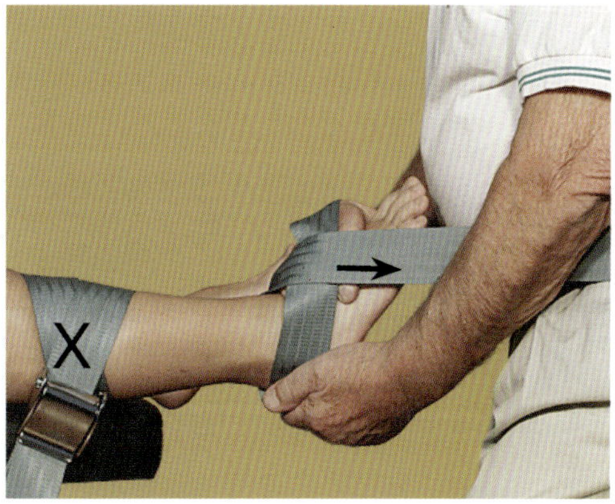

그림 56c – 편안위치에서 모빌리제이션

■ 그림 56b : 편안위치에서 모빌리제이션

목적

– 목말뼈(talus)와 정강뼈/종아리뼈(tibia/fibular) 사이의 움직임성 개선을 위하여.

시작자세

– 환자하퇴의 뒤쪽(posterior)면이 치료대 위에 놓여진 상태에서 발이 치료대 끝의 가장자리를 벗어난 자세.
– 발목관절(talocrural joint)의 Position은 편안위치.

손의 위치와 고정

– **고정** : 벨트로 하퇴의 원위부를 치료대 위에 고정시킴.
– **치료사의 움직이는 손(오른손)** : 치료사의 새끼손가락이 환자 목말뼈(talus)의 발등쪽 위에 올려진 상태로 발의 중간부분(mid-foot)을 정강뼈방향(tibial side)에서 잡음. 치료사의 아래팔(forearm)을 환자의 하퇴와 일직선이 되도록 함. 왼손으로 손잡음을 보조함.

실행

– 몸을 기울여 체중을 뒤로 이동하며 양손으로 당겨서 목말뼈(talus)에 Ⅲ 단계의 원위 방향으로 견인(distal traction)–움직임을 하퇴와 일직선이 되게 적용함.
– 초보자들이 직선적–견인(traction)–매니플레이션을 연습하기에 적합함.

■ 그림 56c : 편안위치에서 모빌리제이션– 점진적(progression)

– Ⅲ 단계의 견인(traction)을 오랫동안 지속할 경우에는 견인벨트를 사용함. 벨트의 "8자 모양"으로 겹치는 부분의 위치에 따라, 발목의 앞쪽(anterior), 뒤쪽(posterior), 내측(medial) 또는 외측(lateral)면, 치료 효과를 바꿀 수 있음.

발목관절(Talocrural joint) : 앞쪽방향으로 미끄러뜨림(anterior glide)
발바닥방향으로 굴곡의 제한 시 (for restricted plantar flexion)

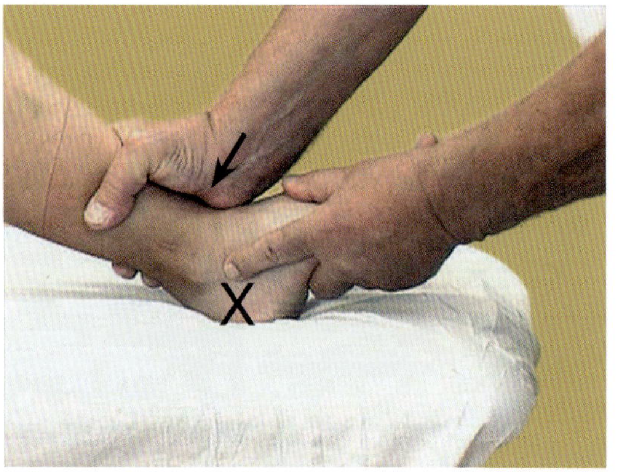

그림 57a – 편안위치에서 검진과 모빌리제이션

■ 그림 57a : 편안위치에서 검진과 모빌리제이션

목적

- 정강뼈/종아리뼈(tibia/fibular)를 기준으로 한 목말뼈(talus)의 앞쪽방향으로 미끄러짐(anterior glide)–조인트플레이의 양과 질 및 마지막 느낌의 평가를 위하여.
- 발의 발바닥방향으로 굴곡(plantar flexion)움직임 증가를 위하여(볼록규칙).

시작자세

- 무릎을 굴곡시킨 상태에서 환자의 뒤꿈치를 치료대 위에 놓은 자세.
- 발목관절(talocrural joint)의 Position은 편안위치.

손의 위치와 고정

- **고정** : 발꿈치뼈(calcaneus)를, 목발뼈(talus)는 간접적으로, 치료대 위에 고정시킴.
- **치료사의 고정하는 손(왼손)** : 손으로 환자의 발을 잡고; 손가락으로 관절틈을 촉진함.
- **치료사의 움직이는 손(오른손)** : 치료사 손의 손목부위가 관절틈에서 가장 가까운 근위부에 위치한 상태로 환자하퇴의 원위부를 잡음.

실행

- 목말뼈(talus)의 상대적인 앞쪽방향으로 미끄러짐(anterior glide)이 일어날 수 있도록, 정강뼈/종아리뼈(tibia/fibular)에 Ⅱ 또는 Ⅲ 단계의 뒤쪽방향으로 미끄러뜨림(posterior glide)–움직임을 적용함.

발 (Foot)

발목관절(Talocrural joint) : 앞쪽방향으로 미끄러뜨림(anterior glide)

발바닥방향으로 굴곡의 제한 시 (for restricted plantar flexion) (계속)

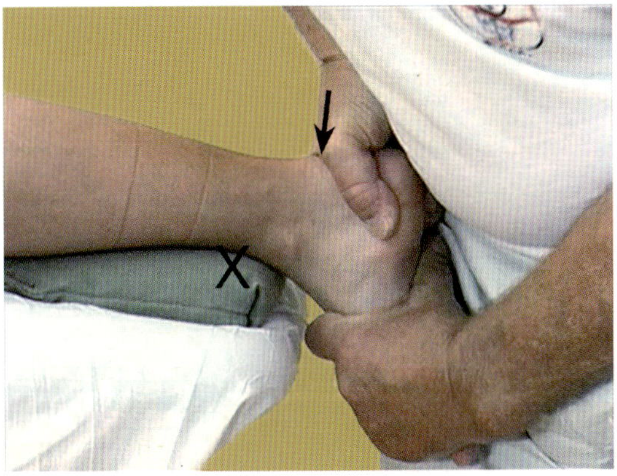

그림 57b - 편안위치에서 모빌리제이션

■ 그림 57b : 편안위치에서 모빌리제이션

- 환자하퇴의 앞쪽(anterior)면이 치료대 또는 모래주머니위에 놓여진 상태에서 발이 치료대 끝의 가장자리를 벗어난 자세. 발목관절(talocrural joint)의 Position은 편안위치.
- 치료사는 왼쪽 집게손가락으로 환자의 목말뼈(talus)를 발등쪽에서 감싼 상태로 발의 중간부분(mid-foot)을 정강뼈방향(tibial side)에서 잡음, I 단계의 원위방향-" 견인(distal traction)을 유지함.
- 오른손으로 발꿈치뼈(calcaneus)의 뒤쪽면(dorsal)을 잡고 치료사의 아래팔 (forearm)을 치료면(treatment plane)과 일직선이 되도록 유지함. 왼쪽 손으로 환자발의 중간부분(mid-foot)을 감싸 잡음.
- 치료사의 무릎을 굴곡시키며 자신의 신전시킨 팔에 몸을 기대어 환자의 목말뼈(talus)에 Ⅲ 단계의 앞쪽방향으로 미끄러뜨림(anterior glide)-움직임을 적용함.

■ 발바닥방향으로 굴곡(plantar flexion) – 점진적(progression) (그림 없음)

- 환자발을 제한된 발바닥방향으로 굴곡(plantar flexion)움직임의 마지막 범위에 가깝게 위치시킴.
- 목말뼈(talus)에 Ⅲ 단계의 앞쪽방향으로 미끄러뜨림(anterior glide)-움직임을 적용함 (볼록규칙).

발목관절(Talocrural joint) : 앞쪽방향으로 미끄러뜨림(anterior glide)

발바닥방향으로 굴곡의 제한 시 (for restricted plantar flexion) 계속

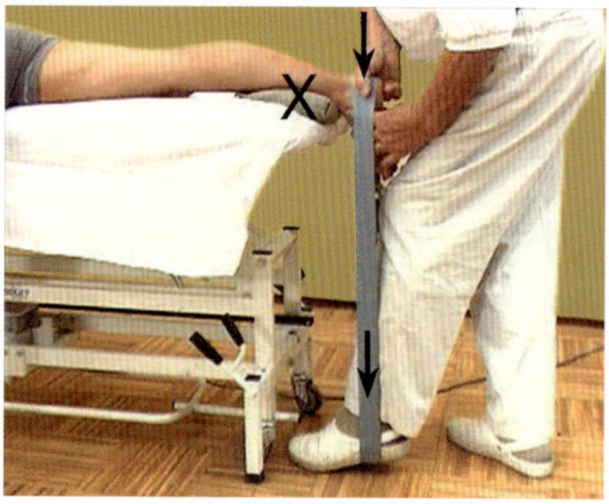

그림 58a - 편안위치에서 모빌리제이션

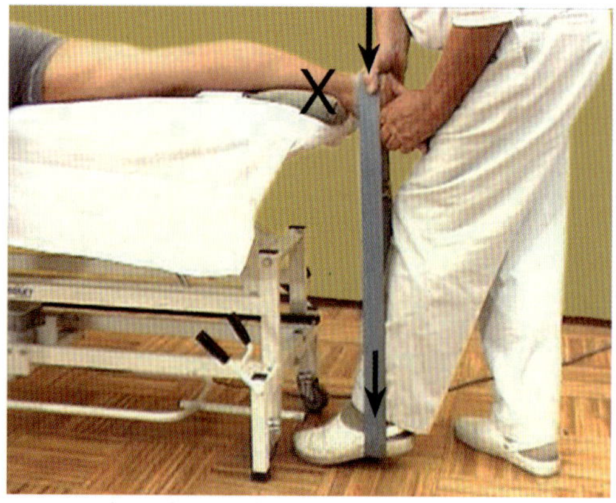

그림 58b - 발바닥방향으로 굴곡시킨 위치 (in plantar flexion)에서 모빌리제이션

■ 그림 58a : 편안위치에서 모빌리제이션

목적

- 정강뼈/종아리뼈(tibia/fibular)를 기준으로 목말뼈(talus)의 앞쪽방향으로 미끄러짐 움직임의 개선을 통한 발바닥방향으로 굴곡 움직임의 증가를 위하여 (볼록규칙).

시작자세

- 환자하퇴의 앞쪽(anterior)면이 치료대 또는 모래주머니 위에 놓여진 상태에서 발이 치료대 끝의 가장자리를 벗어난 자세.
- 발목관절(talocrural joint)의 Position은 편안위치.

손의 위치와 고정

- **고정** : 정강뼈(tibia)와 종아리뼈(fibula)의 원위부를 벨트로 치료대 위에 고정.
- **치료사의 움직이는 손** : 치료사는 왼쪽 집게손가락으로 환자의 목말뼈를 발등쪽에서 감싼 상태로 발의 중간부분(mid-foot)을 정강뼈방향(tibial side)에서 잡음, 오른손으로 환자의 목말뼈(talus)를 뒤쪽에서 감싸 잡음; 치료사의 오른쪽 아래팔을 치료면과 일직선이 되도록 함, I 단계의 원위방향-견인(distal traction)을 유지함.

실행

- 목말뼈(talus)에 Ⅲ 단계의 앞쪽방향으로 미끄러뜨림(anterior glide)-움직임을 적용함. 모빌리제이션을 오랫동안 지속할 경우에는 벨트를 사용함. 치료사는 손으로 움직임의 방향을 유도하고 뒤꿈치로 미끄러뜨리는 힘(gliding force)을 적용함.

■ 그림 58b : 발바닥방향으로 굴곡(plantar flexion) - 점진적(progression)

- 환자발목을 제한된 발바닥방향으로 굴곡(plantar flexion)-움직임의 마지막 범위에 가깝게 위치시킴.
- 목말뼈(talus)에 Ⅲ 단계의 앞쪽방향으로 미끄러뜨림(anterior glide)-움직임을 적용함 (볼록규칙).

발목관절(Talocrural joint) : 뒤쪽방향으로 미끄러뜨림(posterior glide)

발등방향으로 굴곡의 제한 시 (for restricted dorsal flexion)

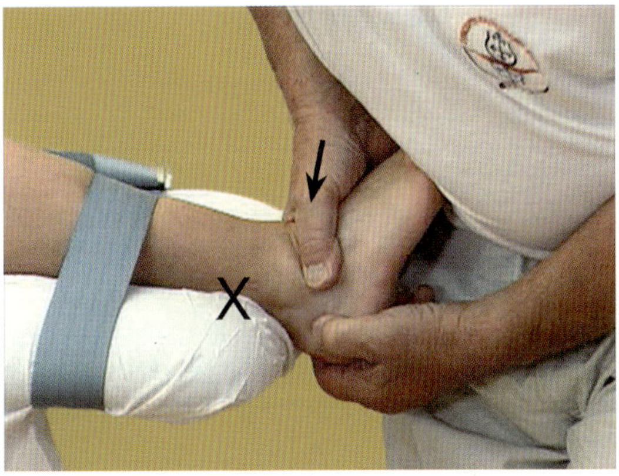

그림 59a – 편안위치에서 모빌리제이션

■ 그림 59a : 편안위치에서 모빌리제이션

목적

– 정강뼈/종아리뼈(tibia/fibula)를 기준으로 목말뼈(talus)의 뒤쪽방향으로 미끄러짐(dorsal glide) 움직임의 개선을 통한 발등방향으로 굴곡(dorsal flexion)움직임의 증가를 위하여 (볼록규칙).

시작자세

– 환자하퇴의 뒤쪽(posterior)면이 치료대 또는 쐐기 위에 놓여진 상태에서 발이 치료대 끝의 가장자리를 벗어난 자세.
– 발목관절(talocrural joint)의 Position은 편안위치.

손의 위치와 고정

– **고정** : 하퇴의 원위부를 벨트로 치료대 위에 고정시킴.
– **치료사의 움직이는 손** : 치료사는 왼손으로 목말뼈(talus)와 발꿈치뼈(calcaneus)를 종아리뼈방향(fibular side)에서 감싸 잡고, 오른손으로 목말뼈(talus)의 앞쪽(anterior)과 발의 앞쪽부분(forefoot)을 감싸 잡음, 치료사의 오른쪽 아래팔(forearm)을 치료면(treatment plane)과 일직선이 되도록 함, I 단계의 원위방향-견인(distal traction)을 유지함.

실행

– 목말뼈(talus)에 Ⅲ 단계의 뒤쪽방향으로 미끄러뜨림(posterior glide) – 움직임을 적용함.

■ 그림 58b : 발등방향으로 굴곡(dorsal flexion) – 점진적(progression) (그림 없음)

– 환자발목을 제한된 발등방향으로 굴곡(dorsal flexion) 움직임의 마지막 범위에 가깝게 위치시킴.

발목관절(Talocrural joint) : 뒤쪽방향으로 미끄러뜨림(posterior glide)

발등방향으로 굴곡의 제한 시 (for restricted dorsal flexion) 계속

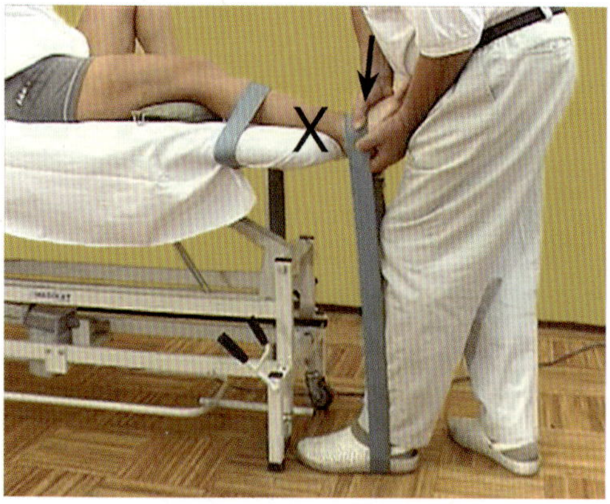

그림 59b - 편안위치에서 모빌리제이션

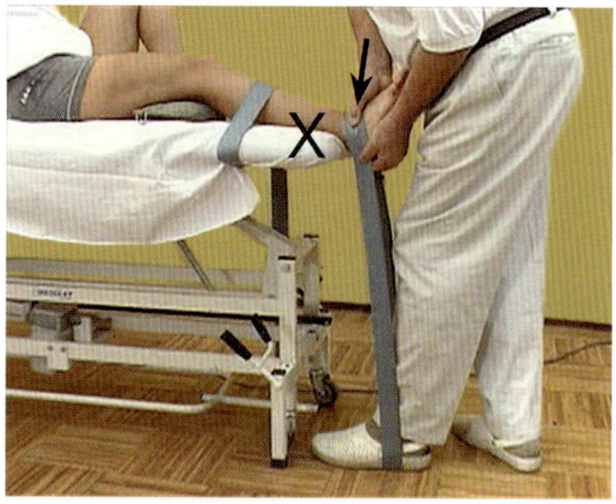

그림 59c - 발등방향으로 굴곡시킨 위치(in dorsal flexion)에서 모빌리제이션

■ 그림 59b : 편안위치에서 모빌리제이션, 대체 테크닉

목적

- 발등방향으로 굴곡(dorsal flexion)움직임 증가를 위하여 (볼록규칙).

시작자세

- 환자하퇴의 뒤쪽(posterior) 면이 치료대 또는 모래주머니위에 놓여진 상태에서 발이 치료대 끝의 가장자리를 벗어난 자세.
- 발목관절(talocrural joint)의 Position은 편안위치.

손의 위치와 고정

- **고정** : 정강뼈(tibia)와 종아리뼈(fibula)의 원위부를 벨트로 치료대 위에 고정시킴.
- **치료사의 움직이는 손** : 치료사는 왼손으로 목말뼈(talus)와 발꿈치뼈(calcaneus)를 종아리뼈방향(fibular side)에서 감싸 잡고, 오른손으로 목말뼈의 앞쪽과 발의 앞쪽 부분을 감싸 잡음, 치료사의 오른쪽 아래팔(forearm)을 치료면(treatment plane)과 일직선이 되도록 함, I 단계의 원위방향-견인(distal traction)을 유지함.

실행

- 목말뼈(talus)에 Ⅲ 단계의 뒤쪽방향으로 미끄러뜨림(dorsal glide)-움직임을 적용함. 모빌리제이션을 오랫동안 지속할 경우에는 벨트를 사용함. 치료사는 손으로 움직임의 방향을 유도하고 뒤꿈치로 미끄러뜨리는 힘(gliding force)을 적용함.

■ 그림 59c : 발등방향으로 굴곡(dorsal flexion) 점진적(progression), 대체 테크닉

- 환자발목을 발등방향으로 굴곡(dorsal flexion)-움직임의 마지막 범위에 가깝게 위치시킴.
- 목말뼈(talus)에 Ⅲ 단계의 뒤쪽방향으로 미끄러뜨림(posterior glide)-움직임을 적용함.

18장

종아리 (LEG)

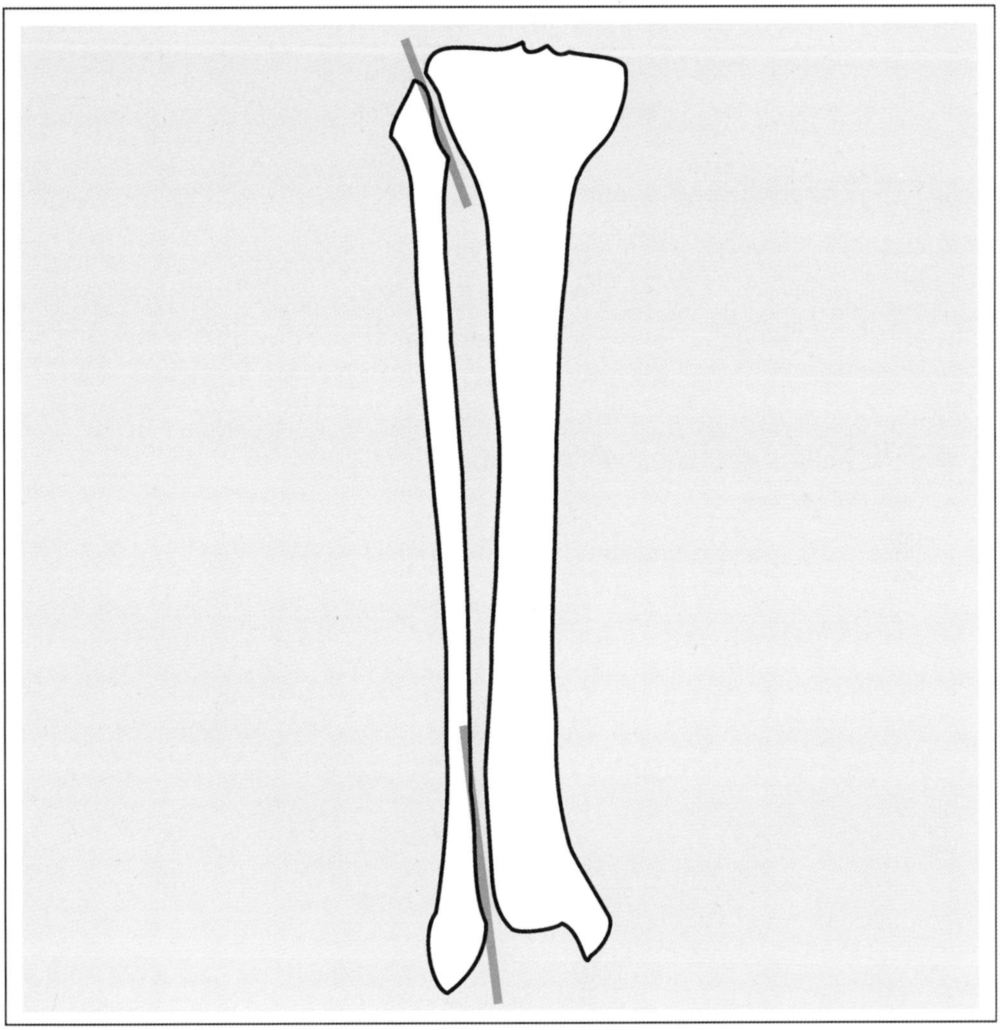

종아리 (Leg)

18 종아리 (하퇴, Leg)

(Crus)

■ 기능해부학과 움직임 (Functional anatomy and movement)

종아리(하퇴, leg)는 정강뼈(tibia), 종아리뼈(fibula) 그리고 종아리의 뼈사이막(crural interosseous membrane)으로 이루어진다.

■ 먼쪽 정강종아리인대결합 (distal tibiofibular syndesmosis)

(syndesmosis tibiofibularis distalis)

먼쪽 정강종아리인대결합에는 작은 움직임이 가능하다.

■ "긴" 인대결합 ("Long" syndesmosis)

(syndesmosis tibiofibularis)

"긴" 인대결합은 뼈사이막(interosseous membrane)으로 정강뼈(tibia)와 종아리뼈(fibula)의 뼈사이모서리(interosseous borders)를 따라 연결된 인대결합이며, 정강뼈(tibia)를 기준으로 종아리뼈(fibula)의 약간의 움직임을 허용한다.

■ 몸쪽 정강종아리관절 (proximal tibiofibular joint)

(art. tibiofibularis)

몸쪽 정강종아리관절(proximal tibiofibular joint)은 해부학적으로 단순관절이고 역학적으로는 복합관절이며 오금근아래주머니(recessus subpopliteus)에 의해 무릎관절(knee joint)과 연결될 수 있다. MacConaill에 따르면, 몸쪽 정강종아리관절(proximal tibiofibular joint)은 원위부 인대결합과 함께 기능적인 측면에서 하나의 관절로 안장관절(sellar joint)에 속한다.

뼈의 촉진점 (Bony palpation)

- 종아리뼈(fibula)의 근위부 끝(head of fibular)
- 몸쪽 정강종아리관절(proximal tibiofibular joint)의 관절틈
- 종아리뼈(fibula)의 원위부 끝(lateral malleolus)
- 안쪽복사(medial malleolus)

인대 (Ligaments)

먼쪽 정강종아리(distal tibiofibular):

- 앞과 뒤 정강종아리인대(tibiofibular ligaments, anterior and posterior)
- 앞과 뒤 목말종아리인대(talofibular ligaments, anterior and posterior)

몸쪽 정강종아리(proximal tibiofibular):

- 앞과 뒤 인대(anterior and posterior ligaments)

뼈의 움직임과 축 (Bone movement and axes)

종아리뼈(fibula)의 독자적인 움직임은 일어나지 않는다. 그러나 발과 발목**관절의 움직임** 시에 동반움직임이 일어난다.

- **안쪽번짐**(inversion): 종아리뼈머리(fibular head)가 원위방향(distal)과 약간 뒤쪽방향(dorsal)으로 미끄러진다. 어떤 저자들은 이 움직임을 외회전으로 표기한다.
- **가쪽번짐**(eversion): 종아리뼈머리(fibular head)가 근위방향(proximal)과 약간 앞쪽 방향(ventral)으로 미끄러진다 (내회전).
- **발등방향 굴곡**(dorsal flexion): 종아리뼈(fibula)가 약간 근위부 방향(proximal)으로 미끄러진다.
- **발바닥방향 굴곡**(plantar flexion): 종아리뼈(fibula)가 약간 원위부 방향(distal)으로 미끄러진다.

마지막 느낌 (End feel)

- 뻣뻣함(firm)

관절움직임 (미끄러짐, Gliding)

- 몸쪽 정강종아리관절(proximal tibiofibular joint): 오목규칙–종아리뼈머리(fibular head)의 관절면은 오목이고, 정강뼈관절융기(tibia condyle)의 관절면은 볼록이다.

치료면 (Treatment plane)

- 몸쪽 정강종아리관절(proximal tibiofibular joint): 종아리뼈머리(fibular head)의 오목관절면 위에 놓여 있다.

영점위치 (Zero position)

- 무릎관절(knee joint)과 발목관절의 위치와 동일

편안위치 (Resting position)

- 약 10° 발바닥 방향으로 굴곡(plantar flexion)

잠긴위치 (Close-packed position)

- 발목관절을 최대로 발등방향으로 굴곡(dorsal flexion)

■ 종아리(하퇴) 검진계획 (Leg examination scheme)

(검진에 대한 더 자세한 정보는 3장과 4장 참조)

기능검진 (Tests of function)

1. 능동과 수동 움직임 (마지막 느낌과 안정성검진 포함)

2. 직선적 조인트플레이와 마지막 느낌

미끄러뜨림 (glide)

먼쪽 정강종아리인대결합 (distal tibiofibular syndesmosis) (그림 60a)

외측복사의 후방-전방 미끄러뜨림 (posterior-anterior glide of the lateral malleolus)

몸쪽 정강종아리관절 (proximal tibiofibular joint)

종아리뼈머리 (fibular head)의 앞쪽방향으로 (anterior) 미끄러뜨림 (그림 61a)

종아리뼈머리 (fibular head)의 뒤쪽방향으로 (posterior) 미끄러뜨림 (그림 61c)

3. 저항검진 (Resisted Movement)

[발목관절과 무릎관절 (knee joint)의 검진 참조]

4. 연부조직의 수동적 움직임 (Passive soft tissue movements)

생리적인 움직임

부가적인 움직임

5. 부가적인 검진 (Additional tests)

실험치료 (Trial treatment)

먼쪽 정강종아리인대결합 (distal tibiofibular syndesmosis) (그림 60b)

몸쪽 정강종아리관절 (proximal tibiofibular joint) (그림 61b)

■ 종아리(하퇴)에 적용하는 테크닉들 (Leg techniques)

먼쪽 정강종아리관절 (distal tibiofibular joint)

몸쪽 정강종아리관절 (proximal tibiofibular joint)

종아리뼈의 원위부 뒤쪽방향으로 미끄러뜨림

움직임의 제한 시 (for hypomobility)

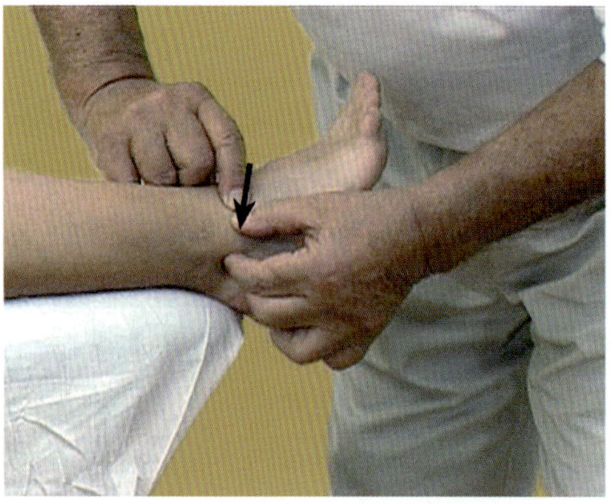

그림 60a – 편안위치에서 검진과 모빌리제이션

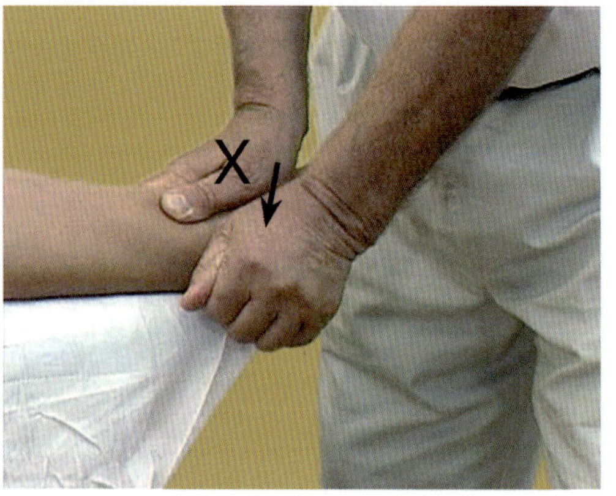

그림 60b – 편안위치에서 모빌리제이션

■ 그림 60a : 편안위치에서 검진과 모빌리제이션

목적

- 정강종아리인대결합(tibiofibular syndesmosis)의 뒤쪽방향으로 미끄러짐 (posterior glide) – 조인트플레이의 양과 질 및 마지막 느낌의 평가를 위하여.
- 경비관절(tibiofibular joint)의 움직임성 개선을 위하여.

시작자세

- 환자하퇴의 뒤쪽(posterior) 면이 치료대 위에 놓여진 상태에서 발목관절은 편안한 상태로 치료대 끝의 가장자리를 벗어난 자세.

손의 위치와 고정

- 고정과 **치료사의 고정하는 손(오른손)** : 환자의 정강뼈(tibia)를 치료대 위에 고정, 손가락으로 관절틈을 촉진함.
- **치료사의 움직이는 손(왼손)** : 치료사는 손가락과 엄지로 환자의 가쪽복사(lateral malleolus)를 감싸 잡음.

실행

- 환자의 가쪽복사(lateral malleolus)를 뒤쪽방향(dorsal)으로 밀어서 Ⅱ 또는 Ⅲ 단계의 뒤쪽방향으로 미끄러뜨림(posterior glide) 움직임을 적용함.

■ 그림 60b : 편안위치에서 모빌리제이션

- 종아리뼈(fibula)에 Ⅲ 단계의 뒤쪽방향으로 미끄러뜨림(posterior glide) 움직임을 적용함.
- 종아리뼈(fibula)의 앞쪽방향으로 미끄러짐(anterior glide)의 제한 시 환자가 엎드린 자세에서 동일한 방법을 적용함.

종아리뼈의 근위부 앞쪽방향으로 미끄러뜨림

움직임의 제한 시 (for hypomobility)

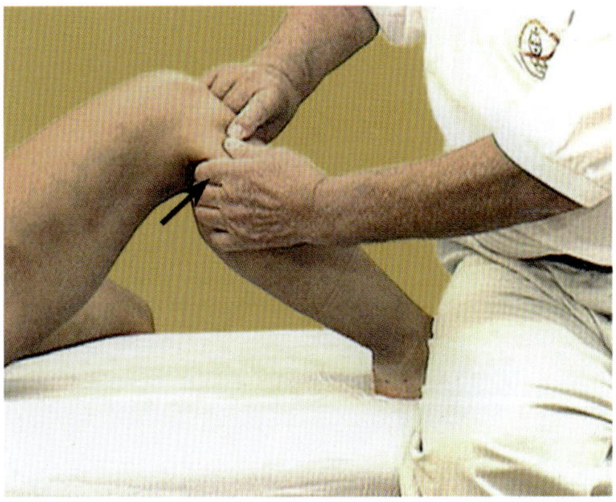

그림 61a – 편안위치에서 검진과 모빌리제이션

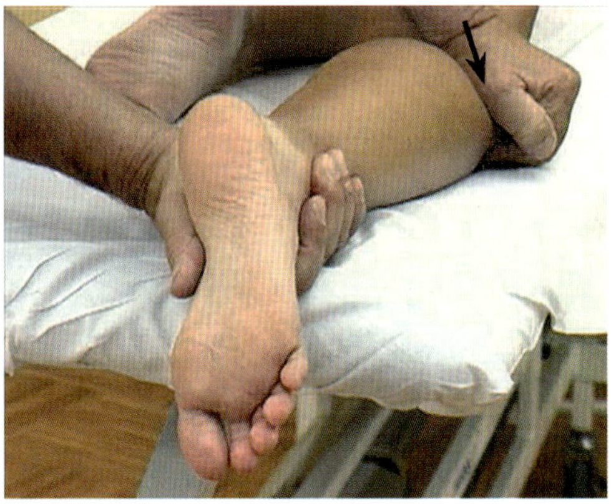

그림 61b – 편안위치에서 모빌리제이션

■ 그림 61a : 편안위치에서 검진과 모빌리제이션

목적

- 몸쪽 정강종아리관절(proximal tibiofibular joint)의 앞쪽방향으로 미끄러짐(anterior glide) – 조인트플레이의 양과 질 및 마지막 느낌의 평가를 위하여.
- 무릎과 발목의 움직임성 개선을 위하여.

시작자세

- 무릎을 굴곡시킨 상태로 바로 누운(supine) 자세.

손의 위치와 고정

- **고정과 치료사의 고정하는 손(오른손)** : 환자정강뼈의 근위부(proximal tibia)를 감싸 잡음, 환자의 발 위에 앉아 정강뼈(tibia)의 고정을 보조함.
- **치료사의 움직이는 손(왼손)** : 손가락과 엄지로 종아리뼈머리(fibular head)를 감싸 잡음.

실행

- 환자의 종아리뼈머리(fibular head)를 앞쪽–바깥쪽(anterior–lateral)방향으로 당겨서 치료면과 평행으로 Ⅱ 또는 Ⅲ 단계의 앞쪽방향으로 미끄러뜨림(anterior glide) 움직임을 적용함.

■ 그림 61b : 편안위치에서 모빌리제이션

- 환자의 발이 치료대 끝의 가장자리를 벗어난 상태로 네발기기자세, 오른손으로 정강뼈(tibia)의 원위부를 감싸 잡음, 왼손과 손가락으로 종아리뼈머리(fibular head)를 잡고 Ⅲ 단계의 앞쪽–바깥쪽방향으로 미끄러뜨림(anterior–lateral glide) 움직임을 적용함.
- 종아리신경(fibular nerve)에 압박이 가해지지 않도록 주의할 것.

종아리뼈의 근위부 뒤쪽방향으로 미끄러뜨림

검진과 모빌리제이션

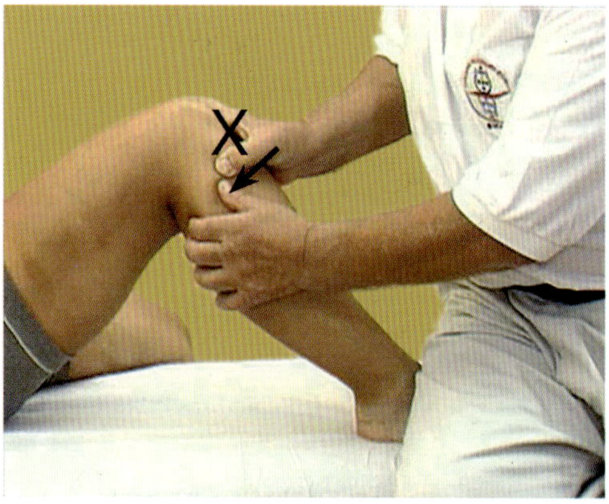

그림 61c – 편안위치에서 검진과 모빌리제이션

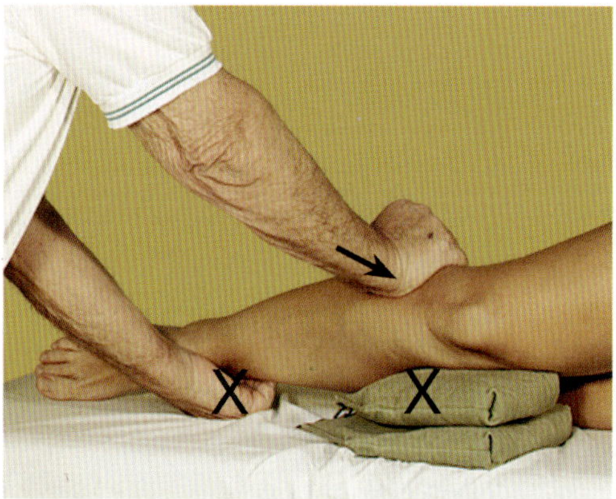

그림 61d – 편안위치에서 모빌리제이션

■ 그림 61c : 편안위치에서 검진과 모빌리제이션

목적

- 몸쪽 정강종아리관절(proximal tibiofibular joint)의 뒤쪽방향으로 미끄러짐(posterior glide) – 조인트플레이의 양과 질 및 마지막 느낌의 평가를 위하여.
- 무릎과 발목의 움직임성 개선을 위하여.

시작자세

- 무릎을 굴곡시킨 상태로 바로 누운(supine) 자세.

손의 위치와 고정

- **고정과 치료사의 고정하는 손(오른손)** : 환자 정강뼈의 근위부(proximal tibia)를 감싸 잡음, 환자의 발 위에 앉아 정강뼈(tibia)의 고정을 보조함.
- **치료사의 움직이는 손(왼손)** : 손가락과 엄지로 종아리뼈머리(fibular head)를 감싸 잡음.

실행

- 환자의 종아리뼈머리(fibular head)를 뒤쪽–안쪽(posterior–medial)방향으로 밀어서 치료면과 평행으로 Ⅱ 또는 Ⅲ 단계의 뒤쪽방향으로 미끄러뜨림(posterior glide) 움직임을 적용함.

■ 그림 61d : 편안위치에서 모빌리제이션

- 환자하퇴의 정강뼈측면(tibial side)을 치료대 위에 놓여진 자세; 왼손으로 정강뼈(tibia)의 원위부를 치료대 위에 고정; 오른손으로 종아리뼈머리(fibular head)를 감싸 잡음.
- 치료면과 평행으로 Ⅲ 단계의 뒤쪽–안쪽방향으로 미끄러뜨림(posterior–medial glide) 움직임을 적용함.

19장

무릎 (Knee)

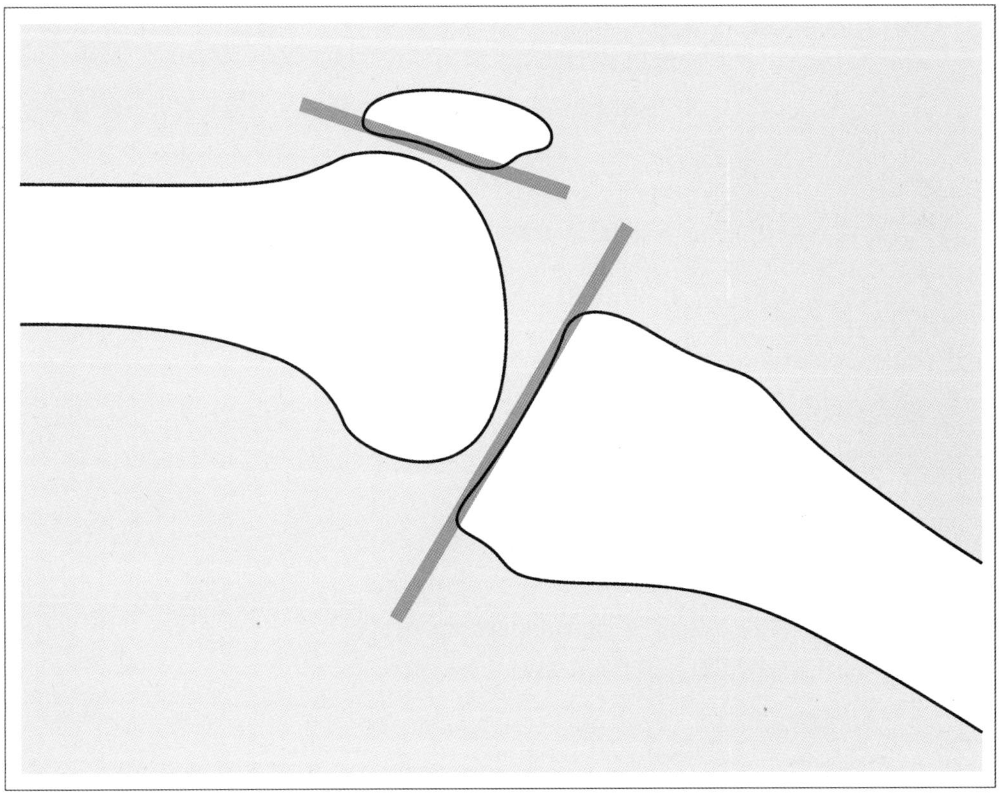

19 무릎 (Knee)

■ 기능해부학과 움직임 (Functional anatomy and movement)

■ 무릎관절 (슬관절, tibiofemoral joint, *art. genu*)

무릎관절(knee joint)은 해부학적으로 복합관절이고 역학적으로는 단순 2축관절(변형된 난형)이며, 정강종아리관절(tibiofibular joint)을 포함할 때는 역학적으로 복합관절이다. 넙다리뼈(대퇴골, femur)의 원위부 끝(볼록 관절면)은 반달연골(반월판)에 대한 2개의 관절면(medial and lateral condyles)을 가진다. 정강뼈(tibia)의 근위부 끝에는 반달연골과 관절하는 융기사이융기(intercondylar eminence)에 의해 분리되는 두 개의 오목 관절면을 가진다.

■ 무릎넙다리관절 (슬개대퇴관절, patellofemoral joint)

넙다리뼈(femur)의 원위부 끝은 오목한 무릎뼈(슬개골, patella)와 관절을 이루는 볼록 관절면을 가진다.

뼈의 촉진점 (Bony palpation)

앞쪽면 (anterior)

- 넙다리뼈 (대퇴골, Femur)
- 무릎뼈 (슬개골, patella)
- 무릎관절의 관절틈과 반달연골 (knee joint space and menisci)
- 정강뼈거친면 (경골조면, tibial tuberosity)
- 엉덩정강결절 (장경골결절, iliotibial tubercle)

안쪽면 (medial)

- 정강뼈의 편평부 (tibial plateau)
- 넙다리뼈의 안쪽관절융기 (medial femoral condyle)
- 무릎관절의 관절틈 (knee joint space)
- 모음근결절 (내전근결절, adductor tubercle)

가쪽면 (lateral)

- 정강뼈의 외측편평부 (lateral tibial plateau)
- 넙다리뼈의 가쪽관절융기 (대퇴골외측과, lateral femoral condyle)
- 무릎관절의 관절틈 (knee joint space)
- 종아리뼈머리 (fibular head)

뒤쪽면 (posterior)

- 넙다리뼈의 안쪽관절융기 (대퇴골내측과, medial femoral condyle)
- 넙다리뼈의 가쪽관절융기 (대퇴골외측과, lateral femoral condyle)
- 종아리뼈머리 (fibular head)

인대 (Ligaments)

- 앞과 뒤 십자인대 (anterior and posterior cruciate ligaments) (관절 내)
- 정강측곁인대 (tibial collateral ligament) [안쪽 반달연골과 관절주머니 (articular capsule) 에 부착]
- 종아리측곁인대 (fibular collateral ligament) [종아리뼈머리(fibular head)의 외측면에 부착 ; 가쪽 반달연골과 관절주머니(articular capsule)에는 부착되지 않음]
- 무릎인대 (patella ligament, patella tendon)
- 가로인대 (transverse ligament)
- 반달정강인대 [meniscotibial (coronary) ligaments)] (내측과 외측)
  안쪽반달정강인대 (medial meniscotibial ligament)는 안쪽반달판 (medial meniscus) 에서 시작하여 정강뼈 (tibia) 근위부 내측면과 정강측곁인대 (tibial collateral ligament) 에 연결된다. 가쪽반달정강인대 (lateral meniscotibial ligament)는 가쪽반달판 (lateral meniscus)에서 시작하여 정강뼈 (tibia) 근위부 외측면까지 연결된다, 안쪽반달정강인대 보다 느슨하다.

뼈의 움직임과 축 (Bone movement and axes)

정강넙다리관절 (tibiofemoral joint) :

- 굴곡–신전: 넙다리관절융기 (femoral condyle) 를 통과하는 정강종아리축 (tibiofibular axis) 을 중심으로
- 반달판과 정강뼈 (tibia) 사이의 내회전–외회전 : 안쪽융기사이융기 (medial intercondylar eminence) 를 통과하는 종축(longitudinal axis)을 중심으로, 회전은 90° 굴곡상태에서 가장 크다.
- 외전–내전 (수동적인 측방 움직임) : 넙다리뼈 (femur) 를 통과하는 앞–, 뒤축 (anterior–posterior axis) 을 중심으로, 외전과 내전은 30° 굴곡상태에서 가장 크다. 무릎관절 (knee joint) 이 최대한 신전되었을 때, 측부인대는 긴장되며, 서있을 때 무릎관절에 안정성을 제공하고 무릎관절의 회전과 측방 움직임을 제한한다.

무릎넙다리관절 (슬개대퇴관절, patellofemoral joint) :

- 무릎관절 (knee joint) 의 굴곡과 신전 시 근위부와 원위부로 미끄러짐

마지막 느낌 (End feel)

정강넙다리관절 (tibiofemoral joint) :

- 신전 : 뻣뻣함 (firm)
- 굴곡 : 부드러움 (soft)

무릎넙다리관절 (슬개대퇴관절, patellofemoral joint) :

- 모든 방향으로 뻣뻣함 (firm)

관절움직임 (미끄러짐, Gliding)

- 오목규칙

굴곡과 신전 시, 넙다리뼈(femur)와 반달판(menisci) 사이에서는 구름과 미끄러짐의 복합된 움직임이 일어난다. 동시에, 굴곡 동안에는 반달판이 약간 후방으로 밀리고, 신전 동안에는 전방으로 밀린다.

무릎관절(knee joint)의 분리된 회전은, 정상적인 무릎관절의 어느 정도로 굴곡시킨 상태에서만 일어날 수 있다. 무릎관절 신전 시 정강뼈(tibia)는 외회전(external rotation)된다.

무릎뼈(슬개골, patella)은 무릎관절의 신전 시 넙다리네갈래근(대퇴사두근, quadriceps femoris)의 수축에 의해 근위부방향으로 미끄러진다.

치료면 (Treatment plane)

- 정강넙다리관절(tibiofemoral joint) : 정강뼈(tibia)의 오목관절면 위에 놓여 있다.
- 무릎넙다리관절(슬개대퇴관절, patellofemoral joint) : 무릎뼈(슬개골, patella) 뒤쪽의 오목관절면 위에 놓여 있다.

영점위치 (Zero position)

- 넙다리뼈(femur)와 정강뼈(tibia)를 통과하는 종축(longitudinal axis)이 전두면에서 만나며 외측으로 약 170° 열려진 각을 이룬다(외반: Valgus)

편안위치 (Resting position)

- 25° ~ 40° 굴곡시킨 위치

잠긴위치 (Close-packed position)

- 무릎관절(knee joint)을 최대로 신전시킨 위치

관절주머니 유형 (Capsular pattern)

- 굴곡-신전: 제한되는 비율은 굴곡이 90° 제한될 때 신전은 단지 5° 제한되는 정도이다.
- 회전 움직임의 제한은 굴곡과 신전의 제한이 클 경우에만 나타난다.

■ 무릎의 검진계획 (Knee examination scheme)

(검진에 대한 더 자세한 정보는 3장과 4장 참조)

기능검진 (Tests of function)

1. 능동과 수동 움직임 (마지막 느낌과 안정성검진 포함)

굴곡 (flexion)	160°
0° 에서 신전 (extension)	5°
90° 굴곡에서 외회전 (lateral rotation)	45°
90° 굴곡에서 내회전 (medial rotation)	15°
외전 (abduction) (passive)	
내전 (adduction) (passive)	
안정성 검사 (passive)	(그림 62a, b, c, d)
반월판 검사 (passive)	(그림 63a, b, c, d)

2. 직선적 조인트플레이와 마지막 느낌

견인-압박 (traction-compression)	(그림 64a)
미끄러뜨림 (Glide)	
후방 (posterior)-전방 (anterior)	(그림 66a, b)
외측 (lateral)	(그림 69)
내측 (medial)	(그림 70)
무릎뼈 (슬개골) 원위방향 (patella distal)	(그림 71a)

3. 저항검진 (Resisted Movement)

굴곡 (flexion)	부가적인 기능 :
넙다리두갈래근 (대퇴이두근, biceps femoris)	외회전
반힘줄모양근 (반건양근, semitendinosus)	내회전
반막모양근 (반막양근, semimembranosus)	내회전
장딴지근 (비복근, gastrocnemius)	발목관절 발바닥굴곡
오금근 (슬와근, popliteus)	내회전
신전 (extension)	
넙다리곧은근 (대퇴직근, rectus femoris)	엉덩관절 (hip joint) : 굴곡
안쪽넓은근, 가쪽넓은근, 중간넓은근 (vastus lateralis, medius, intermedius)	
외회전 (lateral rotation)	
넙다리근막긴장근 (대퇴근막장근, tensor fasciae latae)	신전
넙다리두갈래근 (대퇴이두근, biceps femoris)	굴곡
내회전 (medial rotation)	
넙다리빗근 (봉공근, sartorius)	굴곡; 엉덩관절 외회전
두덩정강근 (박근, gracilis)	굴곡; 엉덩관절 내회전
반힘줄모양근 (반건양근, semitendinosus)	엉덩관절 내전, 신전

반막모양근 (반막양근, semimembranosus) 엉덩관절 내전, 신전
오금근 (슬와근, popliteus) 굴곡

4. **연부조직의 수동적 움직임 (Passive soft tissue movements)**

생리적인 움직임
부가적인 움직임

5. **부가적인 검진 (Additional tests)**

실험치료 (Trial treatment)

견인 (traction) (그림 64b)

■ 무릎에 적용하는 테크닉들 (Knee techniques)

무릎관절 (슬관절, knee joint)

무릎뼈 (슬개골, patella)

무릎관절(Knee joint) : 외측부의 안정성(lateral stability)

검진 (test)

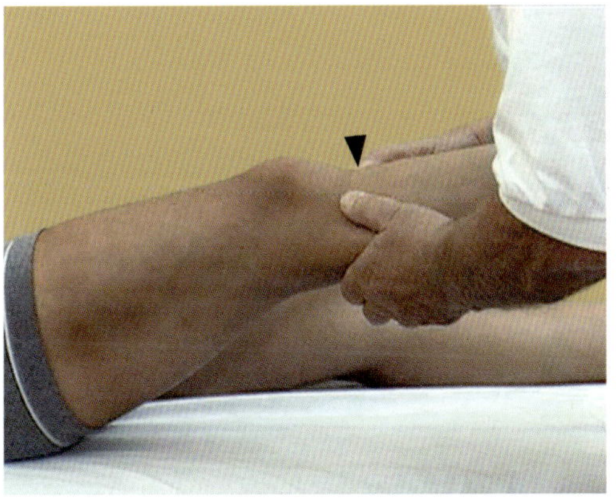

그림 62a – 약간 굴곡 상태에서 안정성 검진

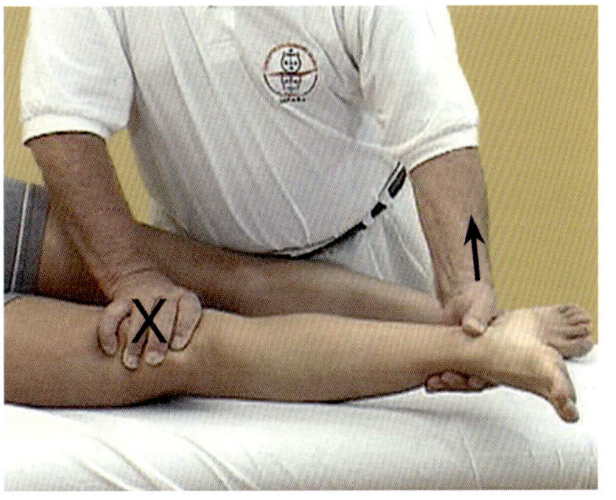

그림 62b – 영점위치에서 안정성(stability) 검진

■ 그림 62a : 약간 굴곡 상태에서 안정성 검진

목적

- 무릎관절(knee joint) 외측부(lateral)의 인대와 관절주머니(articular capsule)의 상태를 검진하기 위하여.
- 무릎관절의 외측(lateral)방향으로 조인트플레이의 양과 질 및 과대움직임성(hypermobility)의 평가를 위하여.

시작자세

- 환자는 무릎관절(knee joint)을 약간 굴곡시킨 상태로 바로 누움, 환자의 하퇴가 치료대 측면의 가장자리를 벗어난 자세.

손의 위치와 고정

- **고정** : 환자의 하퇴를 치료사의 몸과 위팔(upper arm) 사이에 고정함.
- **치료사의 움직이는 손** : 환자의 무릎을 양쪽에서 잡음.

실행

- 무릎에 Ⅱ 또는 Ⅲ 단계의 외측방향(lateral) 움직임을 적용함; 마지막 느낌 검진은 부드럽고 조심스럽게 실행하여야 함. 검진하는 동안 환자의 넙다리(thigh)는 약간 움직여야 함.

■ 그림 62b : 영점위치에서 안정성 검진

- 환자하퇴의 외측(lateral)면이 치료대 위에 놓여진 자세, 치료사는 오른손으로 신전시킨 환자의 무릎관절을 치료대 위에 고정함; 왼손으로 환자하퇴의 원위부를 잡고 외측(lateral)이 벌어지도록 내측(medial) 방향으로 움직임. 무릎관절 외측(lateral) 부분의 인대와 관절주머니(articular capsule)의 상태를 검진함.
- 마지막 느낌이 매우 뻣뻣하고(very firm, firm "+"), 움직임이 매우 적으며, 통증이 없으면 안정성검진은 정상임(normal).

무릎관절(Knee joint) : 내측부의 안정성(medial stability)

검진 (test)

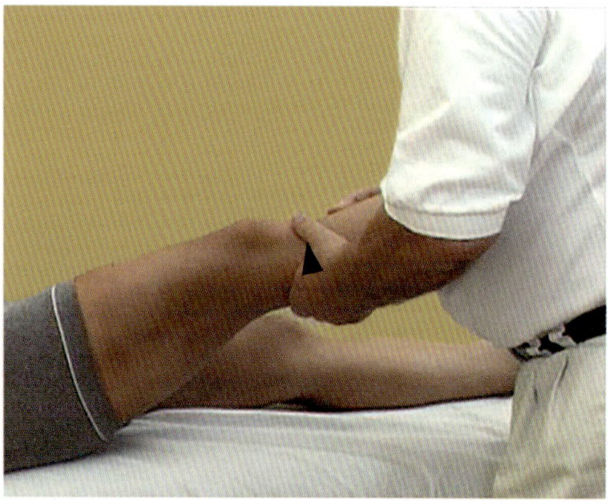

그림 62c – 약간 굴곡 상태에서 안정성 검진

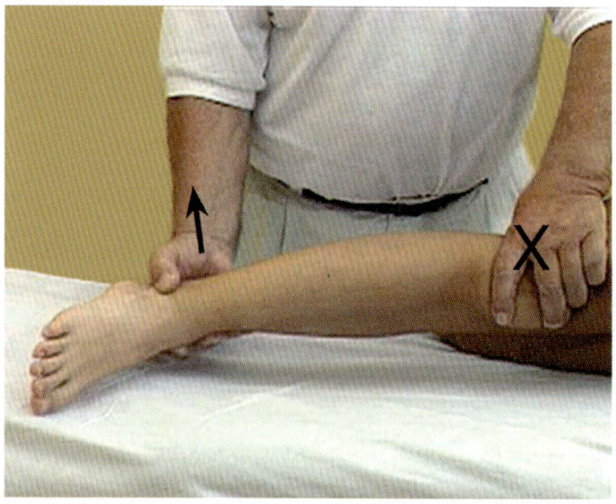

그림 62d – 영점위치에서 안정성(stability) 검진

■ 그림 62c : 약간 굴곡 상태에서 안정성 검진

목적

- 무릎관절(knee joint) 내측부(medial)의 인대와 관절주머니(articular capsule)의 상태를 검진하기 위하여.
- 무릎관절의 내측(medial)방향으로 조인트플레이의 양과 질 및 과대움직임성(hypermobility)의 평가를 위하여.

시작자세

- 환자는 무릎관절을 약간 굴곡시킨 상태로 바로 누움, 환자의 하퇴가 치료대 측면의 가장자리를 벗어난 자세.

손의 위치와 고정

- **고정** : 환자의 하퇴를 치료사의 몸과 위팔(upper arm) 사이에 고정함.
- **치료사의 움직이는 손** : 환자의 무릎을 양쪽에서 잡음.

실행

- 무릎에 Ⅱ 또는 Ⅲ 단계의 내측방향(medial) 움직임을 적용함; 마지막 느낌 검진은 부드럽고 조심스럽게 실행하여야 함. 검진하는 동안 환자의 넙다리는 약간 움직여야 함.

■ 그림 62d : 영점위치에서 안정성 검진

- 환자하퇴의 내측(medial)면이 치료대 위에 놓여진 자세; 치료사는 왼손으로 신전시킨 환자의 무릎관절을 치료대 위에 고정함; 오른손으로 환자하퇴의 원위부를 잡고 내측(medial)이 벌어지도록 외측(lateral) 방향으로 움직임. 무릎관절 내측(medial) 부분의 인대와 관절주머니(articular capsule)의 상태를 검진함.
- 마지막 느낌이 매우 뻣뻣하고(very firm, firm "+"), 움직임이 매우 작으며, 통증이 없으면 안정성검진은 정상임(normal).

무릎 (Knee)

무릎관절(Knee joint) : 반월판(meniscus)

내전시킨 상태에서 검진 (test in adduction)

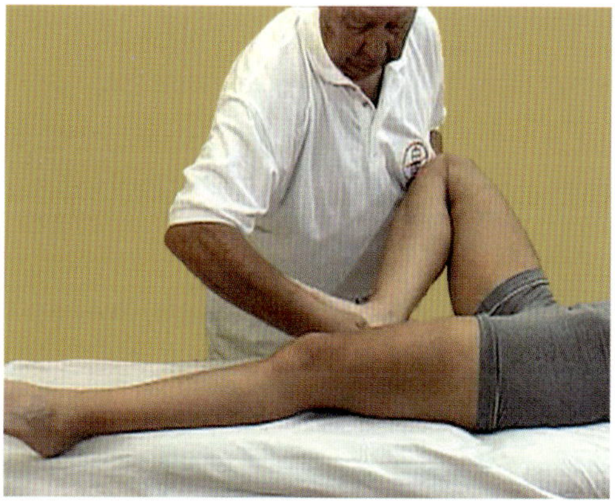

그림 63a – 내전/외회전시킨 상태에서 반월판검진 (meniscus test in adduction/external rotation)

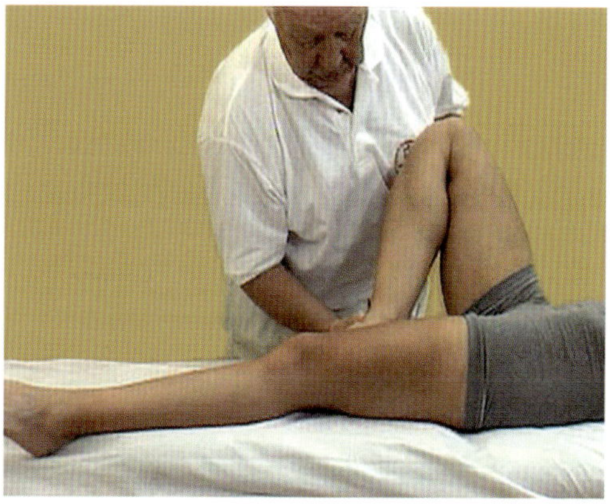

그림 63b – 내전/내회전시킨 상태에서 반월판검진 (meniscus test in adduction/internal rotation)

■ 그림 63a : 내전/외회전시킨 상태에서 반월판 검진

목적

- 반월판(meniscus) 상태의 검진. 관절 소음(snaping, popping), 움직임의 제한 또는 통증이 있다면 검진의 결과가 양성(+) 임.

시작자세

- 환자는 무릎관절(knee joint)과 엉덩관절(hip joint)을 편안위치에 둔 상태로 바로 누운 자세(그림 없음).

손의 위치와 고정

- **치료사의 움직이는 손** : 왼손으로 환자의 무릎관절을 앞쪽(anterior) 면에서 잡고 엉덩관절(hip joint)의 위치를 조절함; 내측(medial) 관절틈을 촉진함; 오른손으로 환자의 발을 잡음.

실행

- 환자의 하퇴를 내전(adduct)과 외회전(externally rotate)시킴; 무릎관절을 완전히 굴곡시키고(그림 참조) 다시 완전히 신전시키는 동안 내전과 외회전시키는 힘을 부드럽게 유지함; 검진하는 동안 엉덩관절은 함께 굴곡시키지만 내전과 외전움직임은 일어나지 말아야 함.

주의

- 검진의 결과가 양성(positive, +)으로 나타나면, 정형외과 전문의에게 환자의 추가적인 검진을 의뢰함.

■ 그림 63b : 내전/내회전시킨 상태에서 반월판 검진

- 하퇴를 내전(adduct)과 내회전(internally rotate)시킴; 무릎관절을 완전히 굴곡시키고 다시 완전히 신전시키는 동안 내전과 외회전시키는 힘을 부드럽게 유지함.

무릎관절(Knee joint) : 반월판(meniscus)

외전시킨 상태에서 검진 test in abduction)

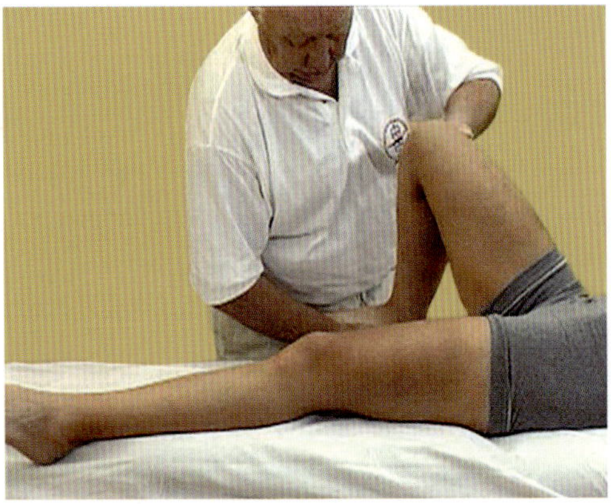

그림 63c – 외전/외회전시킨 상태에서 반월판검진
(meniscus test in abduction/external rotation)

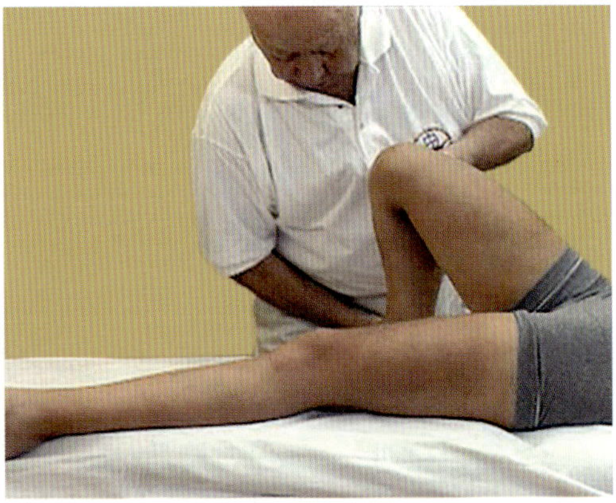

그림 63d – 외전/내회전시킨 상태에서 반월판검진
(meniscus test in abduction/internal rotation)

■ 그림 63c : 외전/외회전시킨 상태에서 반월판 검진

목적

– 반월판(meniscus) 상태의 검진. 관절 소음(snaping, popping), 움직임의 제한 또는 통증이 있다면 검진의 결과가 양성(+) 임.

시작자세

– 환자는 무릎관절(knee joint)과 엉덩관절(hip joint)을 편안위치에 둔 상태로 바로 누운 자세(그림 없음).

손의 위치와 고정

– **치료사의 움직이는 손** : 왼손으로 환자의 무릎관절을 앞쪽(anterior) 면에서 잡고 엉덩관절의 위치를 조절함; 내측 관절틈을 촉진함; 오른손으로 환자의 발을 잡음.

실행

– 환자의 하퇴를 외전(abduct)과 외회전(externally rotate) 시킴; 무릎관절(knee joint)을 완전히 굴곡시키고(그림 참조) 다시 완전히 신전시키는 동안 외전과 외회전시키는 힘을 부드럽게 유지함; 검진하는 동안 엉덩관절은 함께 굴곡시키지만 내전과 외전움직임은 일어나지 말아야 함.

주의

– 검진의 결과가 양성(positive, +)으로 나타나면, 정형외과 전문의에게 환자의 추가적인 검진을 의뢰함.

■ 그림 63d : 외전/내회전시킨 상태에서 반월판 검진

– 하부 하퇴를 외전(abduct)과 내회전(internally rotate) 시킴; 무릎관절을 완전히 굴곡시키고 다시 완전히 신전시키는 동안 내전과 외회전시키는 힘을 부드럽게 유지함.

무릎관절(Knee joint) : 견인(traction)

통증과 움직임의 제한 시 (for pain and hypomobility)

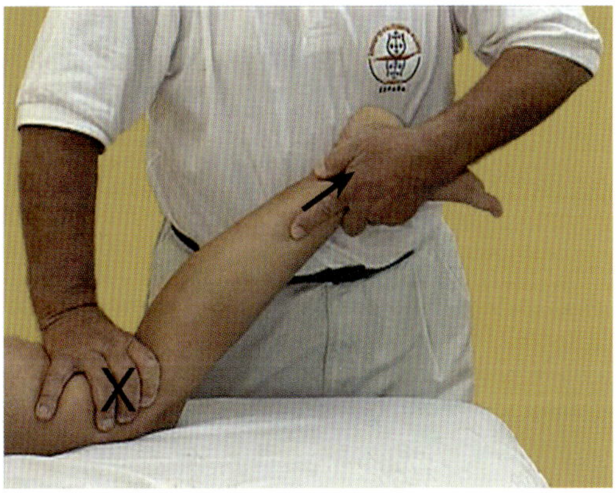

그림 64a – 편안위치에서 검진과 모빌리제이션

■ 그림 64a : 편안위치에서 검진과 모빌리제이션

목적

- 무릎관절(knee joint)의 견인(traction) 조인트플레이의 양과 질 및 마지막 느낌의 평가를 위하여.
- 무릎관절의 통증 감소와 움직임성 개선을 위하여.

시작자세

- 환자 넙다리(thigh)의 앞쪽(anterior)면을 치료대 위에 놓고 엎드린 자세
- 무릎관절의 Position은 편안위치.

손의 위치와 고정

- **치료사의 고정하는 손(오른손)** : 환자의 넙다리 원위부를 치료대 위에 고정함; 손가락으로 관절틈을 촉진함.
- **치료사의 움직이는 손(왼손)** : 환자하퇴의 발목관절 위쪽 부위를 잡음; 치료사의 아래팔(forearm)은 환자의 하퇴장축과 일직선상에 위치시킴.

실행

- Ⅰ, Ⅱ 또는 Ⅲ 단계의 견인(traction) 움직임을 하퇴의 장축과 직선방향으로 적용함.
- 초보자들이 직선적–견인(traction)–매니플레이션을 연습하기에 적합함.

무릎 (Knee)

무릎관절(Knee joint) : 견인(traction)

움직임의 제한 시 (for hypomobility)

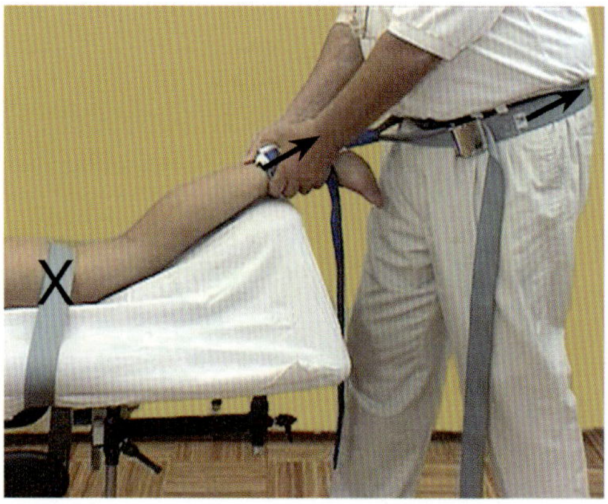

그림 64b – 편안위치에서 모빌리제이션

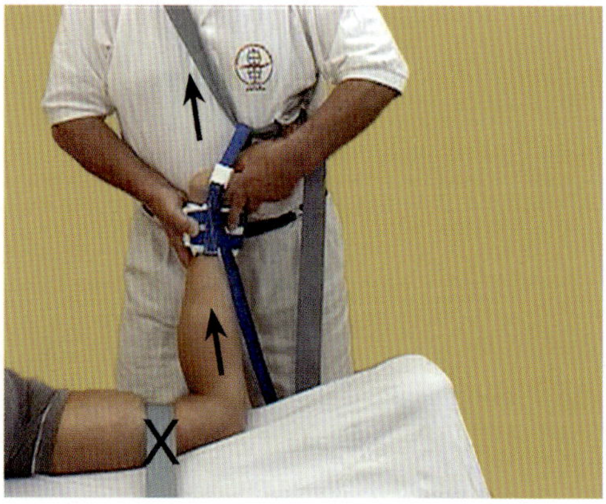

그림 64c – 굴곡시킨 위치에서 모빌리제이션 (mobilization in flexion)

■ 그림 64b : 편안위치에서 모빌리제이션

목적

– 무릎관절(knee joint)의 움직임성 개선을 위하여.

시작자세

– 환자 넙다리(thigh)의 앞쪽(anterior)면을 치료대 위에 놓고 엎드린 자세.
– 무릎관절의 Position은 편안위치.

손의 위치와 고정

– **고정** : 벨트로 환자넙다리의 원위부를 치료대에 고정시킴.
– **치료사의 움직이는 손** : 양손으로 환자의 발목관절의 근위부를 잡음; 오랜 시간 동안 치료하려면 견인커프(traction cuff) 및/또는 벨트를 몸과 손에 감아서 손잡음을 보완함.

실행

– 치료사는 몸을 뒤로 기울여 Ⅲ 단계의 견인(traction)–움직임을 환자의 하퇴와 일직선으로 적용함.
– 초보자들이 직선적–견인(traction)–매니플레이션을 연습하기에 적합함.

■ 그림 64c : 굴곡(flexion) – 점진적(progression)

– 관절을 굴곡움직임의 마지막 범위에 가깝게 위치시킴; 견인벨트를 치료사의 어깨에 걸치는 방법을 테크닉에 적용함.
– 치료사의 굴곡시켰던 무릎관절을 신전시키면서 Ⅲ 단계의 견인(traction)–움직임을 적용함; 관절틈을 촉진함.

무릎관절(Knee joint) : 견인(traction)

움직임의 제한 시 (for hypomobility), 선택할 수 있는 대체테크닉

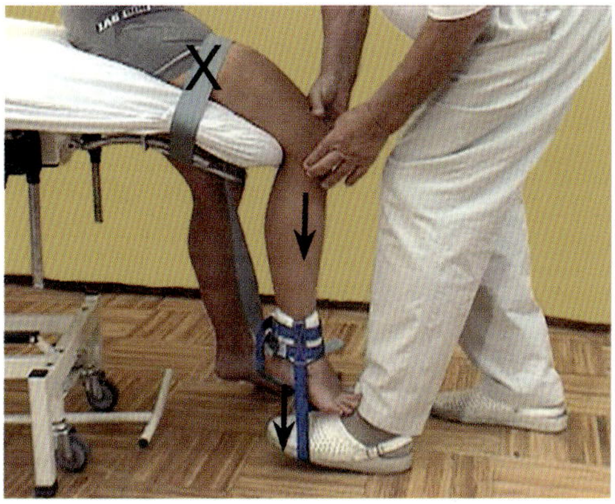

그림 65a – 편안위치에서 모빌리제이션

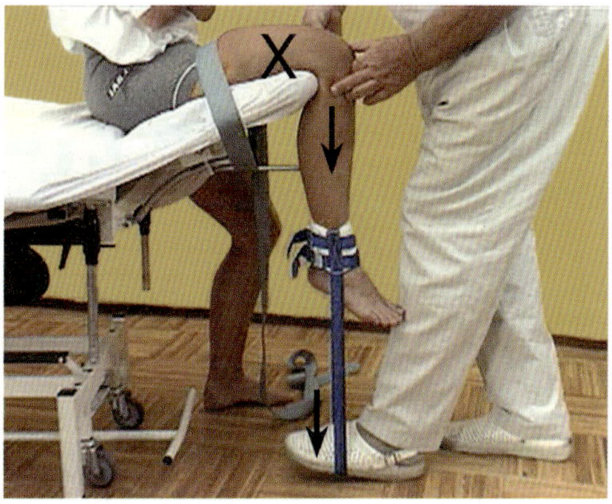

그림 65b – 굴곡시킨 위치에서 모빌리제이션 (mobilization in flexion)

■ 그림 65a : 편안위치에서 모빌리제이션

목적

– 무릎관절(knee joint)의 움직임성 증가를 위하여.

시작자세

– 환자는 무릎관절이 치료대 끝의 가장자리를 벗어난 상태로 앉은 자세.

– 무릎관절의 Position은 편안위치.

손의 위치와 고정

– **고정** : 벨트로 환자의 넙다리(thigh)의 근위부를 치료대에 고정시킴; 환자의 넙다리의 원위부는 치료대의 가장자리에 의하여 고정됨.

– **치료사의 움직이는 손** : 스트럽(족쇄, strap)을 발목 바로 위 근위부에 착용한 상태에서 스트럽 견인고리의 길이를 바닥에 닿지 않을 정도로 조절함; 치료사의 발을 견인고리에 삽입함.

실행

– 치료사의 발로 견인고리를 아래로 눌러서 하퇴에 Ⅲ 단계의 견인(traction) 움직임을 적용함; 뒤꿈치가 바닥에 닿은 상태를 유지함; 관절틈을 촉진함.

■ 그림 65b : 굴곡(flexion) – 점진적(progression)

– 관절을 굴곡움직임의 마지막 범위에 가깝게 위치시킴; 치료테이블의 끝을 높이거나 내려서 무릎관절의 위치를 조절함. 하퇴에 Ⅲ 단계의 견인(traction) 움직임을 적용함.

무릎관절(Knee joint) : 후방과 전방으로 미끄러뜨림

검진 (test)

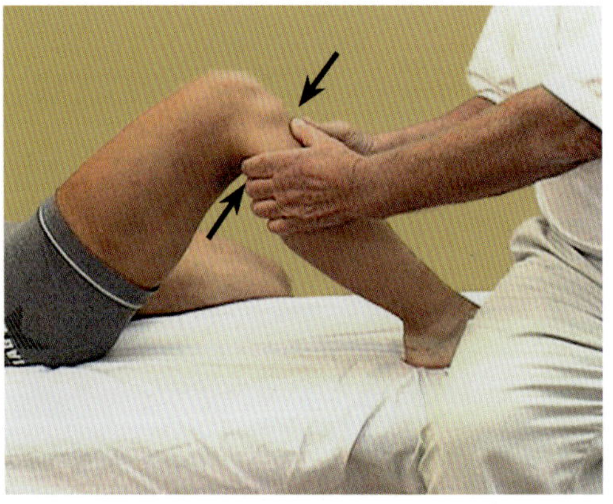

그림 66a – 중립위치에서 검진

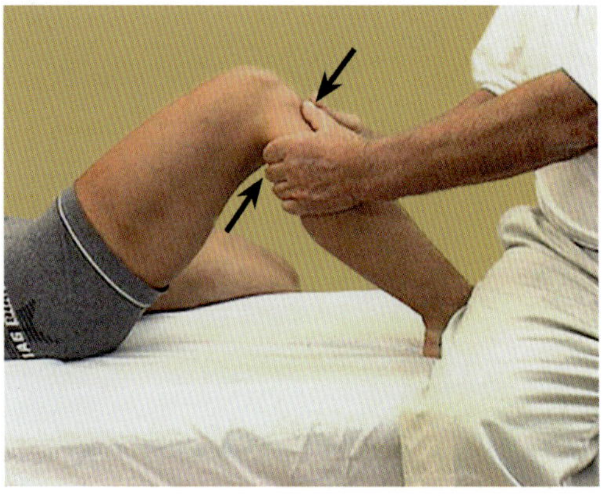

그림 66b – 내회전시킨 위치에서 검진

■ 그림 66a : 중립위치(mid-range-of-motion)에서 검진

목적

– 무릎관절의 후방과 전방으로 미끄러짐(posterior and anterior glide) 조인트플레이의 양과 질 및 마지막 느낌의 평가를 위하여. 후방으로 미끄러짐의 제한은 무릎관절의 굴곡 움직임의 제한과 관련됨; 전방으로 미끄러짐의 제한은 무릎관절의 신전 움직임의 제한과 관련됨.

시작자세

– 환자는 치료대 위에 바로 누운 자세.

– 무릎관절을 약 90° 굴곡시킨 상태. 이 테크닉은 환자의 무릎관절의 Position이 편안위치일 때에는 실행하기 어려움.

손의 위치와 고정

– **고정** : 넙다리뼈의 부가적인 고정은 필요하지 않음; 환자의 발은 치료사의 넙다리에 의하여 치료대 위에 고정됨; 환자의 발 위에 치료사가 앉아 고정을 보조함.

– **치료사의 움직이는 손** : 양손으로 환자 무릎관절의 아래 부분을 잡음; 양손 엄지로 관절틈의 촉진이 가능함.

실행

– 양 팔과 몸을 앞과 뒤로 움직여서 환자의 정강뼈(tibia)에 Ⅱ 또는 Ⅲ 단계의 후방 또는 전방 미끄러뜨림(posterior or anterior glide)움직임을 적용함.

■ 그림 66b : 내회전시킨 위치(internal-rotation)에서 검진

– 관절을 내회전(internal rotation)의 마지막 범위에 가깝게 위치시킴.

– **인대 안정성 검진** : 후방으로 미끄러뜨림은 후십자인대(posterior cruciate)의 검진; 전방으로 미끄러뜨림은 전십자인대(anterior cruciate)의 검진. 십자인대의 손상이 없으면, 중립위치 또는 외회전(external rotation) 위치일 때 보다 내회전시킨 위치에서 후방 또는 전방으로 **미끄러뜨림-움직임**의 크기가 작음.

무릎관절(Knee joint) : 후방으로 미끄러뜨림(posterior glide)

굴곡의 제한 시 (for restricted flexion)

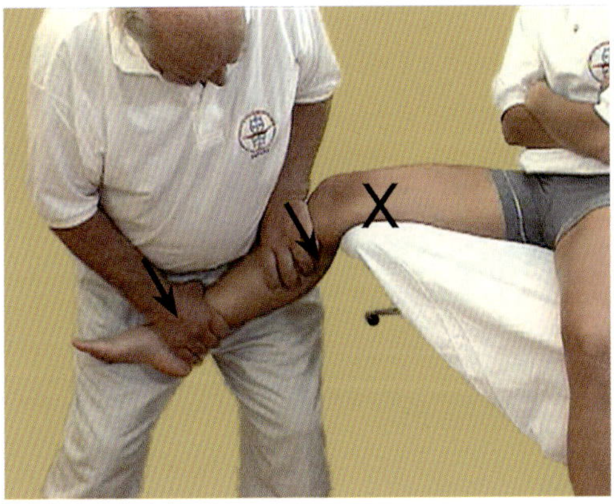

그림 66c – 편안위치에서 모빌리제이션, 내측면 (medial side)

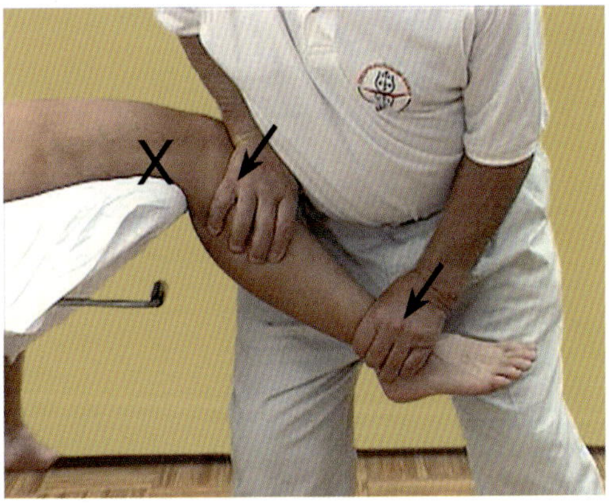

그림 66d – 편안위치에서 모빌리제이션, 외측면 (lateral side)

■ 그림 66c : 편안위치에서 모빌리제이션, 내측면

목적

- 무릎관절(knee joint)의 굴곡(오목규칙)과 내회전(internal roation)움직임 증가를 위하여.

시작자세

- 환자는 하퇴가 치료대 끝의 가장자리를 벗어난 상태로 앉거나 누운 자세.
- 무릎관절의 Position은 편안위치.

손의 위치와 고정

- **고정** : 환자의 넙다리(thigh)는 치료대 위에 고정됨.
- **치료사의 움직이는 손** : 환자하퇴의 전방-내측(anterior-medial)면을 양손으로 잡음; 오른손은 발목 위 부위를 잡고 왼손은 무릎 아래 부위를 잡음.

실행

- 치료사는 양 팔에 체중을 지지하고 치료사의 무릎을 굽혀 정강뼈 안쪽면(medial tibia)에 Ⅲ 단계의 후방으로 미끄러뜨림(posterior glide)–움직임을 적용함.

■ 그림 66d : 편안위치에서 모빌리제이션, 외측면

- 하퇴의 전방-외측(anterior-lateral)면을 잡음
- 무릎관절의 굴곡(오목규칙)과 외회전(external roation)의 움직임성을 증가시키기 위하여 Ⅲ 단계의 후방으로 미끄러뜨림(posterior glide)–움직임을 적용함.

참조

- 무릎관절은 내측면과 외측면(medial and lateral side)으로 분리하여 치료하는 것이 더 쉽고 효과적임.

무릎관절(Knee joint) : 후방으로 미끄러뜨림(posterior glide)

굴곡의 제한 시 누운 자세에서 (for restricted flexion, supine)

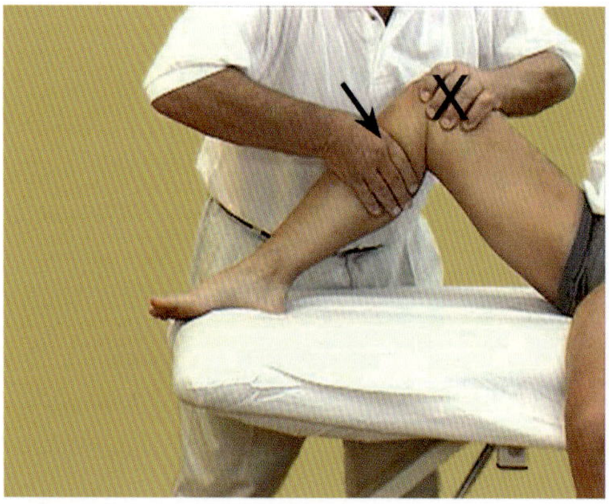

그림 66e – 굴곡시킨 위치에서 (in flexion) 모빌리제이션, 내측면(medial side)

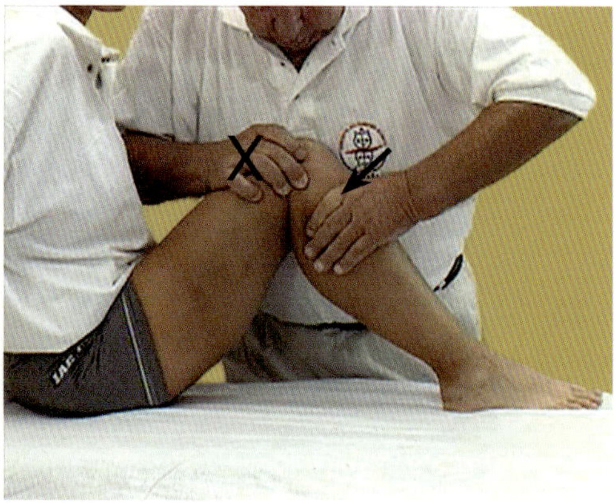

그림 66f – 굴곡시킨 위치에서 (in flexion) 모빌리제이션, 외측면(lateral side)

■ 그림 66e : 굴곡 (flexion) – 점진적 (progression), 내측면

목적

- 무릎관절의 굴곡(오목규칙)과 내회전(internal roation) 움직임 증가를 위하여.

시작자세

- 환자는 바로 누운 자세.
- 무릎관절을 굴곡–내회전의 마지막 범위에 가깝게 위치시킴.

손의 위치와 고정

- **치료사의 고정하는 손(왼손)** : 환자의 넙다리를 무릎 위 부위에서 잡고 치료사의 몸에 고정함.
- **치료사의 움직이는 손(오른손)** : 하퇴의 무릎 아래 부위 하퇴를 전방–내측(anterior–medial) 면에서 잡음.

실행

- 안쪽 정강뼈(medial tibia)에 Ⅲ 단계의 후방으로 미끄러뜨림(posterior glide) 움직임을 적용함.

참조

- 무릎관절은 내측면과 외측면 (medial and lateral side)으로 분리하여 치료하는 것이 더 쉽고 효과적임.

■ 그림 66f : 굴곡(flexion) – 점진적(progression), 외측면

- 무릎관절(knee joint)을 굴곡–외회전의 마지막 범위에 가깝게 위치시킴.
- 하퇴의 전방–외측면(anterior–lateral side)을 잡음.
- Ⅲ 단계의 후방으로 미끄러뜨림(posterior glide)–움직임을 적용함.
- 무릎관절의 굴곡과 외회전(external roation)의 움직임성을 증가시키기 위하여.

무릎관절(Knee joint) : 후방으로 미끄러뜨림(posterior glide)

굴곡의 제한 시 엎드린 자세에서 (for restricted flexion, prone)

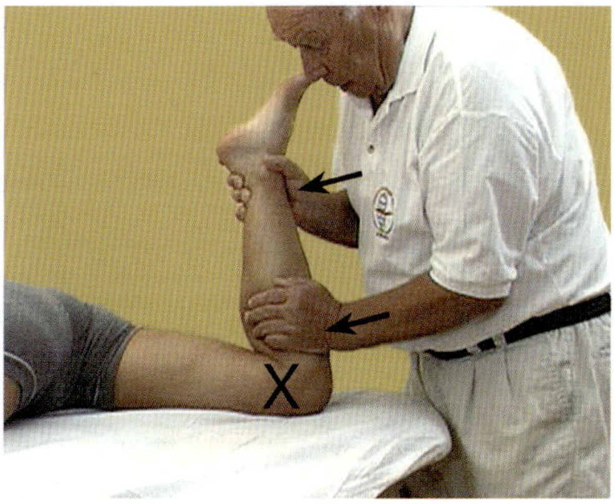

그림 67a - 굴곡시킨 위치에서 (in flexion) 모빌리제이션, 내측면(medial side)

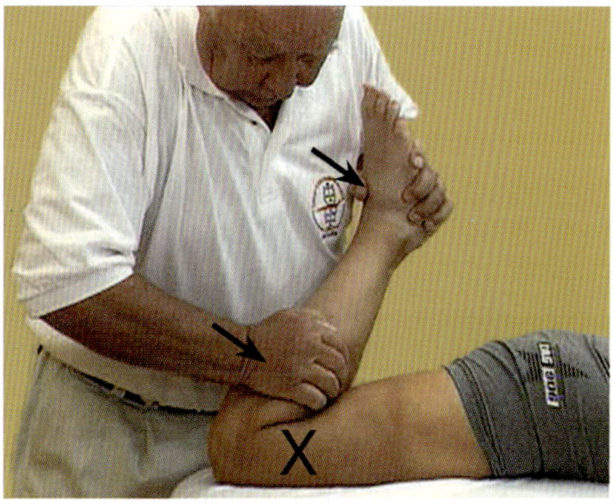

그림 67b - 굴곡시킨 위치에서 (in flexion) 모빌리제이션, 외측면(lateral side)

■ 그림 67a : 굴곡 (flexion) – 점진적 (progression), 내측면 (대체 테크닉)

목적

- 무릎관절의 굴곡(오목규칙)과 내회전(internal roation)움직임 증가를 위하여.

시작자세

- 환자의 무릎관절이 치료대의 가장자리 가까이에 위치하도록 엎드린 자세.
- 무릎관절을 굴곡–내회전의 마지막 범위에 가깝게 위치시킴.

손의 위치와 고정

- **고정** : 환자의 넙다리(thigh)는 치료대 위에 고정됨.
- **치료사의 움직이는 손** : 환자의 하퇴의 앞쪽(anterior)면을 양손으로 잡음; 오른손은 발목 위 부위를 잡고 왼손은 새끼두덩(hypothenar eminence)이 정강뼈의 안쪽면에 위치한 상태로 무릎 아래 부위를 잡음; 치료사는 자신의 몸에 왼팔을 지지함.

실행

- 치료사는 왼쪽 아래팔(forearm)에 체중을 실어 정강뼈의 안쪽면에 Ⅲ 단계의 후방으로 미끄러뜨림–움직임을 적용함; 치료사는 양손과 몸을 일치되게 움직임.

참조

- 무릎관절은 내측면과 외측면 (medial and lateral side)으로 분리하여 치료하는 것이 더 쉽고 효과적임.

■ 그림 67b : 굴곡 (flexion) – 점진적 (progression), 외측면 (대체 테크닉)

- 무릎관절을 굴곡–외회전(flexion–external rotation)의 마지막 범위에 가깝게 위치시킴.
- 정강뼈(tibia)에 Ⅲ 단계의 후방으로 미끄러뜨림(posterior glide)–움직임을 적용함.
- 무릎관절의 굴곡과 외회전(external roation)의 움직임성을 증가시키기 위하여.

무릎관절(Knee joint) : 전방으로 미끄러뜨림(posterior glide)

신전의 제한 시 (for restricted extension)

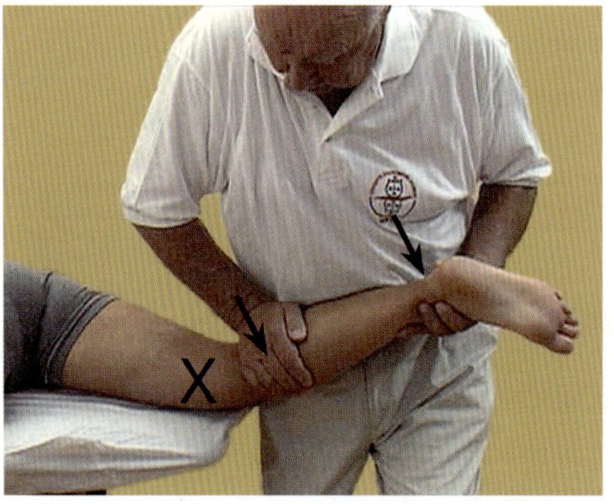

그림 68a – 편안위치에서 모빌리제이션, 내측면 (medial side)

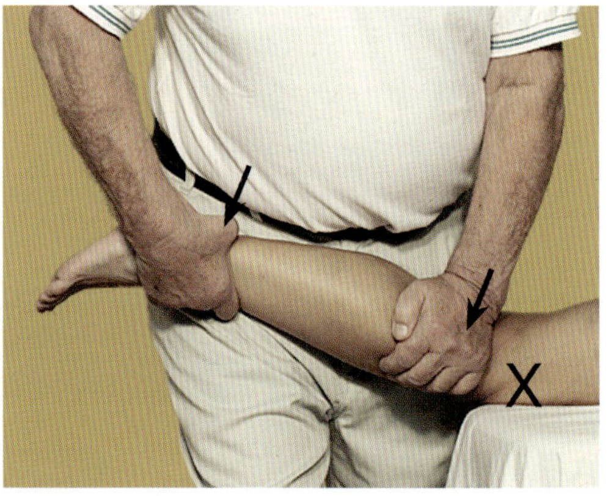

그림 68b – 편안위치에서 모빌리제이션, 외측면 (lateral side)

■ 그림 68a : 편안위치에서 모빌리제이션, 내측면

목적

- 무릎관절의 신전(오목규칙)과 외회전(external roation) 움직임 증가를 위하여.

시작자세

- 환자의 무릎관절이 치료대의 가장자리 가까이에 위치하도록 엎드린 자세.
- 무릎관절의 Position은 편안위치.

손의 위치와 고정

- **고정** : 환자의 넙다리(thigh)는 치료대 위에 고정됨.
- **치료사의 움직이는 손** : 환자의 하퇴를 치료사의 몸에 양손으로 유지함; 왼손으로 발목의 근위부를, 오른손으로 무릎관절 원위부의 내측(medial) 면을 잡음; 오른쪽 새끼두덩(hypothenar eminence)이 정강뼈(tibia)에 위치함.

실행

- 치료사의 오른쪽 아래팔(forearm)에 체중을 실고 무릎을 굽혀 정강뼈 몸쪽부위 안쪽면(proximal medial tibia)에 Ⅲ 단계의 전방으로 미끄러뜨림(anterior glide)–움직임을 적용함; 치료사는 양손과 몸을 일치되게 움직임.

참조

- 무릎관절은 내측면과 외측면으로 분리하여 치료하는 것이 더 쉽고 효과적임.

■ 그림 68b : 편안위치에서 모빌리제이션, 외측면

- 오른손으로 발목의 근위부를 왼손으로 무릎관절 원위부의 외측(lateral) 면을 잡음; 왼손 새끼두덩(hypothenar eminence)은 정강뼈 가쪽부위(lateral tibia)에 위치함.
- 정강뼈 몸쪽부위(proximal tibia)에 Ⅲ 단계의 전방으로 미끄러뜨림 움직임의 적용에 의하여 무릎관절의 신전–움직임성이 증가되며(오목규칙), 정강뼈 가쪽부위의 전방으로 미끄러뜨림 움직임의 적용에 의하여 내회전(internal rotation) 움직임성이 증가됨.

무릎관절(Knee joint) : 외측방향으로 미끄러뜨림(lateral glide)

굴곡과 신전의 제한 시 (for restricted flexion and extension)

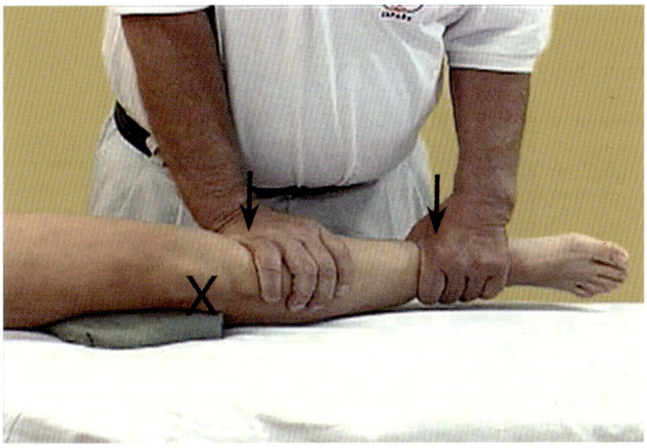

그림 69 – 편안위치에서 검진과 모빌리제이션

■ 그림 69 : 편안위치에서 검진과 모빌리제이션

목적

- 무릎관절(knee joint)의 외측으로 미끄러짐(lateral glide) 조인트플레이의 양과 질 및 마지막 느낌의 평가를 위하여.
- 무릎관절의 굴곡, 신전 그리고 회전움직임 증가를 위하여.

시작자세

- 환자하퇴의 외측(lateral)면이 치료대 위에 놓이도록 옆으로 누운 자세.
- 무릎관절의 Position은 편안위치.

손의 위치와 고정

- **고정** : 환자하퇴의 원위부는 치료대 위에 고정됨; 확실한 고정을 위하여 모래주머니나 치료쐐기를 관절틈 바로 근위부에 받침.
- **치료사의 움직이는 손** : 환자의 하퇴를 양손으로 내측(medial)에서 잡음; 왼손으로 발목 위 부위를 잡음; 오른손 새끼두덩(hypothenar eminence)이 관절틈 바로 원위부의 정강뼈 안쪽(medial tibia)에 위치한 상태로 무릎관절의 원위부를 잡음.

실행

- 치료사는 시전시킨 팔에 몸을 기대어 Ⅱ 또는 Ⅲ 단계의 외측방향으로 미끄러뜨림(lateral glide) – 움직임을 적용함; 치료사는 양손과 몸을 일치되게 움직임.

■ 굴곡(flexion)과 신전(extension) – 점진적(progression) (그림 없음)

- 무릎관절을 굴곡의 마지막 범위에 가깝게(굴곡의 제한 시) 위치시키거나 신전(extension)의 마지막 범위에 가깝게(신전의 제한 시) 위치시킴.
- 정강뼈 몸쪽–안쪽부위(medial proximal tibia)에 Ⅱ 또는 Ⅲ 단계의 외측방향으로 미끄러뜨림(lateral glide) –움직임을 적용함.

무릎관절(Knee joint) : 내측방향으로 미끄러뜨림(medial glide)

굴곡과 신전의 제한 시 (for restricted flexion and extension)

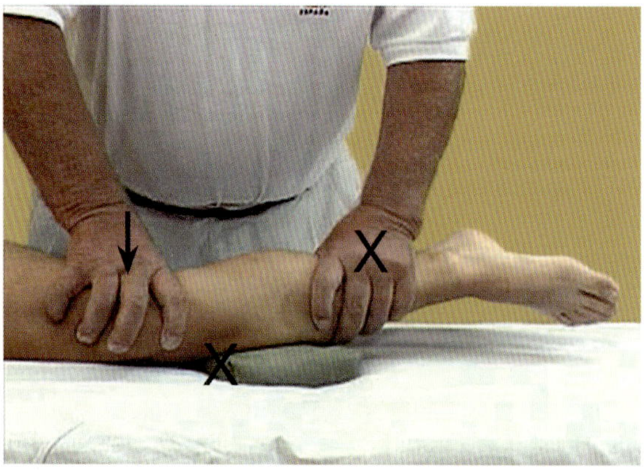

그림 70 – 편안위치에서 검진과 모빌리제이션

■ 그림 70 : 편안위치에서 검진과 모빌리제이션

목적

- 무릎관절(knee joint)의 내측으로 미끄러짐(medial glide) 조인트플레이의 양과 질 및 마지막 느낌의 평가를 위하여.
- 무릎관절의 굴곡과 신전움직임 증가를 위하여.

시작자세

- 환자하퇴의 외측(lateral)면이 치료대 위에 놓이도록 옆으로 누운 자세.
- 무릎관절의 Position은 편안위치.

손의 위치와 고정

- **치료사의 고정하는 손(왼손)** : 무릎관절에서 가장 가까운 원위부에 모래주머니 또는 치료쐐기를 받침; 환자발목 위 부위를 잡고 하퇴를 치료대 위에 고정함.
- **치료사의 움직이는 손(오른손)** : 환자 대퇴의 무릎관절에서 가장 가까운 근위부 내측(medial)면을 감싸 잡음.

실행

- 넙다리뼈(femur)에 Ⅱ 또는 Ⅲ 단계의 외측으로 미끄러뜨림(lateral glide) – 움직임을 적용하여 정강뼈(tibia)의 상대적인 내측으로 미끄러뜨림(medial glide) – 움직임을 유도함; 치료사는 신전시킨 오른팔에 몸을 기대어 움직임을 실행함.

■ 굴곡(flexion)과 신전(extension) 점진적(progression) (그림 없음)

- 무릎관절을 굴곡(flexion)의 마지막 범위에 가깝게(굴곡의 제한 시) 위치시키거나 신전(extension)의 마지막 범위에 가깝게(신전의 제한 시) 위치시킴.
- 넙다리뼈(femur)에 Ⅲ 단계의 외측으로 미끄러뜨림(lateral glide) – 움직임을 적용하여 정강뼈(tibia)의 상대적인 내측으로 미끄러뜨림(medial glide) – 움직임을 유도함.

무릎뼈(Patella) : 원위방향으로 미끄러뜨림(distal glide)

굴곡의 제한 시 (for restricted flexion)

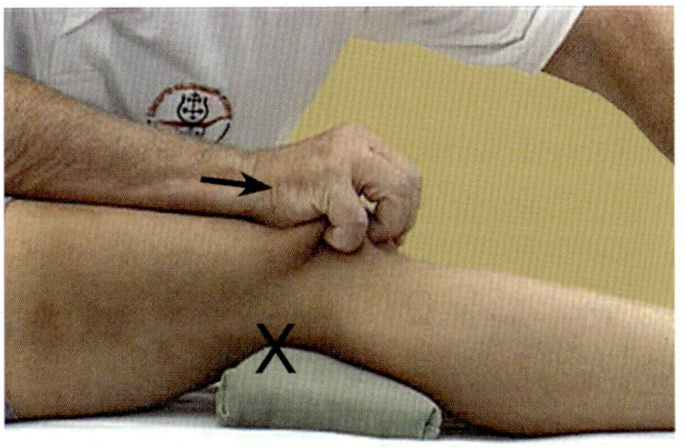

그림 71a – 편안위치에서 검진과 모빌리제이션

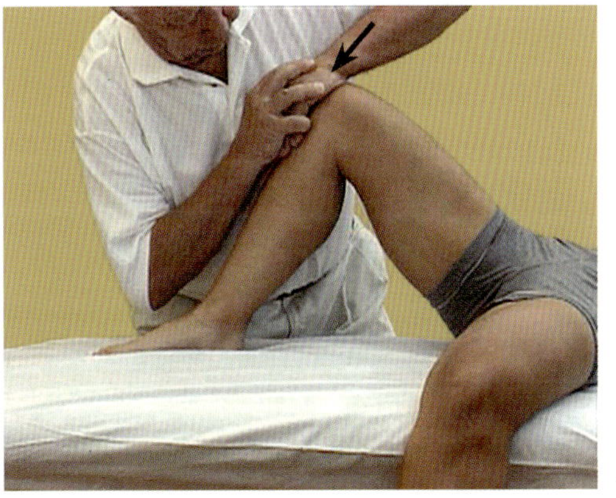

그림 71b – 굴곡시킨 위치에서 모빌리제이션

■ 그림 71a : 편안위치에서 검진과 모빌리제이션

목적

- 무릎뼈(patella)의 원위방향으로 미끄러짐(lateral glide) 조인트플레이의 양과 질 및 마지막 느낌의 평가를 위하여.
- 무릎뼈의 원위방향으로 미끄러짐 개선을 통한 무릎관절의 굴곡움직임 증가를 위하여.

시작자세

- 환자는 바로 누운 자세.
- 무릎관절이 현재의 편안위치(momentory resting position)에 놓이도록 모래주머니를 사용; 무릎관절 굴곡의 정도에 맞게 모래주머니의 높낮이를 조절함.

손의 위치와 고정

- **고정** : 무릎관절은 모래주머니에 의하여 고정됨.
- **치료사의 움직이는 손** : 오른손 손바닥의 둔덕(수근부, heel)를 무릎뼈의 근위부 가장자리 위에 두고 손가락으로 무릎뼈의 원위부 면을 감싸 잡음; 치료사의 오른쪽 아래팔(forearm)을 환자의 넙다리의 앞면에 평형으로 접촉시킴; 치료사는 왼손을 오른손 위에 덮어서 손잡음을 보조할 수 있음.

실행

- 무릎뼈에 Ⅱ 또는 Ⅲ 단계의 원위방향으로 미끄러뜨림(distal glide) – 움직임을 적용함; 무릎뼈를 뒤쪽방향으로 누르는 힘을 피하기 위하여 치료사의 아래팔을 대퇴와 평행하도록 유지함; 움직이는 동안 통증을 피하기 위하여 무릎뼈에 Ⅰ 단계의 견인을 동시에 적용함.

참조

- 무릎뼈의 원위방향으로 미끄러짐의 제한은 무릎관절 굴곡의 제한과 관련 있을 수 있음. 이러한 경우에는 무릎관절에 치료테크닉을 적용하기 전에 무릎뼈의 움직임성을 개선시키는 것이 중요함.

■ 그림 71b : 굴곡(flexion) – 점진적(progression)

- 관절을 굴곡(flexion)의 마지막 범위에 가깝게 위치시킴; 무릎뼈에 Ⅲ 단계의 원위방향으로 미끄러뜨림(distal glide) – 움직임을 적용함.

무릎뼈(Patella) : 내측과 외측으로 미끄러뜨림(medial and lateral glide)

움직임의 제한 시 (for hypomobility)

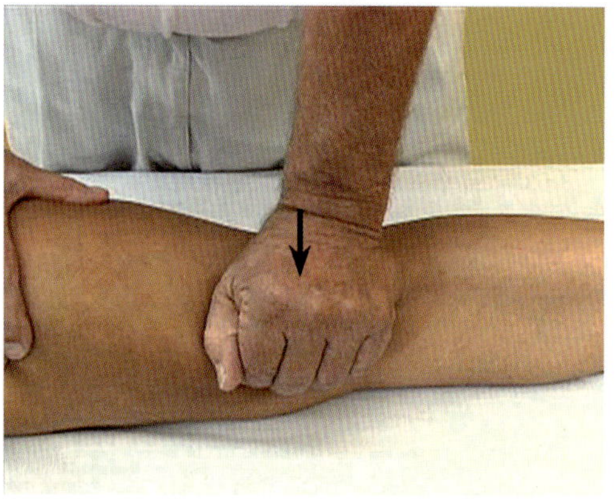

그림 71c - 편안위치에서 모빌리제이션, 내측 미끄러뜨림 (medial glide)

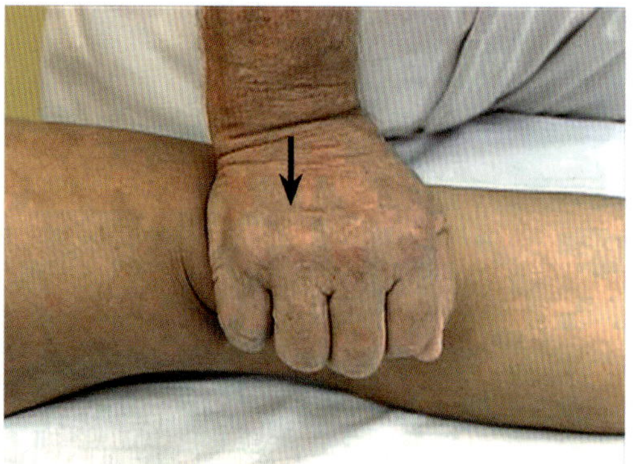

그림 71d - 편안위치에서 모빌리제이션, 외측 미끄러뜨림 (lateral glide)

■ 그림 71c : 편안위치에서 모빌리제이션, 내측으로 미끄러뜨림

목적

- 무릎뼈(patella)의 내측방향으로 미끄러짐(medial glide) 개선을 통한 무릎관절(knee joint)의 움직임성 개선을 위하여.

시작자세

- 환자는 바로 누워서 다리를 내측(medial)으로 회전시킨 자세.
- 무릎관절의 Position은 편안위치. 필요에 따라 모래주머니를 사용하여 무릎관절을 현재의 편안위치(momentory resting position)로 조절함.

손의 위치와 고정

- **치료사의 고정하는 손(오른손)** : 무릎뼈(patella) 위쪽부위의 대퇴를 앞쪽(anterior) 면에서 감싸 잡음.
- **치료사의 움직이는 손(왼손)** : 무릎뼈의 외측(lateral) 가장자리를 손바닥의 둔덕(수근부, heel)으로 잡음.

실행

- 무릎뼈에 Ⅱ 또는 Ⅲ 단계의 내측으로 미끄러뜨림(medial glide) – 움직임을 적용함.

■ 그림 71d : 편안위치에서 모빌리제이션, 외측으로 미끄러뜨림

- 환자의 다리를 외측으로 회전시킨 자세에서 동일한 테크닉을 적용함.
- 무릎뼈에 Ⅱ 또는 Ⅲ 단계의 외측으로 미끄러뜨림(lateral glide) – 움직임을 적용함.

20 장

엉덩관절 (Hip)

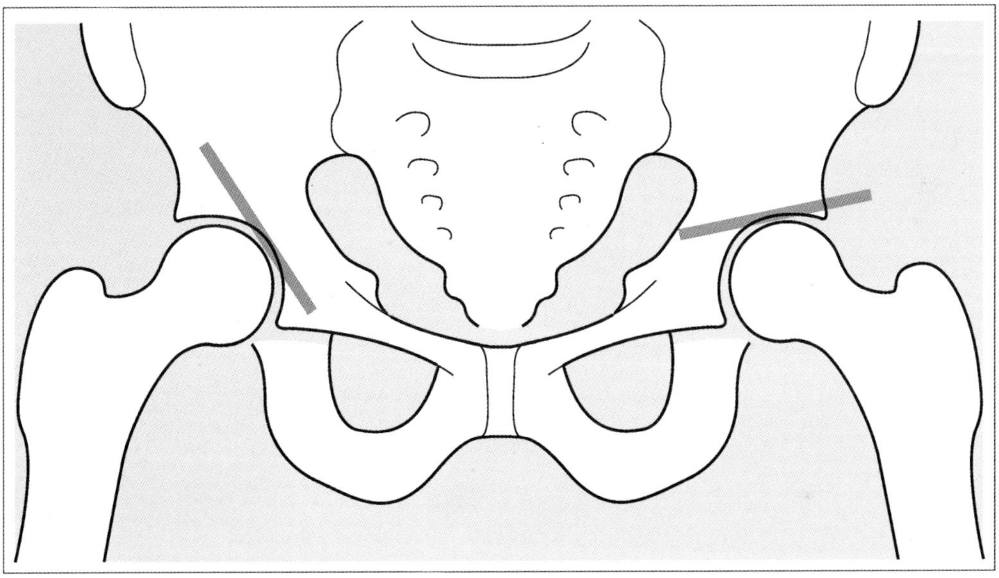

엉덩관절 (Hip)

20 엉덩관절 (Hip joint) *(art. coxae)*

■ 기능해부학과 움직임 (Functional anatomy and movement)

엉덩관절(hip joint)은 해부학적 및 역학적으로 단순 3축 절구관절(구관절, 변형되지 않은 타원형관절, spheroid, unmodified ovoid)이다.

볼록관절면은 넙다리뼈머리(head of femur, caput ossis femoris)에 의해 형성된다. 넙다리뼈머리는 약 2/3 구 형태이며, 약 5cm 길이의 넙다리뼈목(neck of femur, collum ossis femoris) 끝에 위치한다. 넙다리뼈목은 넙다리뼈몸통(femoral shaft)의 종축과 약 126°의 각(angle of declination)을 이루고 전두면과 약 126°의 각(angle of femoral torsion)을 이룬다. 넙다리뼈머리는 내측(medial), 상방(cranial) 그리고 약간 전방(ventral) 방향으로 볼기뼈절구(acetabulum)를 향한다.

엉덩뼈(ilium)는 볼기뼈절구(acetabulum, 반달형태의 오목관절면)와 관절오목(cavity)의 비관절성 바닥인 절구오목(acetabular fossa)을 포함한다. 절구순(acetabular labrum)은 절구테두리(acetabular rim)를 따라 연속된다; 절구가로인대(transverse acetabular ligament)는 절구패임(acetabular notch)을 가로질러 주행하여 원을 완성한다. 이 인대에 의하여 절구패임은 구멍으로 바뀌며 이 구멍을 통하여 넙다리뼈머리인대(ligament of femur head)와 함께 혈관과 신경이 통과한다.

절구오목은 압박의 변화에 따라서 절구패임을 통해 밀려나가거나 빨려들어가는 관절 지방패드(pulvina acetabuli, or corpus adiposum fossae acetabuli)로 채워져 있다.

뼈의 촉진점 (Bony palpation)

앞면(ventral)
- 엉덩관절(hip joint)
- 위앞엉덩뼈가시(상전장골극, anterior superior iliac spine)
- 아래앞엉덩뼈가시(하전장골극, anterior inferior iliac spine)
- 엉덩뼈능선(장골능, iliac crest)
- 두덩결합(치골결합, symphysis pubis)
- 작은돌기(소전자, lessor trochanter)

뒤쪽면(dorsal)
- 엉덩뼈능선(장골능, iliac crest)
- 위뒤엉덩뼈가시(상후장골극, posterior superior iliac spine)
- 아래뒤엉덩뼈가시(하후장골극, posterior inferior iliac spine)
- 궁둥뼈결절(좌골결절, ischial tuberosity)

외측면(lateral)
- 엉덩뼈능선(장골능, iliac crest)
- 큰돌기(대전자, greater trochanter)

그림 20.1
넙다리뼈머리인대 (대퇴골두인대, lig. capitis femoris)

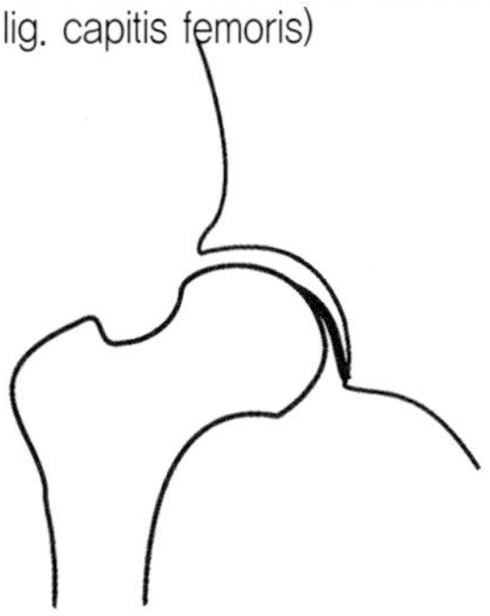

인대 (Ligaments)

- 엉덩넙다리인대 전방부(장골대퇴인대, iliofemoral ligament– ventral)
- 두덩넙다리인대 하부(치골대퇴인대, pubofemoral ligament– caudal)
- 궁둥넙다리인대 후/상부(좌골대퇴인대. ischiofemoral dorsal/cranial)
- 둘레띠(윤대, zona orbicularis)
- 넙다리뼈머리인대(대퇴골두인대, lig. capitis femoris)는 촉진할 수 없다. 이 인대는 엉덩관절이 내전(adduction)될 때 팽팽해지고, 엉덩관절의 외전(abduction)과 견인(traction) 치료 시에 느슨해진다.

뼈의 움직임과 축 (Bone movement and axes)

- 굴곡–신전 : 넙다리뼈머리를 통과하는 횡축(transverse axis)을 중심으로
- 외전–내전 : 넙다리뼈머리를 통과하는 시상축(sagittal axis)을 중심으로
- 내회전–외회전 : 넙다리뼈머리와 무릎관절을 통과하는 종축(longitudinal axis)을 중심으로

마지막 느낌 (End feel)

- 뻣뻣함(firm)

관절움직임 (미끄러짐, Gliding)

- 볼록규칙

치료면 (Treatment plane)

절구(acetabulum)의 깊고 원형으로 오목한 윤곽은 관절의 위치와 모빌리제이션 시키는 힘의 방향에 따라 기능적으로 다양한 치료면(treatment plane)을 갖는다.

- 체중을 지지하는 위치에 대한 엉덩관절의 치료면 중 하나는 절구 위쪽부분의 오목관절면에 놓여 있다; 즉 원위(distal)방향으로 견인모빌리제이션은 이 치료면과 수직방향이다.
- 또 다른 치료면은 절구를 전방–외측(anterior–lateral)으로 바라보는 오목관절면에 놓여 있다; 즉, 측방으로 견인(lateral traction) 모빌리제이션은 이 치료면과 수직방향이다.

영점위치 (Zero position)

- 넙다리뼈(femur)이 전두면에 위치
- 다음의 두 선이 서로 수직을 이룬상태;
  - … 위앞엉덩뼈가시(상전장골극, superior anterior iliac spine)와 무릎뼈 사이의 선과
  - … 양쪽 위앞엉덩뼈가시(상전장골극, superior anterior iliac spine) 사이의 선

편안위치 (Resting position)

- 엉덩관절(hip joint)이 약 30° 굴곡과 30° 외전 그리고 약간의 외회전

잠긴위치 (Close–packed position)

- 최대로 신전, 내회전, 외전시킨 상태

관절주머니 유형 (Capsular pattern)

- 내회전(medial rotation) – 신전(extension) – 외전(abduction) – 외회전(lateral rotation)

■ 엉덩관절의 검진계획 (Hip examination scheme)

(검진에 대한 더 자세한 정보는 3장과 4장 참조)

기능검진 (Tests of function)

1. 능동과 수동 움직임 (마지막 느낌과 안정성검진 포함)

횡축 (transverse axis)	
굴곡 (flexion)	130°
0° 에서 신전 (extension)	15°
외전 시킨 상태에서 신전	40°
후방–전방축 (dorsal–ventral axis)	
외전 (abduction)	45°
내전 (adduction)	20°
종축 (longitudinal axis)	
외회전 (lateral rotation)	45°
내회전 (medial rotation)	40°

2. 직선적 조인트플레이와 마지막 느낌

견인–압박 (traction–compression)	(그림 72a)
미끄러뜨림 (glide)	
외측 (lateral)	(그림 74a)

3. 저항검진 (Resisted Movement)

	부가적인 기능 :
굴곡 (flexion)	
엉덩허리근 (장요근, iliopsoas)	외회전
넙다리곧은근 (대퇴직근, rectus femoris)	무릎관절 (슬관절, knee joint) 신전
넙다리근막긴장근 (대퇴근막장근, tensor fasciae latae)	외전, 내회전, 무릎관절 신전, 외회전
신전 (extension)	
큰볼기근 (대둔근, gluteus maximus)	외회전
넙다리두갈래근 (대퇴이두근, biceps femoris)	무릎관절 굴곡, 외회전
반막모양근 (반막양근, semimembranosus)	무릎관절 굴곡, 내회전
큰모음근 (대내전근, adductor magnus)	내전
외전 (abduction)	
중간볼기근, 작은볼기근 (gluteus medius, minimus)	내회전
넙다리근막긴장근 (대퇴근막장근, tensor fasciae latae)	굴곡, 내회전, 무릎관절 신전, 외회전
내전 (adduction)	
큰모음근 (대내전근, adductor magnus)	내회전
긴모음근, 짧은모음근 (adductor longus, brevis)	굴곡, 외회전
두덩근 (치골근, pectineus)	굴곡, 외회전
두덩정강근 (박근, gracilis)	굴곡, 내회전
외회전 (lateral rotation)	
엉덩허리근 (장요근, iliopsoas)	굴곡
큰볼기근, 작은볼기근 (gluteus maximus, minimus)	신전
폐쇄근, 쌍둥이근 (쌍지근) (obturators, gemelli)	신전
넙다리네갈래근 (대퇴사두근, quadriceps femoris)	굴곡, 내전
넙다리두갈래근 (대퇴이두근, biceps femoris)	굴곡
궁둥구멍근 (이상근, piriformis)	신전, 외전
내회전 (medial rotation)	
작은볼기근, 중간볼기근 (gluteus minimus, medius)	외전
큰모음근 (대내전근, adductor magnus)	내전
넙다리근막긴장근 (대퇴근막장근, tensor fasciae latae)	굴곡, 외전, 무릎관절 신전, 외회전

4. 연부조직의 수동적 움직임 (Passive soft tissue movements)

생리적인 움직임

부가적인 움직임

5. 부가적인 검진 (Additional tests)

실험치료 (Trial treatment)

견인 (traction) (그림 72b)

■ 엉덩관절에 적용하는 테크닉들 (Hip techniques)

엉덩관절(Hip joint) : 원위 방향으로 견인(distal traction)

통증과 움직임의 제한 시 (for pain and hypomobility)

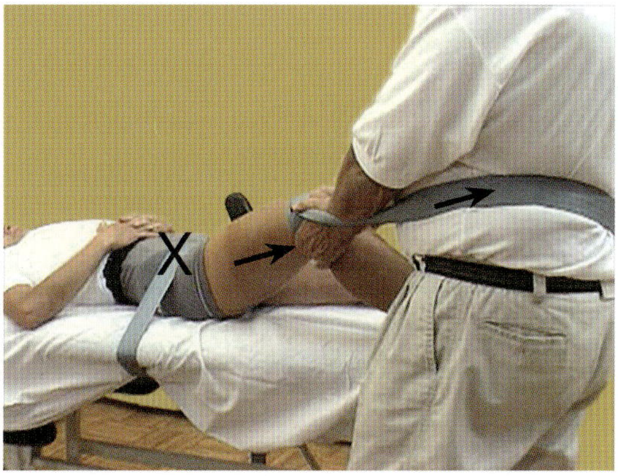

그림 72a – 편안위치에서 검진과 모빌리제이션

■ 그림 72a : 편안위치에서 검진과 모빌리제이션

목적

- 엉덩관절(hip joint)의 원위방향으로 견인(distal traction) 조인트플레이의 양과 질 및 마지막 느낌의 평가를 위하여. 원위 방향으로 견인(distal traction)은 절구(acetabulum) 위쪽 면의 체중지지부위에 대한 검진임.
- 엉덩관절의 통증 감소와 움직임성 개선을 위하여.

시작자세

- 환자는 바로 누운 자세.
- 엉덩관절의 Position은 편안위치.

손의 위치와 고정

- **고정** : 마지막 느낌을 제외한 움직임검진에서는 고정이 필요하지 않음.
- 마지막 느낌을 검진하거나 모빌리제이션을 실행하려면, 오른쪽 궁둥뼈결절(ischial tuberosity) 주위에 고정봉(그림 참조) 또는 고리(스트럽, 등자, strap)를 사용하여 오른쪽 궁둥뼈(ischium)의 하방(caudal)–움직임을 방지함; 골반의 위앞엉덩뼈가시(전상장골극, anterior superior iliac spine) 바로 아래를 벨트로 묶어서 척추의 측방 굴곡(side bending)을 방지함.
- **치료사의 움직이는 손** : 양손으로 대퇴원위부를 감싸 잡음; 오랜 시간 동안 치료하려면 견인벨트를 치료사의 양손과 몸에 감아서 손잡음을 보완함.

실행

- 치료사의 몸을 뒤로 기울이고 당겨서 신전시킨 팔을 통하여 Ⅰ, Ⅱ 또는 Ⅲ 단계의 원위방향으로 견인(distal traction)–움직임을 적용함.
- 초보자들이 직선적–견인(traction)–매니플레이션을 연습하기에 적합함.

엉덩관절 (Hip)

엉덩관절(Hip joint) : 원위 방향으로 견인(distal traction)

움직임의 제한 시 (for hypomobility) (대체 테크닉)

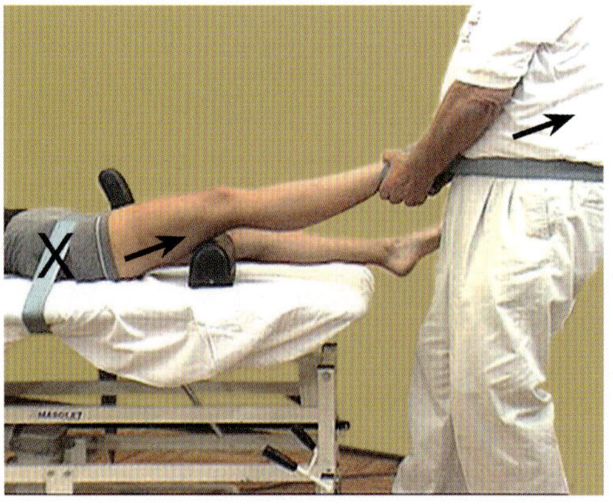

그림 72b – 편안위치에서 모빌리제이션

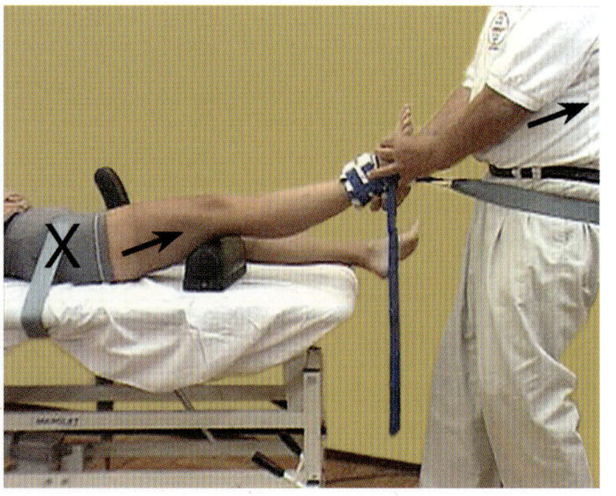

그림 72c – 편안위치에서 모빌리제이션

■ 그림 72b : 편안위치에서 모빌리제이션, 대체 테크닉

목적

- 엉덩관절(hip joint) 움직임범위의 증가. 원위 방향으로 견인(distal traction)은 절구(acetabulum)의 위쪽 면인 체중지지 부위에 주로 영향 줌

시작자세

- 환자는 바로 누운 자세.
- 엉덩관절의 Position은 편안위치.

손의 위치와 고정

- **고정** : 오른쪽 궁둥뼈결절(좌골결절, ischial tuberosity) 주위에 고정봉(그림 참조) 또는 고리(스트럽, 등자, strap)를 사용하여 오른쪽 궁둥뼈(ischium)의 하방(caudal) 움직임을 방지함; 골반의 위앞엉덩뼈가시(상전장골극, anterior superior iliac spine) 바로 아래를 벨트로 묶어서 척추의 측방굴곡(side bending)을 방지함.
- **치료사의 움직이는 손** : 양손으로 발목(ankle) 위를 감싸 잡음; 오랜 시간 동안 치료하려면 견인벨트를 치료사의 양손과 몸에 감아서 손잡음을 보완함; 견인벨트가 팽팽하게 되면 치료사의 팔이 신전상태가 되도록 벨트의 길이를 조절함.

실행

- 치료사는 몸을 뒤로 기울이고 당겨서 신전시킨 팔을 통하여 Ⅲ 단계의 원위방향으로 견인(distal traction)–움직임을 적용함; 천천히 당기고 당길 때마다 견인한 상태를 1분 또는 그 이상 유지함.
- 초보자들이 직선적–견인(traction)–매니플레이션을 연습하기에 적합함.

■ 그림 72c : 편안위치에서 모빌리제이션, 대체 테크닉

- Ⅲ 단계의 원위방향으로 견인(distal traction) 모빌리제이션 치료를 오랜 시간 동안 적용하기 위하여 손잡음이 편리한 견인커프(traction cuff)를 사용함.

엉덩관절(Hip joint) : 원위 방향으로 견인(distal traction)

굴곡의 제한 시 (for restricted flexion)

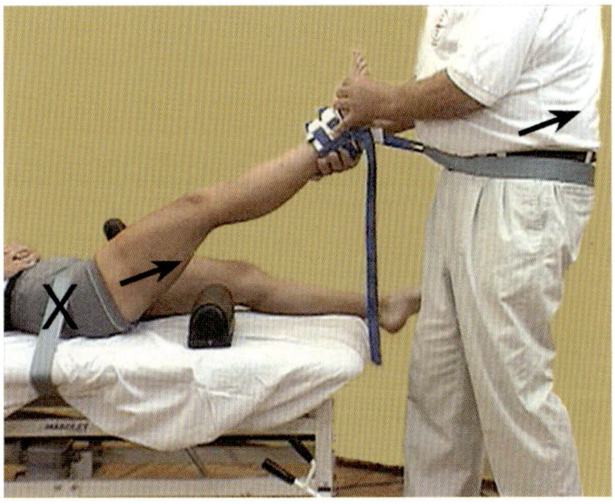

그림 73a – 굴곡시킨 위치에서 모빌리제이션

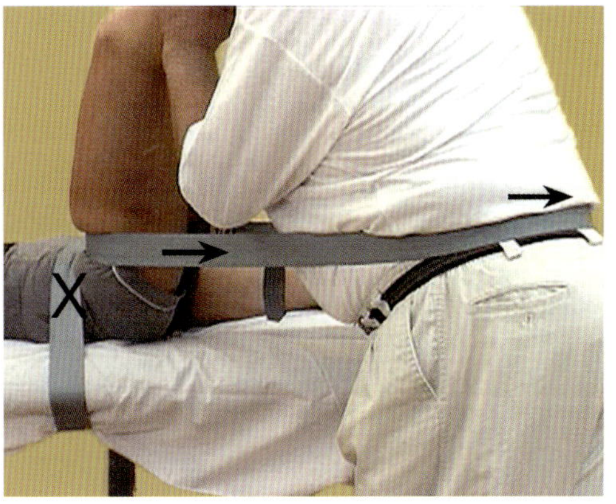

그림 73b – 굴곡시킨 위치에서 모빌리제이션

■ 그림 73a : 굴곡(flexion) – 점진적(progression)

목적

- 엉덩관절(hip joint)의 원위방향으로 견인(distal traction)–조인트플레이의 개선을 통하여 엉덩관절의 굴곡(flexion)움직임 증가를 위하여.

시작자세

- 환자는 바로 누운 자세.
- 엉덩관절을 굴곡의 마지막 범위에 가깝게 위치시킴; 엉덩관절 굴곡의 크기에 맞게 치료대의 높낮이를 조절함.

손의 위치와 고정

- **고정** : 오른쪽 궁둥뼈결절(좌골결절, ischial tuberosity) 주위에 고정봉(그림 참조) 또는 고리(스트럽, 등자, strap)를 사용하여 오른쪽 궁둥뼈(ischium)의 하방(caudal) 움직임을 방지함; 골반의 위앞엉덩뼈가시(전상장골극, anterior superior iliac spine) 바로 아래를 벨트로 묶어서 척추의 측방굴곡(side bending)을 방지함.
- **치료사의 움직이는 손** : 양손으로 발목(ankle) 위를 감싸 잡음; 오랜 시간 동안 치료하려면 견인벨트를 치료사의 양손과 몸에 감아서 손잡음을 보완함; 견인벨트가 팽팽하게 되면 치료사의 팔이 신전상태가 되도록 벨트의 길이를 조절함.

실행

- 치료사는 몸을 뒤로 기울이고 당겨서 신전시킨 팔을 통하여 Ⅲ 단계의 원위방향으로 견인(distal traction)–움직임을 적용함; 천천히 당기고 당길 때마다 견인한 상태를 1분 또는 그 이상 유지함.

■ 그림 73b : 90˚ 또는 이상의 굴곡(flexion) – 점진적(progression)

- 엉덩관절굴곡의 마지막 범위에 가깝게 위치시킴; 견인벨트를 환자 대퇴의 근위부와 치료사의 몸을 감싸도록 조절함; 넙다리뼈(대퇴골, femur)에 Ⅲ 단계의 원위방향으로 견인(distal traction)–움직임을 적용함.

엉덩관절(Hip joint) : 원위 방향으로 견인(distal traction)

신전의 제한 시 (for restricted extension)

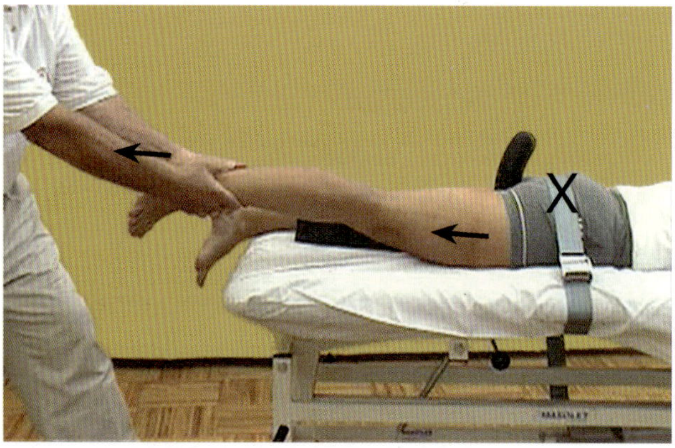

그림 73c – 신전시킨 위치에서 모빌리제이션
(mobilization in extension)

■ 그림 73c : 신전(extension) 점진적(progression)

목적

- 엉덩관절(hip joint)의 원위방향으로 견인(distal traction)–조인트플레이의 개선을 통하여 엉덩관절의 신전(extension)움직임 증가를 위하여.

시작자세

- 환자는 엎드린 자세.
- 엉덩관절을 신전(extension)의 마지막 범위에 가깝게 위치시킴.

손의 위치와 고정

- **고정** : 오른쪽 궁둥뼈결절(좌골결절, ischial tuberosity) 주위에 고정봉(그림 참조) 또는 고리(스트럽, 등자, strap)를 사용하여 오른쪽 궁둥뼈(ischium)의 하방(caudal) 움직임을 방지함; 엉덩이를 고정벨트로 감싸 묶어 척추의 측방굴곡(side bending)을 방지함.
- **치료사의 움직이는 손** : 양손으로 발목(ankle) 위를 감싸 잡음; 무릎관절(knee joint)의 신전 시 통증이 있다면, 환자의 무릎을 가볍게 굽히고 무릎관절의 위 부위를 잡음.
- 오랜 시간동안 치료하려면 견인벨트를 치료사의 양손과 몸에 감아서 손잡음을 보완함; 견인벨트가 팽팽하게 되면 치료사의 팔이 신전상태가 되도록 벨트의 길이를 조절함.

실행

- 치료사는 몸을 뒤로 기울이고 당겨서 신전시킨 팔을 통하여 Ⅲ 단계의 원위방향으로 견인(distal traction) 움직임을 적용함; 천천히 당기고 당길 때마다 견인한 상태를 1분 또는 그 이상 유지함.

엉덩관절(Hip joint) : 외측방으로 견인(lateral traction)

통증과 움직임의 제한 시 (for pain and hypomobility)

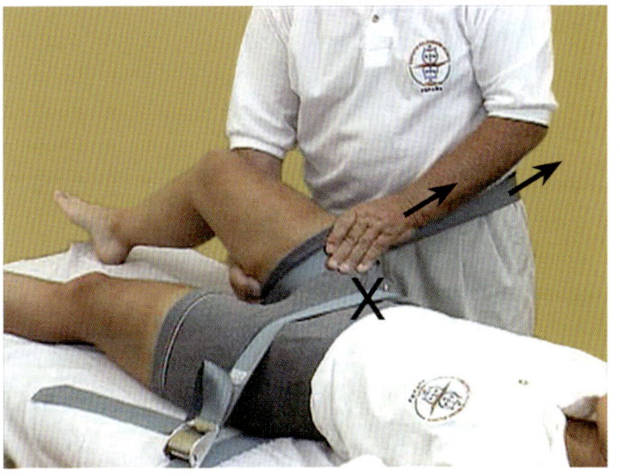

그림 74a – 편안위치에서 검진과 모빌리제이션

■ 그림 74a : 편안위치에서 검진과 모빌리제이션

목적

- 엉덩관절(hip joint)의 외측방향으로 견인(lateral traction)–조인트플레이의 양과 질 및 마지막 느낌의 평가를 위하여.
- 엉덩관절의 통증 감소와 움직임성 개선을 위하여.

시작자세

- 환자는 바로 누운 자세.
- 엉덩관절의 Position은 편안위치.

손의 위치와 고정

- **고정** : 벨트로 환자의 골반을 감싸서 치료대의 반대쪽에 묶어서 고정함; 치료사의 왼손으로 환자의 골반외측(lateral)을 내측(medial)과 약간 상방(cranial)으로 밀어서 벨트의 고정을 보완할 수 있음.
- **치료사의 움직이는 손** : 견인벨트를 환자의 대퇴근위부(proximal thigh)와 치료사의 몸에 감음; 오른손으로 대퇴를 받쳐서 엉덩관절(hip joint)의 편안위치를 조절함. 관절의 위치를 좀 더 쉽게 조절하기 위하여 왼손을 견인벨트 밑에 넣을 수 있음.

실행

- 치료사는 몸을 뒤로 기울이고 견인벨트를 외측(lateral)과 약간 하방(caudal)으로 당겨서 Ⅰ, Ⅱ 또는 Ⅲ 단계의 외측방향으로 견인(lateral traction) 움직임 [넙다리뼈목(neck of femur)의 연장선상]을 적용함; 치료사의 손과 몸은 일치되게 움직여야 함. (만약 왼손으로 환자의 골반을 고정한다면 왼손은 움직이지 말아야 함.)
- 초보자들이 직선적–견인(traction)–매니플레이션을 연습하기에 적합함.

엉덩관절(Hip joint) : 외측방으로 견인(lateral traction)

굴곡과 신전의 제한 시 (for restricted flexion and extension)

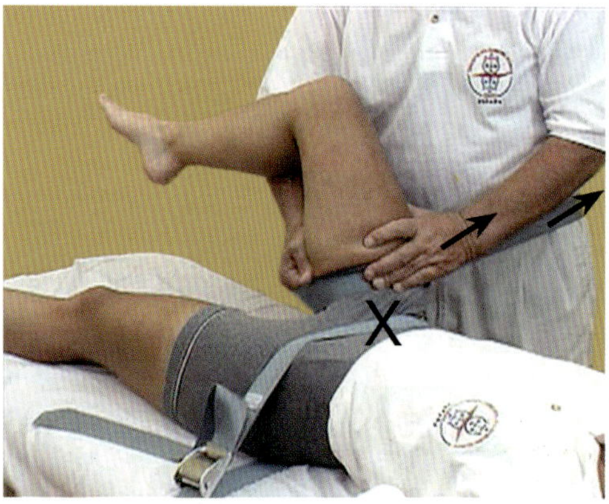

그림 74b – 굴곡시킨 위치에서 모빌리제이션 (mobilization in flexion)

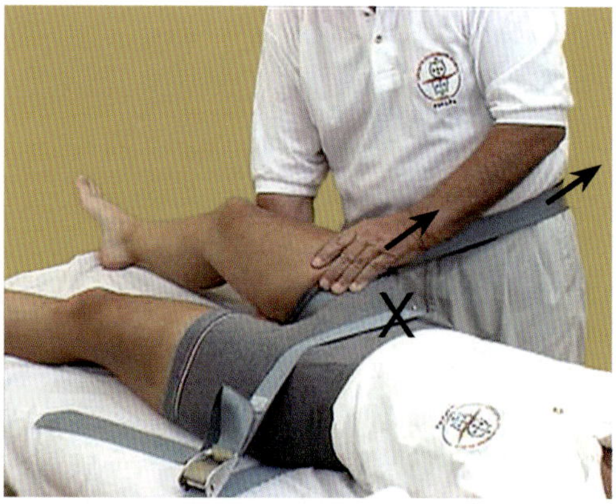

그림 74c – 신전시킨 위치에서 모빌리제이션 (mobilization in extension)

■ 그림 74b : 굴곡(flexion) 점진적(progression)

목적

- 엉덩관절의 굴곡(flexion)과 내전(adduction) 움직임 증가를 위하여 (볼록규칙).

시작자세

- 환자는 바로 누운 자세.
- 엉덩관절을 굴곡(flexion)의 마지막 범위에 가깝게 위치시킴.

손의 위치와 고정

- **고정** : 벨트로 환자의 골반을 감싸서 치료대의 반대쪽에 묶어서 고정함; 치료사의 왼손으로 환자의 골반외측(lateral)을 내측(medial)과 약간 상방(cranial)으로 밀어서 벨트의 고정을 보완할 수 있음.
- **치료사의 움직이는 손** : 견인벨트를 환자의 대퇴근위부 (proximal thigh)와 치료사의 몸에 감음; 오른손으로 대퇴를 받쳐서 엉덩관절의 편안위치를 조절함. 관절의 위치를 좀 더 쉽게 조절하기 위하여 왼손을 견인벨트 밑에 넣을 수 있음.

실행

- 치료사는 몸을 뒤로 기울이고 견인벨트를 외측(lateral)과 약간 하방(caudal)으로 당겨서 Ⅲ 단계의 외측방향으로 견인(lateral traction) 움직임 [넙다리뼈 목(neck of femur)의 연장선상] 을 적용함; 치료사의 손과 몸은 일치되게 움직여야 함(만약 왼손으로 환자의 골반을 고정한다면 왼손은 움직이지 말아야 함.)

■ 그림 74c : 신전(extension) – 점진적(progression)

- 엉덩관절은 신전(extension)과 외전(abduction)의 마지막 범위에 가깝게 위치시킴.
- 넙다리뼈(femur)에 Ⅲ 단계의 측방으로 견인(lateral traction) 움직임을 적용함.
- 엉덩관절 신전의 제한 각도가 크다면, 엉덩관절은 계속 굴곡상태에 위치함. 0° 에서부터 신전각도를 증가시키려면 엎드린 자세에서 실행함.

엉덩관절(Hip joint) : 후방으로 미끄러뜨림(dorsal glide)

굴곡의 제한 시 (for restricted flexion)

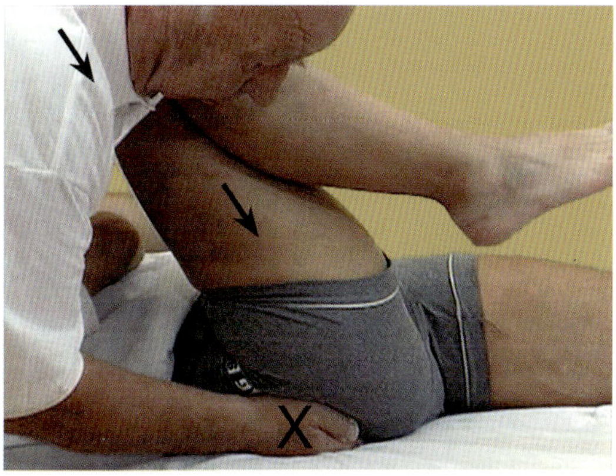

그림 75a – 굴곡시킨 위치에서 모빌리제이션
(mobilization in flexion)

■ 그림 75a : 굴곡(flexion) 점진적(progression)

목적

- 엉덩관절(hip joint)의 굴곡(flexion) 움직임 증가를 위하여(볼록규칙).

시작자세

- 환자는 바로 누운 자세.
- 엉덩관절을 굴곡(flexion) 움직임의 마지막 범위에 가깝게 위치시킴.

손의 위치와 고정

- **고정과 치료사의 고정하는 손(오른손)** : 환자의 골반은 치료대에 고정됨; 고정을 보완하기 위하여 치료사의 오른손을 환자의 오른쪽 골반 밑에 받침.
- **치료사의 움직이는 손(왼손)** : 환자의 다리를 왼손으로 잡고 치료사의 몸에 유지함; 환자의 무릎(knee)을 치료사의 왼쪽 어깨와 가슴에 위치시킴.

실행

- 치료사의 몸을 환자의 무릎(knee)에 대퇴의 연장선상으로 기대어 Ⅲ 단계의 후방으로 미끄러뜨림(dorsal gliding)-움직임을 적용함; 치료사는 왼팔과 몸을 일치되게 움직여야 함.

엉덩관절 (Hip)

엉덩관절(Hip joint) : 전방으로 미끄러뜨림(ventral glide)

신전의 제한 시 (for restricted extension)

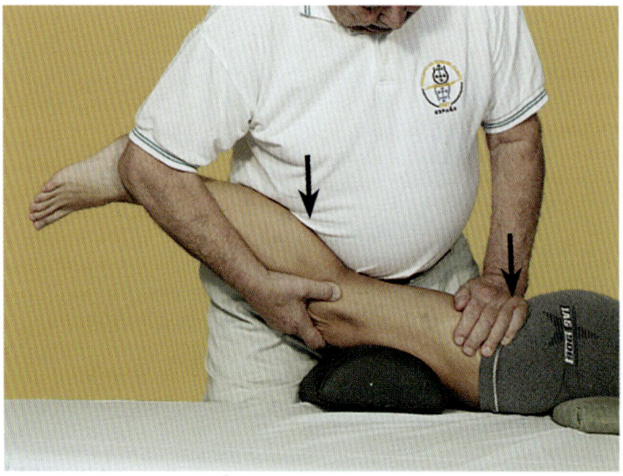

그림 75b – 신전시킨 위치에서 모빌리제이션
(mobilization in extension)

■ 그림 75b : 신전(extension) – 점진적(progression)

목적

- 엉덩관절(hip joint)의 신전(extension) 움직임 증가를 위하여(볼록규칙).

시작자세

- 환자는 엎드린 자세.
- 무릎 위 부위를 받쳐서 엉덩관절을 신전 움직임의 마지막 범위에 가깝게 위치시킴.

손의 위치와 고정

- **고정** : 환자의 골반은 치료대에 고정됨; 모래주머니 또는 쐐기를 골반의 앞쪽(anterior)에 받쳐서 고정을 보완함.
- **치료사의 움직이는 손** : 엉덩관절을 조절하기 위하여 오른손으로 환자의 무릎과 하퇴를 잡음; 왼손으로 엉덩관절의 관절틈 바로 아래 부위, 대퇴의 뒤쪽(posterior)을 잡음.

실행

- 치료사는 신전시킨 팔에 기대어 Ⅲ 단계의 전방으로 미끄러뜨림(ventral gliding) – 움직임을 적용함. 치료사는 양손과 몸을 일치되게 움직여야 함.

부록 (APPENDIX)

■ 상지 관절과 근육 일람표

근육	신경	신경 뿌리 (Root)	견갑골* (Shoulder*)					
			90 벌림 (ABD)	40 모음 (ADD)	65 굴곡 (FLE)	35 신전 (EXT) 0	90 내회전 (INT ROT)	60 외회전 (EXT ROT)
큰가슴근 (Pectoralis major)	흉근신경(외측, 내측) [Pectoral (lat., med.)]	C5-T1		X	X		X	
작은가슴근 (Pectoralis minor)	흉근신경(외측, 내측) [Pectoral (lat., med.)]	C6,7,8						
앞톱니근 (Serratus anterior)	긴가슴신경 (Long thoracic)	C5,6,7						
등세모근 (Trapezius)	부신경 (Accessory C1-C2)	C2,4						
넓은등근 (Latissimus dorsi)	가슴등신경 (Thoracodorsal)	C6,7,8		X		X	X	
마름모근 (Rhomboideus)	등쪽견갑신경 (Dorsal scapular)	C4,5						
어깨올림근 (Levator scapulae)	등쪽견갑신경 (Dorsal scapular)	C3,4,5						
삼각근 (Deltoideus)	겨드랑신경 (Axillary)	C5,6	X	1	X	X	1	1
가시위근 (Supraspinatus)	견갑위신경 (Suprascapular)	C4,5,6	X					1
가시아래근 (Infraspinatus)	견갑위신경 (Suprascapular)	C5,6						X
작은원근 (Teres minor)	겨드랑신경 (Axillary)	C5,6		1		1		X
어깨밑근 (Subscapularis)	견갑밑신경 (Subscapular)	C5,6,7		1		1	X	
큰원근 (Teres major)	아래견갑밑신경 (Lower subscapular)	C6,7		X		X	X	
부리위팔근 (Coracobrachialis)	Musculocutaneus	C5,6,7		1	X			
위팔두갈래근 (Biceps brachii)	근육피부신경 (Musculocutaneus)	C5,6	1		1		1	
위팔근 (Brachialis)	근육피부신경 (Musculocutaneus)	C5,6						
위팔세갈래근 (Triceps brachii)	요골신경 (Radial)	C7,8		1		1		
팔꿈치근 (Anconeus)	요골신경 (Radial)	C7,8,T1						
원엎침근 (Pronator teres)	정중신경 (Median)	C6,7						
네모엎침근 (Pronator quadratus)	정중신경 (Median)	C8,T1						
요골쪽손목굽힘근 (Flexor carpi radialis)	정중신경 (Median)	C6,7						
긴손바닥근 (Palmaris longus)	정중신경 (Median)	C7,8						
자쪽손목굽힘근 (Flexor carpi ulnaris)	척골신경 (Ulnar)	C7,8						
얕은손가락굽힘근 (Flexor digit. superf.)	정중신경 (Median)	C7,8,T1						
깊은손가락굽힘근 (Flexor digitorum profundus)	정중, 척골신경 (Median, ulnar)	C8,T1						
긴엄지굽힘근 (Flexor pollicis longus)	정중신경 (Median)	C8,T1						
위팔노근 (Brachioradialis)	요골신경 (Radial)	C5,6,7						
노쪽손목폄근 [Extensor carpi radialis (2)]	요골신경 (Radial)	C6,7,8						
손가락폄근 (Extensor digitorum)	요골신경 (Radial)	C7,8						
새끼폄근 (Extensor digiti minimi)	요골신경 (Radial)	C7,8						
자쪽손목폄근 (Extensor carpi ulnaris)	요골신경 (Radial)	C7,8						
손뒤침근 (Supinator)	요골신경 (Radial)	C5,6						
긴엄지벌림근 (Abductor pollicis longus)	요골신경 (Radial)	C7,8						
엄지폄근 [Extensor pollicis (2)]	요골신경 (Radial)	C7,8						
집게폄근 (Extensor indicis)	요골신경 (Radial)	C7,8						
충양근 [Lumbricals (III-IV)]	척골신경 (Ulnar)	C8,T1						
충양근 [Lumbricals (I-II)]	정중신경 (Median)	C8,T1						
엄지모음근 (Adductor pollicis)	척골신경 (Ulnar)	C8,T1						
짧은엄지벌림근 (Abductor pollicis brevis)	정중신경 (Median)	C8,T1						
엄지맞섬근 (Opponens pollicis)	정중신경 (Median)	C8,T1						
짧은엄지굽힘근, 외측 (Flexor pollicis brevis, lat.)	정중신경 (Median)	C8,T1						
짧은엄지굽힘근, 내측 (Flexor pollicis brevis, med.)	척골신경 (Ulnar)	C8,T1						
뼈사이근 (Interossei)	척골신경 (Ulnar)	C8,T1						
새끼두덩 근육들 (Hypothenar muscles)	척골신경 (Ulnar)	C8,T1						

X = 주움직임 또는 주기능　　1 = 부가적인 움직임 또는 보조기능　　* = 견갑골이 고정됨

어깨이음구조 (Shoulder Girdle)				팔꿈치 (Elbow)		아래팔 (Forearm)		손목 (Wrist)				손가락 (Finger)				
45	7	30	20	150		80	90	80	90	30	20					
올림 (ELEV)	내림 (DEPR)	내밈 (PROTR)	뒤당김 (RETR)	굴곡	신전	엎침 (PRON)	뒤침 (SUP)	손등 굴곡	손바닥 굴곡	척측 굴곡	요측 굴곡	굴곡	신전	벌림 (ABD)	모음 (ADD)	맞섬 (OPP)
		X														
	1	1														
	X	X														
X	X		X													
	X		1													
1			X													
X																
				X			X									
				X												
					X											
					1											
				1		X										
						X										
				1		1			X		X					
				1					1							
				1					X	X						
				1					X							
									X			X				
									X			X				
				X		1	1									
				1			1	X			X					
				1				X					X			
				1				1					X			
				1				X		X						
					1		X									
							1		1		1			X		
								1			1		X			
								1			1		X			
												X	1			
												X	1			
															X	1
														1		1
															1	X
												X				1
												X			1	1
												1		X		X

부록 (Appendix)

■ 하지 관절과 근육 일람표

근육	신경	신경 뿌리 (Root)	엉덩관절 (Hip)					
			130	15	45	20	45	40
			굴곡 (FLE)	신전 (EXT) 0	벌림 (ABD)	모음 (ADD)	외회전 (EXT ROT)	내회전 (INT ROT)
엉덩허리근 (Iliopsoas)	허리신경얼기, 넙다리신경 (Lumbar plexus, femoral)	L1,2,3	X				X	
큰볼기근 (Gluteus maximus)	아래볼기신경 (Inferior gluteal)	L5–S2		X	1	1	X	
중간볼기근 (Gluteus medius)	위볼기신경 (Superior gluteal)	L5, S1	1	1	X		X	1
작은볼기근 (Gluteus minimus)	위볼기신경 (Superior gluteal)	L5, S1	1	1	X			X
넙다리근막긴장근 (Tensor fascia latae)	위볼기신경 (Superior gluteal)	L4, 5	1		1			1
조롱박근 (Piriformis)	엉치신경얼기 (Sacral plexus)	S1,2		1	1		X	
바깥폐쇄근 (Obturator externus)	폐쇄신경 (Obturator)	L3,4				1	X	
속폐쇄근, 쌍둥이근 (Obturator inernus, gemelli)	엉치신경얼기 (Sacral plexus)	L5, S1			1		X	
넙다리네모근 (Quadratus femoris)	엉치신경얼기 (Sacral plexus)	L5, S1		1		1	X	
두덩근 (Pectineus)	폐쇄신경, 넙다리신경 (Obturator, femoral)	L2,3	1			X	1	
긴, 짧은모음근 (Adductor longus, brevis)	폐쇄신경 (Obturator)	L2,3,4	1			X	1	
큰모음근 (Adductor magnus)	폐쇄신경, 궁둥신경 (Obturator, sciatic)	L2,3,4	1	1		X	1	X
넙다리빗근 (Sartorius)	넙다리신경 (Femoral)	L2, 3	1		1		1	
넙다리곧은근 (Rectus femoris)	넙다리신경 (Femoral)	L2,3,4	X		1		1	
넓은근들 (Vasti)	넙다리신경 (Femoral)	L2,3,4						
두덩정강근 (Gracilis)	폐쇄신경 (Obturator)	L2,3	1			X		1
넙다리두갈래근 (Biceps femoris)	궁둥신경 (Sciatic)	L5–S2		X		1		
반힘줄근 (Semitendinosus)	정강신경 (Tibial)	L5–S2		1		1		
반막모양근 (Semimembranosus)	정강신경 (Tibial)	L5–S2		X		1		
장딴지근 (Gastrocnemius)	정강신경 (Tibial)	S1,2						
오금근 (Popliteus)	정강신경 (Tibial)	L4–S1						
장딴지빗근 (Plantaris)	정강신경 (Tibial)	S1,2						
가자미근 (Soleus)	정강신경 (Tibial)	S1,2						
앞정강근 (Tibialis anterior)	깊은종아리신경 (Deep peroneal)	L4,5						
긴엄지폄근 (Extensor hallucis longus)	깊은종아리신경 (Deep peroneal)	L5, S1						
긴발가락폄근 (Extensor digitorum longus)	깊은종아리신경 (Deep peroneal)	L5, S1						
종아리근 (Peronei)	Superficial peroneal	L2–S2						
긴엄지굽힘근 (Flexor hallucis longus)	정강신경 (Tibial)	S2,3						
긴발가락굽힘근 (Flexor digitorum longus)	정강신경 (Tibial)	S2,3						
뒤정강근 (Tibialis posterior)	정강신경 (Tibial)	L4,5						

관절과 근육의 Schema를 함께 사용할 수 있도록 하기위하여 몇몇의 경우 "X" 와 "1" 의 표기를 절충하였으나 관절 Schema를 우선하였다.

관절차트: 표를 위에서 아랫방향으로 읽으면, 각 관절에 작용하는 주동근과 보조근을 볼 수 있다.

근육차트: 표를 왼쪽에서 오른쪽 방향으로 읽으면, 각 근육의 주기능과 보조기능을 볼 수 있다.

무릎 (Knee)				발목 (Ankle)				발가락 (Toe)	
160	5	45	15	20	40	40	20		
굴곡 (FLE)	신전 (EXT) 0	외회전 (EXT ROT)	내회전 (INT ROT)	발등쪽 굴곡 (DORS)	발바닥쪽 굴곡 (PLANT)	안쪽번짐 (INV)	가쪽번짐 (EV)	굴곡 (FLE)	신전 (EXT)
	1	1							
1			1						
	X								
	X								
1			1						
X		X							
X			1						
X			X						
1					X	1			
1			1						
1					1	1			
					X	1			
				X					
1		1			X				
				1			1		X
					1			X	
					1	1		X	
					1	1		X	
					1	X			

X = 주움직임 또는 주기능　　1 = 부가적인 움직임 또는 보조기능

■ 볼록-오목 도표

Kaltenborn의 볼록-오목 규칙은 관절면의 해부학적인 형태(볼록 또는 오목)에 근거한 제한된 미끄러짐의 방향을 결정하기위하여 사용된다. 일반적으로 검진과 모빌리제이션 시 원위 관절파트너를 움직이므로 여기에 원위 관절파트너의 형태를 서술하였다.

관절	기능	움직임는 뼈	형태
손가락 (PIP, DIP)	굴곡/신전	distal phalanx	오목
MCP	외전/내전	proximal Phalanx	오목
엄지 안상 (First CM)	굴곡/신전	metacarpale I	오목
	외전/내전	metacarpale I	볼록
손목 (Wrist)	dorsal-/palmarflexion	capitate, scaphoid, lunate, triquetrum	
	dorsal-/palmarflexion	trapezii	오목
Radio-Ulnar Distal Proximal	Pronation/Supination	radius	볼록
Humeroradial	굴곡/신전	radius	오목
Humeroulnar	굴곡/신전	ulna	오목
Shoulder	모든 움직임들	humerus	볼록
Sternoclavicular	Elevation/Depression	clavicula	볼록
	Protraktion/Retraktion	clavicula	오목
Acromioclavicular	모든 움직임들	scapula	오목
발가락	굴곡/신전	phalanx	오목
MTP	외전/내전	proximal phalanx	오목
발 (Foot)	모든움직임	navicular cuneiforme	오목
	inversion/eversion	cuboid	볼록
Talocalcaneal	inversion/eversion	anteririor calcaneus posterior calcaneus	오목 볼록
발목 (Ankle)	dorsal-/plantarflexion	talus	볼록
Tibiofibular	모든움직임	fibula head	오목
무릎 (Knee)	모든움직임	tibia	오목
엉덩관절 (Hip)	모든움직임	femur	볼록
턱 (Jaw, TMJ)[1]	모든움직임	mandibule	볼록

1 턱관절의 검진과 치료는 "Manual Mobilization of the Joints: Volume II-The Spine"에 서술하였다. 주의 : 2002년도 전에 출판된 책에는 턱관절이 "Volume I-The Extremities"에 서술되었다.

■ OMT Nordic System의 역사

OMT Nordic System의 역사는 1940년대에 시작되었다. 당시에 Kaltenborn은 척추기능장애환자들의 치료를 시도하면서 치료에 대한 회의가 증가하였다[1]. 그는 우선 물리학교육자(1945)로서 나중에는 물리치료사(1949)로서 그가 배운 모빌리제이션과 마사지 및 도수교정(매니퓰레이션)을 병행하여 사용하는 치료는 단지 한정된 효과가 있다는 것을 느꼈다. 그리고 그가 도움을 줄 수 없었던 많은 척추환자들이 Chiropractic 치료를 통하여 "증상이 호전되는 것을 경험하였다"는 이야기를 들었다.

당시에 노르웨이에서 물리의학 전문의(doctors of physical medicine)들은 단지 전통적인 의료분야에서 유래된 치료형태만을 물리치료분야의 새로운 치료로 인정하여 도입과 소개를 지원하였다. 이러한 이유로 인하여 Kaltenborn은 런던의 성토마스 병원(St. Thomas Hospital)에서 근무하는 물리의학 전문의인 Dr. James Mennell과 정형외과 의사인 Dr. James Cyriax의 교육에 관심을 갖게 되었다. 이 두 사람의 특이한 점은 그들의 도수의학(manual medicine)에 대한 경험을 물리치료사들에게 교육시키는 것에 많은 노력을 하였다는 것이다. Mennell은 이미 1906년에 그의 테크닉을 물리치료사들에게 교육하기 시작하였으며 1917년에는 물리치료사들을 위한 첫 번째 교재 "*Physical Treatment by Movement and Massage* (publisched by Churchill, Lodon)"를 출판하였고 이어서 "*The Science and Art of Joint Manipulation, Volume I: The Extremities (1949) and Volume II: The Spine (1952)*"을 출간하였다. Dr. Cyriax Concept의 연부조직 손상의 검진과 치료를 위한 교재 "*Textbook of Orthopaedic Medicine, Volume I: Diagnosis 와 Volume II: Treatment*"는 1947년에 출간되었으며 Cyriax의 연부조적의 검진과 치료법은 현재까지도 OMT Nordic System의 핵심개념에 포함된다.

1950년대 초 Kaltenborn은 그의 동료 물리치사인 R. Stensnes와 함께 Dr. Mennell의 관절-모빌리제이션 테크닉을 연구하였고 Dr. Cyriax의 문하에서 공부하기위하여 런던으로 출발하였다. 노르웨이로 돌아온 Kaltenborn은 새롭게 습득한 치료법을 노르웨이의 물리의학협회(Medical Association for Physical Medicine)에 소개하였고 협회는 Kaltenborn에게 Cyriax 치료법에 대한 연수교육을 요청하였다. 1954년에 개최된 첫 번째 연수교육에 8명의 물리치료사가 참여하였으며 이 교육은 오슬로 물리치료협회(Physical Therapy Association of Oslo)의 후원으로 개최되었다. 이것은 노르웨이 제도권 의사들에게 도수치료에 대한 견해를 변화시키는 계기가 되었다. 그러나 1950년대에는 많은 노르웨이 의사들이 도수치료를 임상의학의 한 분야로 여기지 않았으며 치료법의 임상적용은 큰 호응을 얻지 못하였다. 이런 와중에도 의식 있는 노르웨이 의사인 Eiler Schiøtz가 발표한 도수교정의 역사(History of Manipulation, 1958년)라는 논문은 의학 분야에서 사용되었던 도수치료의 역사적 역할을 증명해 보임으로써 노르웨이에서 전통의학에 도수치료가 포함될 수 있도록 하는데 크게 기여하였다.

1 물리치료사들의 도수치료법의 적용에 대한 것은 이미 1813년에 스웨덴에 기록으로 남아있다. 도수교정 테크닉(manipulation techniques)의 발전에 대한 역사는 "Manual Mobilization of the Joints, Volume III: Manipulation of the Spine and Extremities" 에 서술하였다.

1955년, Cyriax는 그의 치료법에 대한 교육과정을 승인하고 첫 번째로 교육과정을 마친 치료사들의 교육과 자격시험을 위하여 노르웨이를 방문하였다. 이때에 자격증을 취득한 치료사들에 의하여 노르웨이 도수교정-단체가 조직되었으며 이 단체는 하나의 연구단체로서 그들이 배운 치료법을 임상에 적용하고 지속적으로 개발하여 물리치료사를 위한 전문 도수치료법으로 발전시키는 것에 목적을 두고 있다.

이때까지 Mennell, Cyriax 그리고 노르웨이의 도수교정-단체는 단지 소규모였으며 일반적인(non-specific) 테크닉들을 이용하여 척추환자를 검진하고 치료하였다. 1950년대 중반에 의사인 Albert Cramer와 의사이며 정골의인 Alan Stoddard(M.D. and D.O.,)가 Chiropractic(카이로프랙틱)과 Osteopathy(정골의학)의 좀 더 세밀하고 특수한 척추테크닉을 그들의 연수교육에 도입하면서 치료의 적용에 극적인 변화를 가져왔다. Cramer와 Stoddard는 이러한 테크닉들을 그들의 저서에 서술하였으며 이 책으로 인하여 물리치료사와 의사들이 좀 더 쉽게 특수하고 세밀한 척추치료법에 접근할 수 있게 되었다. 1950년대 후반에서 1960년대 초까지 Kaltenborn은 Stoddard가 강의하고 있는 두 학교(British School of Osteropathy 와 London College of Osteopathy)에서 수강하였다. 또한 Kaltenborn은 Cramer와 함께 독일의 카이로프랙틱-의사단체(Forschungs- und Arbeitsgemeinschaft fuer Chiropraktik e.V.(FAC) in Hamm.)에서 연구활동을 하였다.

Cyriax, Cramer 그리고 Stoddard는 Kaltenborn과 함께 정형의학, 카이로프랙틱 그리고 정골의학에서 사용되는 검진과 테크닉 중 어떠한 테크닉이 물리치료사들을 위한 정형도수치료에 일부가 되어야 할 것인지에 대하여 수년간 연구하였다. Cramer와 Stoddard는 Kaltenborn이 이러한 테크닉들을 노르웨이의 도수교정-단체에 소개하는 것을 지원하였다.

■ MT ad modum Kaltenborn (1958 ~ 현재)

Kaltenborn은 자신의 이론과 테크닉을 개발하고 이것을 이미 존재하는 OMT-System에 도입하는 것을 시작하였다. 그가 완성시킨 방법은 "Manual Therapy (MT) ad modum Kaltenborn" 또는 "The Kaltenborn Method"[1] 라는 명칭으로 알려졌다.

Kaltenborn의 환자의 검진과 치료에 기여한 많은 내용 중 특히 강조되는 부분에는 관절의 검진과 치료를 위하여 치료면을 기준으로 한 직선적인 조인트플레이(translatoric joint play), 움직임 단계의 등급화, 볼록-오목규칙(convex-concave rule), 치료를 위한 움직임을 실행하기 전에 해부학적 세 가지 면상의(3차원적) 관절위치 조절, 치료하는 동안 주위에 인접한 치료하지 않는 관절의 보호, 환자의 자가 치료(self-treatment)와 치료사를 보호하기 위한 인체역학적인 원리의 적용 등이 포함된다(참조, 특징, 7페이지).

1. 1958년에는 단지 노르웨이 물리치료사들이 "Manuelle Therapie ad modum Kaltenborn" 이라는 명칭으로 Kaltenborn방법을 적용하였으며, 1960년대에 유럽의 다른 국가의 임상가들과 1965년에는 북유럽의 의사들도 같은 개념의 명칭을 사용하기 시작하였다.

당시에 Kaltenborn의 방법은 아래의 내용들로 구성되었다:
- 정형의학 (Orthopedic Medicine from J.H. Cyriax and J.B. Mennell)
- 카이로프랙틱 (Chiropractic from B.J. Palmer and A. Cramer)
- 정골의학 (Osteopathy from A.T. Still and A. Stoddard)
- Kaltenborn 자신의 고유테크닉 (F.M. Kaltenborn)

Kaltenborn은 근골격계의 기능검진과 기능장애에 대한 생체역학 원리를 응용한 치료를 우선적으로 강조하였다. 당시에 많은 환자들은 골절치료를 위하여 적용하였던 장기간 고정(기브스)에 의한 관절경직의 문제를 가지고 있었다. (현재는 이러한 이차적인 문제점을 방지하기 위하여 관절을 조기에 움직이도록 한다.)

Kaltenborn의 방법은 아래의 치료테크닉들을 적용하여 기존의 물리치료를 보완하였다:
- 증상감소 특히, 통증
- 근육 긴장의 이완
- 짧아진 관절주위의 결합조직과 근육의 신장

1960년에 Kaltenborn은 북유럽의 여러 나라에서 물리치료사를 위한 도수치료연수교육을 시작하였다. 1962년부터는 의사들도 이 연수교육에 참가하였다. 이 시기에 Dr. Schiøz와 스칸디나비아 의사들이 북유럽의사도수의학협회(Nordic Physicians Manual Medicine Association(NFMM))를 창설하였다. 이 협회는 Kaltenborn concept의 연수를 위한 단체로 발전되었으며 이를 "Educational Coordinators for Denmark, Norway, Finland and Sweden"이라고 명명하였고 Kaltenborn은 이 단체의 의사들과 물리치료사들을 위한 교육이사(educational director)로서 활동하였다.

■ OMT Kaltenborn-Evjenth Concept (1973 ~ 현재)

체육교사, 트레이너 및 물리치료사로서의 풍부한 경험을 지녔던 Olaf Evjenth는 노르웨이의 유능한 임상가로서 1958년에 Kaltenborn과 만나게 되었으며 그는 Kaltenborn Methode에 근육신장과 협응력 훈련(coordination training)을 위한 특별한 테크닉을 도입하였다. 특히 그는 환자에게는 집중적인 훈련이 필요하다고 강조하였으며 통증과 움직임의 크기에 대한 평가와 더불어 움직임실행에 대한 평가프로그램을 개발하였다.

또한 Evjenth는 환자 스스로가 가정에서 실행할 수 있도록 자가 관절-모빌리제이션, 자가 안정운동과 자가 신장 등 많은 종류의 특수한 운동들을 고안하였다. Evjenth와 Kaltenborn은 부가적으로 노르웨이의 도수치료단체와 함께 가정에서 치료를 수행하기 위한 장비와 자가 치료테크닉 및 인간공학에 대한 혁신적인 변화를 시작하였다. 여기에는 모빌리제이션-쐐기, 고정벨트 및 치료 시 손잡는 방법 등, 치료효과를 증가시키고, 치료사들의 육체적 피로를 덜어주기 위한 것들이 포함된다 (Kaltenborn-Evjenth Concept에서는 이러한 것들에 지속적으로 특별한 가치를 부여하고 있다). 1990년 Evjenth는 손상된 부위를 감별하기 위한 특수한 방법으로 증상 감소검사와 개선된 증상 유발검사를 도입하였으며 이러한 방법은 더 세밀한 검진에 많은 도움이 되었다.

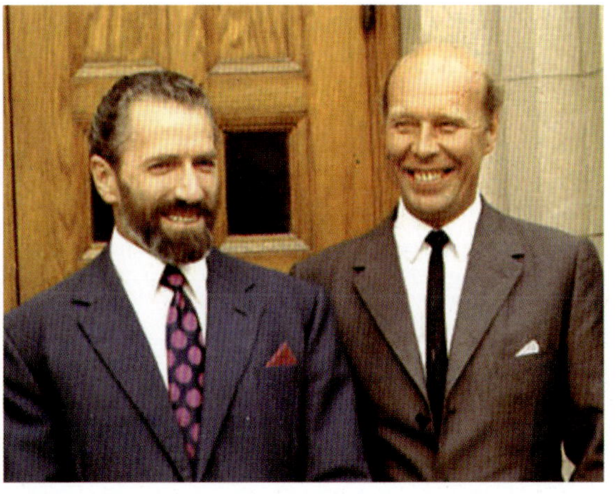

그림 A-1
1972년 캐나다에서 Evjenth(왼쪽)와 Kaltenborn이 OMT-Concept를 소개한 후 촬영한 기념사진

Kaltenborn-Evjenth Concept에서는 기본적으로 한 번의 치료세션에 다양한 치료테크닉들이 동시에 적용된다. Kaltenborn과 Evjenth는 이러한 테크닉의 적용방법을 지속적으로 개선하였으며 가장 효과적인 치료결과를 위하여 테크닉들을 연결하여 적용하는 순서의 요약을 시작하였다.

1973년 Kaltenborn과 Evjenth는 "International Seminar of Orthopaedic Manipulative Therapy (ISOMT)"의 첫 번째 회의에서 OMT Kaltenborn-Evjenth Concept을 전 세계에 소개하였다. Kaltenborn의 그의 동료인 Evjenth와 Cyriax, Hinsen 그리고 Stoddard와 합께 "ISOMT"를 창립하였다.

당시에 Concept에는 아래의 내용들이 포함되었다:

- Manual Therapy ad modum Kaltenborn
- Olaf Evjenth가 기여한 부분
- 그 외의 다른 치료사들이 기여한 부분

Kaltenborn의 철학은 항상 다른 개념의 유용한 기법들을 접목시켜 통합하는 것이었다. OMT Nordic System은 스칸디나비아와 전 세계 여러 나라의 물리치료사들과 의사들의 오랜 기간에 걸친 많은 기여에 의하여 이루어졌다. 그 중에서도 Kaltenborn–Evjenth Concept에 중요한 의미를 부여한 몇 가지 내용들을 특별히 언급한다면 :

- Proprioceptive neuromuscular facilitation(PNF)를 창립한 의사 Herman Kabat (USA) 및 물리치료사 Margaret Knott (USA)와 Dorthy Voss (USA)의 원리가 Nordic OMT의 능동 이완기법과 근육–재교육기법의 배경이 되었다.
- 물리치료사인 Oddvar Holten (Norway)은 의학적 트레이닝치료(Medical Training Therapy, MTT)를 개발하였으며,
- D.C, PT, OMT인 Dennis Morgan (USA)은 현재의 Nordic OMT 치료프로그램에 포함되는 특별한 트레이닝프로그램과 장비를 개발하였다.
- 도수물리치료사인 Geoffrey Maitland (Australia)는 이 Concept의 개념과 방법에 대하여 많은 건설적인 조언을 하였다.

1974년, Kaltenborn과 Maitland는 물리치료사 Stanley Paris와 Gregory Grieve와 함께 국제정형도수치료연맹(International Federation of Orthopedic Manipulative Therapy, IFOMT)을 창설하였고 이후에 이것은 세계물리치료연맹(WCPT)의 산하단체로 등록되었다 (1978). OMT Nordic System 소속의 발표자들은 국제정형도수치료연맹에서 주관하는 국제회의들을 통하여 물리치료영역에 중요한 영향을 미쳤다. OMT Nordic System이 발전하는 과정에서 전 세계의 다른 OMT 치료법들의 대표들과 접촉할 기회가 있었던 것은 대단히 큰 도움이었다.

OMT Nordic System의 기준은 1975년과 1977년에 IFOMT의 교육과 자격기준을 마련하는데 기초가 되었다. OMT Nordic System이 교육되고 있는 많은 나라에서도 이러한 교육과 자격기준의 적용을 시작하고 있다.

현재까지 OMT Nordic System의 교육은 북유럽 5개국과 호주, 오스트리아, 벨기에, 독일, 그리스, 이태리, 일본, 한국, 네덜란드, 뉴질랜드, 폴란드, 스위스, 스페인 그리고 북아메리카와 남아메리카에서 실행되고 있다.

현재 OMT Nordic System은 전반적인 신경근골격계의 검진, 치료 및 연구 등을 도수치료에 포함시켜 확대하고 있다. 교육과정에는 감독관(supervisor)의 감독 하에 이루어지는 임상실습과정과 필기 및 실기시험이 포함된다. 최상위의 교육과정에는 치료사가 도수치료영역에서의 연구논문을 제출하여야 한다.

■ OMT의 미래

최고의 OMT 임상적용은 한 가지의 접근법이나 고정관념에 의하여 제한을 받지 않으며 다양한 System의 접목으로 전문지식을 발전시키는 것이다. 마이스타 임상가들은 다양한 출처에서 파생된 테크닉들을 수정하고 결합하여 자신만의 테크닉으로 정제한 방법들을 각각의 환자에게 가장 적절하게 적용한다. OMT의 임상적용이 발전하는 과정과 같이 습득한 지식의 포괄적인 사고에 의하여 치료원리는 더욱 명백해질 것이다.

아마도 OMT 치료사들에게 가르치는 사람들의 생각에 따라 명명된 치료법의 명칭을 사용하지 않는 날이 올 것이다. 테크닉을 처음 개발한 치료사의 이름보다 치료원리가 훨씬 더 중요하다. 한 테크닉의 원천이 한 Concept의 일부, 예를 Kaltenborn, Cyriax, Maitland 또는 그 외의 다른 저자 인지는 중요하지 않다. 임상적용에서 이러한 구획화하는 물리치료직업의 개발 및 성장을 방해한다.

OMT 교육은 기초교육과정에서 시작되어야한다. 기본교육프로그램을 마친 모든 사람들은 이론과 실기 모두에서 도수치료사로서 숙달된 능력을 보여줄 수 있어야 한다. 유감스럽게도 기본교육프로그램에서 이론적인 측면이 실기보다 더 많이 강조되거나 또는 그 반대일 경우가 대부분이다.

물리치료 교육이 대학교육과정에 기반을 두는 추세이다. Kaltenborn-Evjenth Concept는 원칙적으로 임상발전에 기초가 되는 이론과 기초과학으로 이루어지는 대학교육과정의 물리치료교육을 지원한다. 그러나 대학교육프로그램은 졸업생이 확실하게 효과적인 임상관리를 할 수 있도록 구성되는 것 역시 중요하다. OMT에서는 머리와 손 모두에 역량이 필요하다.

오늘날 대부분 대학의 기본교육과정에는 OMT 기본교육이 포함된다. 그러나 이러한 테크닉을 완벽히 습득하고자 하는 치료사는 비용이 많이 드는 외부의 전문적인 상위연수교육을 계속하여 받아야 한다. 언젠가는 대학교육과정에 더 많은 OMT 수업시간의 배정과 대학내의 교육이 경험이 풍부하고 자격을 갖춘 전문강사들에 의하여 진행되어 기본적인 OMT 임상적용이 외부에서 진행되는 많은 연수교육의 명칭과 그에 관련된 홍보에 영향을 받지 않고 자리 잡게 되기를 희망한다.

■ 물리치료사를 위한 도수치료 트레이닝

물리치료사들이 기본적인 도수 관절검진과 치료하는 능력을 기초학교교육에서 습득하는 것은 중요하다. 관절의 움직임을 보고 느껴서 감지할 수 있는 능력은 물리치료의 모든 임상 영역(신경계, 정형계, 스포츠, 심장- 또는 호흡계)에서 중요하다.

관절의 도수검진과 치료테크닉이 물리치료 기본교육과정의 일부로 포함되어야 하는 것은 단지 효과적인 치료를 할 수 있는 지식을 전달하기 위해서 만이 아니라, 기능장애에는 세밀하고 특별한 치료법과 조심스러운 적용이 요구된다는 것을 인식시키고 트레이닝시키기 위해서다. 시리즈로 출간된 책들은 이러한 목적으로 서술되었다. 물리치료사들은 "관절의 도수 모빌리제이션 Volume I: 사지, Volume II: 척추, Volume III: 사지와 척축의 견인-매니플레이션" (Manual Mobilization of the Joints-Volume I: The Extremities, Volume II: The Spine, and Volume III: Traction-Manipulation of the Extremities and Spine)에 서술된 모든 기본적인 모빌리제이션과 매니플레이션 테크닉들을 실행할 수 있는 능력을 갖추어야 한다.

정형도수치료 [Orthopaedic Manipulative Therapy (OMT)]를 하기 위해서는 관절의 도수 검진과 치료할 수 있는 능력뿐만 아니라 해부학, 운동학, 병리학적 지식을 필요로 한다. 일부에서는 상위 OMT 들은 전체 OMT 테크닉을 가르칠 수 있는 교육학적 능력과 테크닉을 개발하는 능력이 필요하다고 주장한다.

Thust 매니플레이션 테크닉 (manipulative thrust techniques) 을 위한 트레이닝

이 책의 시리즈 이전 버전을 보면 2006년에 처음으로 관절의 thrust 매니플레이션을 포함시킨 것을 알 수 있을 것이다. 관절에 현재의 편안한 위치에서 적은 힘을 사용하여 적용하는 thrust 매니플레이션 테크닉은 관절의 감별진단과 시험치료에 안전하고 효과적이다. OMT 테크닉의 안전하고 숙련된 적용에 필요한 치료사의 속도와 민첩성을 발전시키기 위하여 물리치료사들의 기초단계 교육에도 견인-thrust-매니플레이션이 포함되어 도수테크닉의 트레이닝을 할 수 있어야 한다.

우리는 이런 중요한 능력의 습득이 학교교육과정에 포함될 수 있도록 물리치료학과에서 근무하는 교수들이 영향력을 행사할 수 있기를 바란다. 불행하게도 학교교육이 이론에 치중하여 실기교육이 감소하는 경향을 자주 볼 수 있다.

이 책에서는 아래에 기본적인 견인-thrust 매니플레이션들을 소개한다. 이 테크닉들은 초보자들의 안전한 실행을 위하여 신중하게 선별되었다. thrust 매니플레이션 테크닉의 더 자세한 원리와 응용은 "Volume III Traction-Manipulation of the Extremities and Spine"를 참조하기 바란다.

팔 (상지, Upper Extremity)

손가락 (Finger)	그림 1b
손허리 (중수,Metacarpals)	그림 6b, 7b
손목 (수근, Wrist)	그림 8b
아래팔 (전완, Forearm)	그림 22
팔꿉 (주관절, Elbow)	그림 24b
어깨 (견관절, Shoulder)	그림 28b
어깨이음구조 (견갑대, Shoulder girdle)	그림 39a,b,c

다리 (하지, Lower Extremity)

발가락 (Toes)	그림 43b
발 (Foot)	그림 50a (참조), 51a (참조), 54b
발목 (Ankle)	그림 56b
무릎 (Knee)	그림 64a,b
엉덩 (고관절, Hip)	그림 72a, 72b, 74a

■ 참고문헌 (References)

Brodin H. *Fysioterapi I.* Lund,: Studentlitteratur AB, 1979.

Brodin H, Moritz U. *Fysioterapi II.* Lund: Studentlitteratur AB, 1978.

Bromann-Hjortsjö. *Människans rörelsesapparat.* Lund: Glerup, 1967. (*Figures 37* and *38* plus the text originally from this book.)

Chapchal G. *Grundriss der orthopädischen Krankenuntersuchung.* Stuttgart: Enke, 1971.

Cramer A. *Lehrbuch der Chiropraktik der Wirbelsäule.* Ulm-Donau: Karl F Haug Verlag, 1955.

Cramer A, Doering J, Gutmann G. *Geschichte der manuellen Medizin.* Heidelberg: Springer Verlag, 1990.

Cyriax J.: *Textbook of Orthopaedic Medicine.* London: Cassell, 1982.

Evjenth O, Hamberg J. *Muscle Stretching in Manual Therapy.* Alfta: Alfta Rehab Förlag, 1984.

Kaltenborn F, Sivertsen A, Hansen E, Bastiansen J, Aass O, Gustavsen R, Fröseth H, Hagen O, Bakland O, Stensnes R. *Frigjöring av exstremitetsledd (Artikkelsamling).* Oslo: Fysioterapeuten, 1960.

MacConaill MA, Basmajian JF. *Muscles and Movements: A Basis for Human Kinesiology.* Huntington, NY: Krieger, 1977.

Mennell J. *The Science and Art of Joint Manipulation, Volume I.* London: Churchill Ltd, 1949.

Schiøtz E and Cyriax J. *Manipulation Past and Present.* London: W Heinemann Medical Books Ltd, 1975. (This book has an extensive bibliography.)

Stoddard A. *Manual of Osteopathic Practice.* London: Hutchinson, 1983
Distributed by: Osteopathic Supplies, Ltd.
70 Belmont Road
Hereford HR2 7JW
England.

Stoddard A. *Manual of Osteopathic Technique.* London: Hutchinson, 1980.

Anatomical references

Andreassen E. *Bevaegeapparatets anatomi.* Copenhagen: Gyldendal, 1976.

Dahl, Olsen Rinvik. *Menneskets anatomi.* Oslo: Cappelen, 1976.

Gray's Anatomy 35th British edition. Norwich: 1978.

Spalteholz-Spanner. *Handatlas der Anatomie des Menschen.* Utrecht: Bohn, Scheltema & Holkema, 1976.

Personal information sources

Principals: I Alvik, VF Koefoed, and H Seyffarth. Oslo.

Orthopedic medicine teachers: James Cyriax and James Mennell. London.

Osteopathic teachers in the Osteopathic College and School, London, especially Alan Stoddard.

Chiropractic teachers in the Ärzteseminar FAC, Hamm, especially Albert Cramer.